三阴性乳腺癌 临床指南

Triple-Negative Breast Cancer A Clinician's Guide

原　　著　〔美〕Antoinette R. Tan

主　　审　徐兵河

主　　译　李南林　易　军　李　信

副 主 译　贠　军　徐　昕　魏洪亮
　　　　　杨继鑫

译　　者　王　磊　延常娇　杨　璐
　　　　　刘一吾　温鑫鑫　李一可

世界图书出版公司

西安　北京　广州　上海

图书在版编目（CIP）数据

三阴性乳腺癌：临床指南 /（美）安托瓦内特·R.谭（Antoinette R.Tan）主编；李南林，易军，李信主译 . —西安：世界图书出版西安有限公司，2020.9
书名原文：Triple-Negative Breast Cancer: A Clinician's Guide
ISBN 978-7-5192-7761-1

Ⅰ.①三…　Ⅱ.①安…　②李…　③易…　④李…　Ⅲ.①乳腺癌 – 诊疗 –
指南　Ⅳ.① R737.9–62

中国版本图书馆 CIP 数据核字（2020）第 159852 号

书　　　名	三阴性乳腺癌：临床指南
	SANYINXING RUXIANAI　LINCHUANG ZHINAN
原　　著	［美］Antoinette R. Tan
主　　译	李南林　易　军　李　信
责任编辑	杨　莉
封面设计	蒲　一
出版发行	世界图书出版西安有限公司
地　　址	西安市高新区锦业路 1 号都市之门 C 座
邮　　编	710065
电　　话	029–87214941　029–87233647（市场营销部）
	029–87234767（总编室）
网　　址	http://www.wpcxa.com
邮　　箱	xast@wpcxa.com
经　　销	新华书店
印　　刷	陕西金和印务有限公司
开　　本	787mm×1092mm　　1/16
印　　张	14.75
字　　数	200 千字
版次印次	2020 年 9 月第 1 版　2020 年 9 月第 1 次印刷
版权登记	25–2020–142
国际书号	ISBN 978-7-5192-7761-1
定　　价	108.00 元

医学投稿　xastyx@163.com　‖　029–87279745　029–87284035
☆如有印装错误，请寄回本公司更换☆

感谢我的孩子 Annabel 和 Andrew 给予我的爱和支持，感谢我的丈夫 Ken 一直在我身边支持我、鼓励我。

特别感谢我所有的患者，他们给了我强大的灵感让我分享他们的勇气和决心。

Antoinette R.Tan, MD, MHSc, FACP

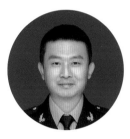

李南林

　　医学博士，空军军医大学（原第四军医大学）西京医院甲状腺乳腺血管外科副主任医师，副教授，硕士研究生导师。

　　主要社会任职： 中国抗癌协会乳腺癌专业委员会委员，中国临床肿瘤学会（CSCO）乳腺癌专家委员会委员，中国临床肿瘤学会患者教育专家委员会委员，中国医药教育学会乳腺疾病专业委员会常委，陕西省抗癌协会乳腺癌专业委员会常委、秘书，陕西省保健协会乳腺疾病专业委员会常委，陕西省抗癌协会抗癌药物专业委员会常委，陕西省抗癌协会肿瘤综合治疗专业委员会委员。

　　科研方向与成果： 长期从事甲状腺乳腺血管外科临床工作，擅长乳腺癌和甲状腺癌的个体化、规范化治疗。主要研究方向为乳腺癌内分泌及分子靶向治疗的耐药性研究。承担多项国家自然科学基金和省部级基金项目。2008 年被评为空军军医大学"精品课程教员"。2009 年 4 月被列为空军军医大学首批"青年英才支持计划"资助对象。2014 年荣立个人三等功一次。以第一作者和通讯作者发表 SCI 论文 21 篇，国家专利 13 项。主（参）编专著 9 部。

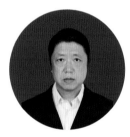

易 军

医学博士，空军军医大学（原第四军医大学）西京医院血管内分泌外科副主任医师，副教授，硕士研究生导师。

主要社会任职：陕西省抗癌协会乳腺癌专业委员会常委，陕西省抗癌协会临床肿瘤协作专业委员会常委，陕西省抗癌协会甲状腺癌专业委员会委员，中国医药教育协会乳腺疾病专业委员会委员，陕西省医学会外科分会血管外科学组委员，陕西省康复医学会腹部外科康复专业委员会委员，陕西省保健协会乳腺疾病专业委员会委员，中华医学会西安医学会外科学分会委员，中华医学会普通外科分会会员，陕西省医师协会会员。

科研方向与成果：长期从事乳腺癌及甲状腺癌的临床诊治。主要研究方向为三阴性乳腺癌的规范化治疗。承担国家自然科学基金项目1项，陕西省自然科学基础研究项目1项，陕西省攻关计划项目1项。2000、2001、2002、2004年被评为医院先进医务工作者。曾获2005年陕西省科学技术二等奖和2004年军队医疗成果三等奖。2006年荣获学校三类岗位津贴。2001年被评为西京医院优秀共产党员、2010年度医院教学先进个人和学校精品课教员。2012年获得医院教学管理先进个人。共发表论文60余篇。

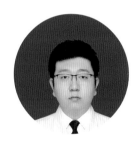

李　信

　　毕业于中国医科大学临床医学专业，空军军医大学（原第四军医大学）甲状腺乳腺血管外科主治医师。

　　主要社会任职：陕西省医师协会会员。

　　科研方向与成果：专注于乳腺癌和甲状腺癌的早期诊断及规范化治疗，擅长乳腺恶性肿瘤的化疗与靶向治疗，以及年轻乳腺癌患者的诊疗和乳房再造手术。曾赴中国临床肿瘤学年会（CSCO）、上海国际乳腺癌大会（SIBCS）学习交流。以第一作者发表专业论文 2 篇，以第一发明人获得国家实用新型专利 2 项，参编专著 1 部。

Ali Amro, MD　Henry Ford Health System, Detroit, MI, USA

Rebecca Dent, MD, FRCP　Division of Medical Oncology, National Cancer Centre Singapore, Singapore, Singapore

Basak E. Dogan, MD, FSBI　Department of Diagnostic Radiology, The University of Texas Southwestern Medical Center, Dallas, TX, USA

Narjust Duma, MD　Department of Oncology, Mayo Clinic College of Medicine and Science, Mayo Clinic, Rochester, MN, USA

Suzanne B. Evans, MD, MPH　Department of Therapeutic Radiology, Yale University School of Medicine, New Haven, CT, USA

Bruce G. Haffty, MD, FASTRO　Department of Radiation Oncology, Rutgers Cancer Institute of New Jersey, Rutgers Robert Wood Johnson Medical School, New Brunswick, NJ, USA

Alexis D. Leal, MD　Division of Medical Oncology, University of Colorado Cancer Center, Aurora, CO, USA

Stuart M. Lichtman, MD　Weill Cornell Medical College, Memorial Sloan Kettering Cancer Center, New York, NY, USA

Chad A. Livasy, MD　Department of Pathology, Carolinas HealthCare System, Charlotte, NC, USA

Department of Pathology and Laboratory Medicine, University of North Carolina at Chapel Hill, Chapel Hill, NC, USA

Ingrid A. Mayer, MD, MSCI　Division of Hematology/ Oncology, Vanderbilt University Medical Center, Vanderbilt-Ingram Cancer Center, Nashville, TN, USA

Ann R. Mootz, MD　Department of Diagnostic Radiology,

The University of Texas Southwestern Medical Center, Dallas, TX, USA

Rita Nanda, MD Section of Hematology/Oncology, The University of Chicago Medicine, Chicago, IL, USA

Lisa A. Newman, MD, MPH, FACS, FASCO Henry Ford Cancer Institute, Detroit, MI, USA

Anne P. O'Dea, MD University of Kansas Medical Center, Westwood, KS, USA

Olufunmilayo I. Olopade, MD, FACP Department of Internal Medicine, Division of Hematology Oncology, University of Chicago Medical Center, Chicago, IL, USA

Ciara C. O'Sullivan, MB, BCh Department of Oncology, Mayo Clinic College of Medicine and Science, Mayo Clinic, Rochester, MN, USA

Sonya Reid-Lawrence, MBBS Division of Hematology/ Oncology, Vanderbilt University Medical Center, Vanderbilt-Ingram Cancer Center, Nashville, TN, USA

Kathryn J. Ruddy, MD, MPH Department of Oncology, Mayo Clinic College of Medicine and Science, Mayo Clinic, Rochester, MN, USA

Priyanka Sharma, MD University of Kansas Medical Center, Westwood, KS, USA

Jasmeet Chadha Singh, MD Breast Medicine Division, Department of Medicine, Memorial Sloan Kettering Cancer Center, West Harrison, NY, USA

Nanna H. Sulai, MD Department of Solid Tumor Oncology and Investigational Therapeutics, Levine Cancer Institute, Carolinas HealthCare System, Charlotte, NC, USA

April T. Swoboda, MD Section of Hematology/Oncology, The University of Chicago Medicine, Chicago, IL, USA

Antoinette R. Tan, MD, MHSc, FACP Department of Solid Tumor Oncology and Investigational Therapeutics, Levine Cancer Institute, Carolinas HealthCare System, Charlotte, NC, USA

Tira Tan, BSc, MBBS, MRCP Division of Medical Oncology, National Cancer Centre Singapore, Singapore, Singapore

　　虽身处两地，但得益于现代发达的交通及先进的通讯技术，我与李南林教授、易军教授及其科室的同道见面数次，也是相知相熟，今次李教授与我说起他们团队翻译了一本有关三阴性乳腺癌全面治疗、管理的国外专著，我也是颇感兴趣，所以当李教授请我校准、审核时，就欣然应允。整体、细致地翻阅李教授及其团队的翻译文稿后，收获颇丰，但首先还是感触良多，在当今时代，想要做一名合格的医生、一名优秀的医生，不仅仅只管治病就行。我们常说，生活的七件事——"柴米油盐酱醋茶"，虽然琐碎繁杂，但要想生活得好，离不开其中的任何一件，其实当医生也一样，我们往往不仅要做好治病救人的本职工作，更要不断地学习、进步，我们的"柴米油盐酱醋茶"可能就是"刀笔药书纸教研"吧，令人欣慰，从业数十载，所见同道多不胜数，却没有一人有所怨言，每一位医生都怀揣初心，在"医者七事"的道路上默默前行、不断地完善、超越自己并为此津津乐道！

　　三阴性乳腺癌是指癌组织免疫组织化学检查结果为雌激素受体（ER）、孕激素受体（PR）和原癌基因HER2均为阴性的乳腺癌。这类乳腺癌占所有乳腺癌病理类型的10.0%~20.8%，此类乳腺癌总体来说预后较其他类型乳腺癌较差，容易在早期出现复发转移，而此类乳腺癌治疗手段相对较少，也没有相应的"特效药"，所以治疗难度相对较大。

《三阴性乳腺癌：临床指南》一书的原文可谓内容繁杂，所涉及的知识面甚广，李教授及其团队能在做好自己工作的前提下，利用原本已经很少的休息时间，为我们详尽、准确地完成此书的翻译实属不易，我能想象到其中的艰苦和所遇之困难，这也为我们其他医者树立了榜样。

同为乳腺癌研究者，更深知此书对于我们在三阴性乳腺癌患者治疗中所起的作用之大，感谢译者团队所有人员上下齐心所做出的努力和贡献。

徐兵河

2020 年 8 月 20 日

乳腺癌是临床上发病率最高的女性恶性肿瘤之一，正因为如此，其发病原因、治疗方法等也一直是近年来的研究热点和趋势，其中三阴性乳腺癌作为乳腺癌中预后最差、复发率最高、生存率最低的分型，更是成为乳腺癌研究的重中之重！

作为临床一线医务工作者，我经常会被有关三阴性乳腺癌的各种问题所困扰，想要系统地学习，却又找不到合适的书籍。《三阴性乳腺癌：临床指南》（*Triple-Negative Breast Cancer:A Clinician's Guide*）一书从病理学、遗传学、临床特征等方面对三阴性乳腺癌进行探讨，包含了三阴性乳腺癌的外科治疗、化疗、放疗、靶向治疗等全方位的治疗措施，为在一线工作的广大临床医生提供了有效的指导和参考。本书的主编 Antoinette R. Tan 是国际知名的乳腺肿瘤医生，其撰写团队也是肿瘤学不同领域的专家。细读此书，思量再三，并与几位同事认真商讨后，达成一致意见：将本书译为中文版，以方便更多的中国医生阅读和参考。

在此我要真诚地感谢我们的翻译团队，他们大多数都是临床一线医生，在繁忙的医务工作之余压缩自己有限的休息时间完成翻译任务。我们认真斟酌专业词汇以保持医学的严谨性，反复修改和核对翻译内容，力求译文准确，历经大半年的时间，终于顺利完成了本书的翻译。同时，还要感谢世界图书出版西安有限公司的大力协助和支持，他们秉承着"出版的每一本书都是好书"的原则，反复与我们的翻译团队沟通，并提供了所有力所能及的帮助，才使本书得以顺利出版。

当然，"术业有专攻"，因能力所限，翻译不当之处在所难免，敬请各位读者批评指正。希望本书的出版能够切实帮助到正为"三阴性乳腺癌"所困扰的临床医生，并造福于乳腺癌患者。

李 信 李南林

2020 年 8 月 2 日

前　言

三阴性乳腺癌作为一种重要的临床实体肿瘤，直到 20 世纪 90 年代末，人类表皮生长因子受体 2（HER2）检测与激素受体的常规结合后才被发现。此后，人们对这一临床实体肿瘤的兴趣和研究呈爆炸式增长，直到今天，它仍然是乳腺癌中最具挑战性的临床分支。从风险角度来看，三阴乳腺癌折磨着年轻女性和有色人种；从治疗角度来看，它是乳腺癌中唯一一个未知靶向治疗的癌症类别；从预后角度来看，尽管化疗取得了进展，但其存活率仍然是最低的。

希望即将来临。随着基因组学技术的进步，三阴性乳腺癌在分子水平上的异质性变得越来越明显，主要表现在治疗方法和鉴别方法上。化疗方案越来越适用于适当的临床分期和危险等级，诸如免疫检查点抑制，PARP 抑制，以及靶向替代信号通路的新方法带来了成功的希望。总有一天，"三阴性乳腺癌"，即所谓的"无法治疗"，将成为可治疗的临床实体肿瘤。

《三阴性乳腺癌：临床指南》（*Triple-Negative Breast Cancer: A Clinician's Guide*）是为临床医生而编写的。本书包含临床上有价值的案例及新兴的知识，以指导未来的临床实践。本指南反映了对这类患者最佳的多学科护理，旨在促进医生和患者有效的理解和沟通，这些都是改进结果的关键。

Lisa A.Carey,MD

L.Richardson and Marilyn Jacobs Preyer

Distinguished Professor of Breast Cancer Research

Chapel Hill,NC

USA

2017 年 9 月 15 日

作为一名在学院－社区癌症中心系统执业的乳腺肿瘤医生，我经常会收到这样的问题：我将如何管理一个三阴性乳腺癌患者，或者对于转移性三阴性乳腺癌，我接下来的治疗方案是什么？我觉得一本实用的手册可以帮助临床医生管理三阴性乳腺癌患者，以填补临床上对特殊需求的空白。

本指南是为执业肿瘤医生、培训人员和正在寻求关于诊断、治疗和管理三阴性乳腺癌患者的其他医疗保健人员而编写的。本书内容以文献综述的形式呈现，每一章都包含有价值的临床案例或关键信息，以协助读者从多学科角度来管理这种疾病。

这本重要的手册涵盖了三阴性乳腺癌的病理学评估、临床特征、遗传学、影像学和手术治疗方法；基于证据的三阴性乳腺癌不同治疗方法的综述，包括放射治疗、辅助治疗、癌症早期的新辅助化疗和转移性癌症的化疗；对分子剖析研究持续发展和新出现的靶向治疗数据的展望；强调了年轻和老年三阴性乳腺癌女性所面临的具体问题。

我要衷心感谢所有在这一领域处于领先地位的作者，感谢他们为创作这本有价值的工具书所贡献的时间和专业知识。

我希望这本书能帮助指导临床医生在临床实践中管理和治疗三阴性乳腺癌患者。

Antoinette R. Tan，MD，MHSc，FACP

Charlotte，NC，USA

Acknowledgments 致　谢

　　Mootz 博士和 Dogan 博士在此感谢 Susannie Washington 为他们负责的章节的手稿在编辑时所提供的帮助。

郑重声明

　　本书提供了相关主题准确及权威的信息。由于医学是不断更新并拓展的领域，因此相关实践操作、治疗方法及药物都有可能会改变，建议读者审查相关主题的最新信息，包括产品的制造商、建议剂量、配方、方法和疗程、不良反应及相关措施。作者、编辑、出版者或经销商不对书中的错误或疏漏以及应用其中信息产生的任何后果负责，关于出版物的内容不作任何明确或暗示的保证。作者、编辑、出版者和经销商不承担由本出版物所造成的任何人身或财产损害责任。

Contents   目　录

第 1 章

三阴性乳腺癌的病理学评估

Chad A. Livasy

临床价值

- 对激素受体和人类表皮生长因子受体 2（HER2）状态的准确评估对于正确地将肿瘤归类于三阴性乳腺癌（triple-negative breast cancer，TNBC）非常重要。

- 三阴性乳腺癌在形态学和分子学上表现出明显的异质性。

- 尽管绝大多数三阴性乳腺癌为具有侵袭特征的（非特殊类型）导管肿瘤，但罕见的组织学亚型与良好的预后有关，如腺样囊性癌。

- 与三阴性状态相关的组织学特征包括：诺丁汉组织学分级(Nottingham grade)3 级且有丝分裂率较高，推挤性边缘，地图样坏死，淋巴细胞浸润，大范围中心非细胞带，化生特征，唾液腺分化，以及顶浆细胞分化。

- 乳腺的其他肿瘤如肉瘤、淋巴瘤、黑色素瘤和非乳腺原发性转移癌，可能与三阴性乳腺癌非常相似。

C.A. Livasy, MD

Department of Pathology, Carolinas Health Care System, Charlotte, NC, USA

Department of Pathology and Laboratory Medicine, University of North Carolina at Chapel Hill, Chapel Hill, NC, USA

e-mail: chad.livasy@carolinashealthcare.org

1.1 引　言

　　系统评估浸润性乳腺癌的雌激素受体（estrogen Receptor，ER）、孕激素受体（progesterone receptor，PR）和人类表皮生长因子受体2（human epidermal growth factor receptor 2，HER2）的状态，是目前乳腺癌临床管理的基石，因为这些生物标志物可以预测内分泌和HER2靶向治疗的获益。所谓的三阴性乳腺癌，即ER阴性、PR阴性和HER2阴性，这是一种有异质性表现的亚型，占乳腺癌发病率的15%~20%。这种乳腺癌亚型目前缺乏有效的靶向治疗药物，将三阴性乳腺癌患者集中在一起的主要目的是重点研究这些肿瘤的致癌作用机制和通过临床试验开发新的、有效的治疗方法，特别是对高分级导管癌（非特殊类型）和高化生性乳腺癌。迄今为止，所有研究都强调了三阴性乳腺癌分子分型的多样性，以及在将其异质性考虑在内时进行临床试验设计的必要性。

　　几项研究表明，与激素受体阳性肿瘤相比，三阴性乳腺癌和基底细胞样乳腺癌的预后较差[1-6]。三阴性乳腺癌在诊断后5年内远处转移复发和死亡的概率增加。Dent等对1 601例乳腺癌患者进行了研究，发现三阴性乳腺癌患者的远处转移复发风险在第3年左右达到峰值，随后迅速下降[5]。相反，激素受体阳性乳腺癌患者的复发风险在随访期间似乎是恒定的。他们的研究还发现，肿瘤大小与淋巴结状态之间并无相关性，远处转移复发很少先于局部复发发生，且局部复发不能预测远处转移复发及从远处复发到死亡的快速进展。

　　研究表明，三阴性乳腺癌的转移和复发模式具有独特性[5,7]。与激素受体阳性肿瘤相比，三阴性肿瘤始终表现出更强的内脏浸润性（如肺）和软组织疾病，以及不常见的骨转移恶化。三阴性乳腺癌的脑转移概率也很高。在一项包含3 000多例肿瘤患者的研究中，三阴性状态是导致发生脑转移的最大风险因素[8]。

　　三阴性乳腺癌是一组异质性肿瘤，包括预后较好的罕见的组织学亚型。临床医生可能没有意识到较好的预后与罕见的三阴性乳腺癌组织学亚型分类有关，其分类包括腺样囊性癌、分泌性癌、低分级腺样鳞状细胞癌和低分级纤维瘤样癌（low-grade fibromatosis-like carcinoma，LG-

FLC；表 1.1）。病理学家把病理学报告中罕见的组织学亚型阐述清楚，在肿瘤分级和组织学层面不断强调和解释三阴性状态的必要性是非常重要的。

表 1.1　三阴性乳腺癌预后良好的罕见组织学亚型

乳腺腺样囊性癌
分泌性乳腺癌
低分级腺样鳞状细胞癌
低分级纤维瘤样癌

1.2 乳腺癌受体状态的病理学评估

浸润性三阴性乳腺癌的分类是基于肿瘤 ER、PR 和 HER2 表达的病理评估（表 1.2）。免疫组织化学（immunohistochemistry，IHC；简称免疫组化）法是目前公认的评价 ER 和 PR 表达的方法。IHC 和原位杂交（in situ hybridization，ISH）都是评估 HER2 状态的常用方法。目前对未经选择的患者使用逆转录聚合酶链反应（reverse transcription polymerase chain reaction，RT-PCR）或 DNA 微阵列分析的 mRNA 替代方法还不成熟。现有指南建议，如果在内外对照预期反应活性存在的情况下，检测样本中至少有 1% 的肿瘤细胞核呈阳性，则 ER 和 PR 检测结果为阳性[9]；如果少于 1% 的肿瘤细胞核对 ER 和 PR 有免疫反应，样本被认为是激素受体阴性，数据表明，这些患者并没有从内分泌治疗中明显获益。如果对肿瘤标本进行的某一测试（或所有试验）显示：（a）IHC 1+ 阴性或 IHC 0 阴性，或（b）ISH 阴性（采用单探针 ISH 阴性：平均 HER2 扩增数 <4 个信号 / 细胞，或双探针 ISH 阴性：HER2/CEP17 的比值 <2.0，平均 HER2 扩增数 <4.0 个信号 / 细胞），则检测标准将其定义为 HER2 阴性[10]。

准确检测是正确分类肿瘤受体状态和指导治疗的关键。分析前、分析中和分析后的变量都可能影响受体检测结果的精度，必须加以控制，以确保检测结果反映肿瘤受体的真实状态。为了提高受体检测的准确性，提高 ER、PR 和 HER2 作为浸润性乳腺癌预后和预测标志物的作用，

表 1.2　三阴性浸润性乳腺癌的分类标准

受体	结果
ER（IHC）	<1% 的肿瘤细胞核染色（任何染色强度），留存适当的对照组
PR（IHC）	<1% 的肿瘤细胞核染色（任何染色强度），留存适当的对照组
HER2（IHC 或 FISH）	1 或 2 项测试显示： IHC ·0 分或 1 分 FISH ·使用单探针时，平均 HER2 扩增数 <4 个信号 / 细胞 ·使用双探针，HER2/CEP17<2.0，平均 HER2 扩增数 < 4.0 个信号 / 细胞

IHC：免疫组织化学；FISH：fluorescence in situ hybridization，荧光原位杂交

由美国临床肿瘤学会（American Society of Clinical Oncology，ASCO）和美国病理学家学院（College of American Pathologists，CAP）联合成立的国际专家小组对 ER、PR 和 HER2 检测提出了多项指导建议[9,10]。重要的是，临床医生了解这些建议的关键组成部分，可以帮助确保准确的测试和对结果的解释。

可能影响受体结果的重要预分析变量包括冷缺血时间（从切除组织到固定起始），固定剂的类型，与组织体积有关的固定剂体积，以及固定时间。有关预分析变量的指南指出，乳房标本必须固定在适当的 10% 的中性缓冲福尔马林溶液中，时间不少于 6h，处理前不超过72h。此外，冷缺血时间应保持在小于 1h。乳腺护理和管理团队需要了解这些指南要求，以辅助确保程序跟踪冷缺血时间和固定时间。在冷缺血时间方面，福尔马林溶液应与肿瘤直接接触，以优化固定效果。使用脱钙剂对骨穿刺活检的组织治疗也可能影响受体表达水平，导致假阴性结果或排除因杂交而导致 ISH 研究无结果。病理报告中应增加一个声明，以对进行脱钙剂处理后的阴性受体进行解释，尤其是检测结果与乳房原

发癌情况不一致时。

　　某些情况下，在将肿瘤归为激素受体阴性或 HER2 阴性之前，应对 ER、PR 和（或）HER2 再检测。如果受体检测结果与肿瘤的组织学不一致，诸如诺丁汉 1 级管状癌、小叶癌、筛状癌或黏液癌（几乎总是激素受体阳性而 HER2 阴性）的激素受体阴性或 HER2 阳性结果，则应考虑重复检查。如果最初的核心活检结果 HER2 为阴性，且切除标本中含有与核心活检形态不同的高级别癌细胞，则应对切除标本重复进行 HER2 检测，因为这些结果可能表明肿瘤内存在 HER2 遗传异质性。对样本处理产生疑问（例如冷缺血时间过久，固定剂、替代固定剂的使用时间不足或延长）或标本脱钙后出现意外结果时，条件允许的情况下，应重新检测备用标本。

　　引入一个可疑的类别用于 ISH 检测 HER2 可能会使肿瘤的三阴性状态分类复杂化，特别是激素受体阴性肿瘤，以及检测（IHC 和 ISH）HER2 双重可疑的肿瘤。值得注意的是，在第一代曲妥珠单抗临床试验中，最终的 ISH 结果属于目前定义模糊的肿瘤（HER2/CEP17<2.0，平均每个细胞的 HER2 拷贝数 ≥ 4.0，<6.0 个信号）被归类为 HER2 阴性。目前缺乏 HER2 靶向治疗在 HER2 结果不明确的亚组患者中的反应数据。来自国家手术辅助乳腺和肠道项目（National Surgical Adjuvant Breast and Bowel Project，NSABP）B–47 试验的数据可能有助于确定辅助 HER2 靶向治疗对 HER2 表达水平较低的乳腺癌患者的价值。

　　在把肿瘤归类为激素受体阳性的条件得到标准化之前，许多研究人员和临床医生认为，10% 或更高比例的细胞核染色是确定激素受体阳性状态的阈值，因此，这类患者有资格接受内分泌治疗。表现出低激素受体阳性状态的肿瘤，其基因表达谱研究（1%~9% 的细胞核染色）经常表现出具有基底细胞样肿瘤的分子特征，以及少数具有管腔 B 型肿瘤的特征[11]。虽然 ASCO 和 CAP 专家小组建议对 1%~9% 肿瘤细胞呈弱阳性的患者考虑行内分泌治疗，但是人们应该认识到，肿瘤专家讨论对 ER 表达水平低的肿瘤患者接受内分泌治疗的利弊和权衡利弊后再做出明智决定是合理的。

● 1.3 基因表达谱研究

乳腺癌的基因表达谱已经确定了与生存结果相关的独特的生物学亚型，并产生了新的分类方法[1-3]。三阴性乳腺癌不仅可以分为几个"固定的"分子亚型（管腔 A 型、管腔 B 型、基底细胞样、HER2 过表达型和低封闭蛋白亚型），还可以分为 6 个具有潜在治疗意义的转录组亚型（基底样 1 型，基底样 2 型，免疫调节亚型，管腔雄激素受体亚型，间质型，间质干细胞亚型）[12]。三阴性乳腺癌患者肿瘤细胞分子分型系统的临床价值需要通过前瞻性临床试验来验证。

Perou、Sorlie 和其同事进行的具有重大意义的工作发现了一种名为基底细胞样乳腺癌的亚型，原因是它与正常乳腺基底或上皮细胞的表达模式相似[1]。尽管大多数三阴性乳腺癌患者呈现基底细胞样或低封闭蛋白（claudin-low）亚型（大约占 80%），但在由基因表达谱鉴定的每个固有亚型中都可以发现三阴性乳腺癌[12,13]。基底细胞样乳腺癌呈现基底细胞角蛋白 5 和 17（CK5/17）、表皮生长因子受体（EGFR）和基因增殖（包括 Ki-67 和增殖细胞核抗原）高表达，以及 EP、PR、HER2 标志物的低表达[14-18]。这组均质且具有高度增殖能力的肿瘤细胞有助于观测其在肿瘤中的快速生长。与其他乳腺癌亚型相比，这些肿瘤表现为 TP53 通路的高变化率（频繁的 TP53 突变）、频繁的胚系或体细胞 BRCA 突变（非增殖细胞 BRCA 突变）、RB 通路的高变化率、基因组高度不稳定性和低甲基化[19]。

较为罕见的低封闭蛋白亚型通常为三阴性乳腺癌，其表现为腔体分化标志物的低表达或表达缺失，上皮间质转化（epithelial-to-mesenchymal transition，EMT）标志物高富集表达，免疫响应基因的表达，以及癌干细胞样特征[20]。这种癌症亚型常见于乳腺癌的化生分化。

三阴性乳腺癌患者中最常见的早期遗传突变是 TP53 突变，可见于 80%~85% 的病例[21, 22]。许多不太常见的遗传突变被发现，显示出三阴性乳腺癌中所观察到的分子分型多样性。这些基因异常包括 MYC 基因增殖（40%），MCL 基因增殖（20%），RB1 基因突变或缺失（20%），分散性 / 胚系 BRCA1 或 BRCA2 基因突变（15%~20%），抑癌基因

（*PTEN*）突变或缺失（10%），*CCNE1* 基因增殖（9%）和 *USH2A* 基因突变（9%）、*PIK3CA* 基因突变（8%）、*FGFR2* 基因增殖（4%）和 *HER2* 基因突变（2%）[21-24]。

1.4 总体特征

三阴性乳腺癌在其总体外观上有非常大的差异。与非三阴性乳腺癌（non-TNBC）相比，三阴性乳腺癌很少表现出如针刺状不规则边缘的特征和相关钙化。与激素受体阳性肿瘤相比，这些三阴性肿瘤的边界更倾向于表现出较清楚的外观（图 1.1）。当这些边界清楚的球形肿瘤出现于年轻女性的乳房中时，在体格检查和影像学研究中，可能将它们与纤维腺瘤混淆。三阴性乳腺癌罕见地以囊性或囊性实体肿块形式存在，很大程度上是由于这些肿瘤的高增殖率导致平均尺寸大于激素受体阳性肿瘤。这些肿瘤的切面从棕褐色到灰色或白色，可显示不同程度的组织坏死。坏死病灶在出血时常呈现黄色、红色或棕色。一些变异体则显示出广泛的中央组织坏死或大面积的中央纤维化区域。

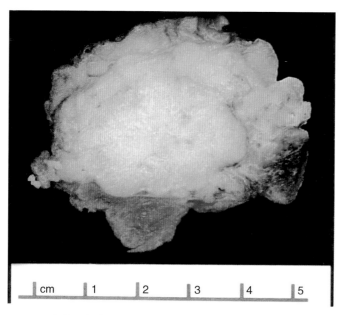

图 1.1 三阴性乳腺癌通常表现为边界受限和分叶状边界。切面呈典型的棕黄色且质硬，在肿瘤中央可以看到坏死灶

1.5 三阴性导管癌（非特殊类型）的组织病理学

三阴性乳腺癌在其组织病理学上表现出极大的多样性（表 1.3）。绝大多数三阴性乳腺癌为导管癌（非特殊类型），其中许多肿瘤具有相互重叠的组织病理学特征（图 1.2）。在显微镜下最常见的肿瘤特征是具有三阴性表型（非特殊类型）的导管癌，其特征包括诺丁汉组织学分级 3 级且有丝分裂率较高，推挤性边缘浸润，淋巴间质，以及地图样坏死[25]。毫不奇怪的是，这些肿瘤组织的病理学特征中有很多与浸润性基底细胞样乳腺癌的特征相重叠。由基因微阵列分析鉴定的基底细胞样乳腺癌的组织病理学特征包括明显升高的有丝分裂率（$P< 0.000\ 1$），肿瘤细胞地图样坏死（$P<0.000\ 1$），推挤性边缘浸润（$P = 0.000\ 1$），以及淋巴细胞反应（$P = 0.01$）[16]。许多三阴性导管癌也表现为高比例的细胞核或细胞质、固体或片状体系架构模式和合胞体的肿瘤细胞排列。研究者在几个含有明显淋巴浆细胞基质浸润的肿瘤中的一系列发现与以前用于描述骨髓癌和非典型骨髓癌的发现相似[26]。三阴性乳腺癌极少表现出具有其他相关多核化的显著细胞核多型现象。

表 1.3　与三阴性表型有关的组织学特征

· 病理学分级 3 级且有丝分裂率高

· 推挤性边缘浸润

· 地图样肿瘤坏死

· 淋巴细胞间质反应

· 实体、片状或带状生长模式

· 大范围中央纤维化或坏死

· 化生差异

· 肌上皮细胞差异

· 唾液腺差异

· 大汗腺差异

· 分泌腺差异

　　与三阴性状态相关的其他不太常见的导管体系架构模式包括中央纤维化非细胞区和中央坏死相关的带状结构（图 1.2）。Tsuda 等描述了一系列高级别的浸润性导管癌，其中央无细胞区较大，表现出侵袭性临床行为和肌上皮细胞分化[27,28]，根据经验，具有这种形态的肿瘤常常呈现三阴性表型。

　　与乳腺癌易感基因（*BRCA1*）胚系相关的绝大多数浸润性乳腺癌患者通过基因表达谱显示为导管癌（非特殊类型），其组织学具有三阴性表型和基底细胞样亚型[29-32]。与 *BRCA1* 基因相关的乳腺癌经常表现出一系列常见的组织病理学特征，包括肿瘤组织边界，片状癌细胞生长模式，淋巴细胞浸润，高有丝分裂率，明显的细胞核仁，以及组织坏死[33]。这些观察结果表明，乳腺癌的形态学和受体状态有助于对行基因检测的

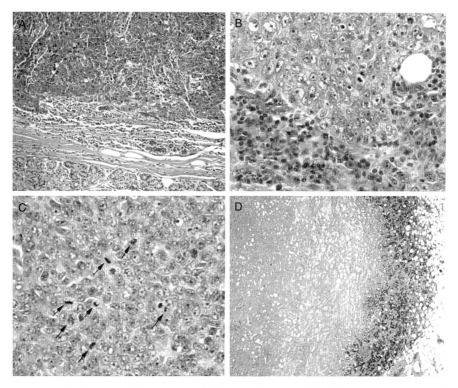

图 1.2　A. 低倍显微镜放大显示了具有推挤性边缘浸润的实体片状结构，典型的导管（没有特殊类型）三阴性乳腺癌。B. 高倍显微镜显示浸润性乳腺癌高级别细胞核外周边缘间质肿瘤浸润淋巴细胞（TIL）。C. 有丝分裂指数显著升高（箭头所指为有丝分裂图形）。D. 存活的高分级浸润性乳腺癌边缘所围绕的大范围中央非细胞性纤维化灶

患者进行分类。关注乳腺癌患者的组织学特征可以改进基因检测的选择标准，从而提高检测 *BRCA1* 突变的敏感性。Farshid 等证明形态学可以预测一系列乳腺癌发生 *BRCA1* 突变的可能性，敏感度为 92%，特异度为 86%，阳性预测值（positive predictive value, PPV）为 61%，阴性预测值（negative predictive value, NPV）为 98%[33]。

●。1.6 化生性乳腺癌

化生性乳腺癌的组织病理学特征表现出明显的多样性，几乎全部为三阴性表型。这些特殊类型的肿瘤约占所有乳腺癌的 1%，通常表现为高级别组织学。根据定义，这些肿瘤表现为肿瘤上皮细胞向鳞状细胞和（或）间质细胞分化，例如梭形或肉瘤样细胞、软骨样细胞、骨细胞和（或）横纹肌样细胞（图 1.3）。这些肿瘤可能完全由化生成分组成，

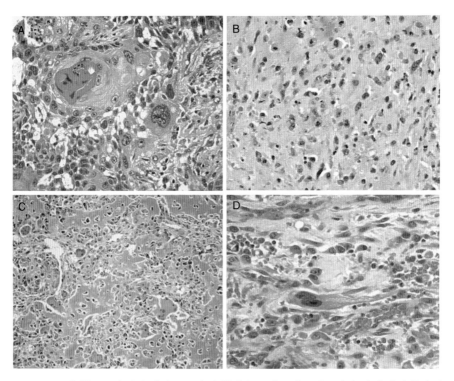

图 1.3 A. 高等级化生性乳腺癌显示出多样的组织病理学形态，包括伴有癌珠构造的鳞状细胞分化。B. 软骨样基质形成。C. 骨样基质形成。D. 高级别肉瘤样分化

也可能是传统导管癌和化生区域的复杂混合物。

　　高侵袭性化生性癌具有一些独特的临床特征，包括固有的侵袭性肿瘤生物学特征。研究表明，与其他形式的三阴性乳腺癌相比，化生性乳腺癌组对常规辅助化疗的反应率较低，临床预后较差。Jung 等研究了 45 例化生性乳腺癌与 473 例三阴性浸润性导管癌患者的预后 [34]。在单因素和多因素分析中，化生组织学是影响疾病复发和总生存（overall survival, OS）的不良因素。所观察到的临床预后结果较三阴性导管癌（非特殊类型）差。Chen 等对一组包含 11 例接受新辅助化疗（neoadjuvant chemotherapy, NAC）的局部 T3~T4 晚期化生性乳腺癌患者进行了研究，其中仅有 2 例患者表现出对辅助化疗的部分应答 [35]。与导管癌（非特殊类型）相比，化生性乳腺癌中淋巴结转移的发生率明显较低，且最可能优先通过血液转移到肺部和脑部。根据基因表达谱，大多数化生性癌可分为低封闭蛋白或间质型乳腺癌，或者基底细胞样乳腺癌。全外显子组测序研究显示，与三阴性导管癌（非特殊类型）相比，这些肿瘤复杂，异质性强，且 PI3K、AKT、mTOR 和 Wnt 信号通路突变更加频繁 [36]。

　　值得注意的是，有限的研究表明，三阴性化生性乳腺癌异常罕见的形态与良好的预后有关。这些较有利的分子亚型是低分级腺样鳞状细胞癌（low-grade adeno-squamous carcinoma, LG-ASC）和低分级纤维瘤样癌。低分级腺样鳞状细胞癌显示出低度浸润性腺样和管状结构以及梭形细胞背景下的实性鳞状细胞巢。LG-ASC 可能与乳头状瘤、放射状瘢痕或硬化性腺病有关。LG-ASC 中淋巴结受累非常罕见，只有一个记录病例 [37]。同样地，仅有 1 例由 LG-ASC 引起的全身性疾病，患者表现为 8.0cm 的乳房肿块和肺转移 [37]。如果不完全切除，LG-ASC 可能会出现局部复发。从细胞学角度来看，低分级纤维瘤样癌是由浸润性温和梭形细胞组成，类似于纤维瘤病或其他乳腺梭形细胞病变。然而，通过 IHC 法，这些肿瘤中大多数表现为最少的局灶性细胞角蛋白表达。虽然局部淋巴结受累的风险较低，但在一项研究中，15 例患者中有 0 例接受腋窝淋巴结清扫，但这些肿瘤很少表现为肺的血源性转移 [38,39]。低分级纤维瘤样癌可能具有局部侵袭性，一项研究显示，其局部复发率高达 44%（8/18），在初次手术后 88 个月复发。

◦ 1.7 大汗腺乳腺癌

　　大汗腺乳腺癌是一种罕见的恶性肿瘤，当使用严格的诊断标准时，占浸润性乳腺癌发病率的不足 1%。总的来说，大多数大汗腺乳腺癌患者发生于绝经后，且比非大汗腺导管癌患者的年龄大 5~10 岁[40]。对于所有或几乎所有上皮细胞都具有顶浆细胞形态的肿瘤，应保留大汗腺癌的名称。局灶性顶浆细胞分化可在浸润性乳腺癌的许多组织学亚型中观察到。顶浆分泌细胞学的特征是细胞质丰富，胞浆密集，呈嗜酸性，颗粒状，细胞核大，含有囊状染色质，以及核仁突出（图 1.4A）。显示明显顶浆细胞分化的肿瘤几乎总是激素受体阴性，但不一定是三阴性。这些肿瘤的一个重要亚群，占 30%~50%，常显示 HER2 过表达，其余肿瘤为三阴性乳腺癌[41]。这些肿瘤大多数表现为雄

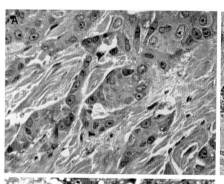
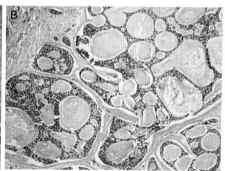
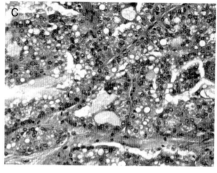

图 1.4　A. 大汗腺癌含有丰富的嗜酸性颗粒性细胞质的肿瘤细胞，也含有囊泡染色质和显著核仁的大细胞核。B. 呈现筛状的腺样囊性癌，是由包含黏液球状基底膜物质的假腔构成，其周围环绕着低核级的小基底细胞。C. 非常罕见的分泌性癌表现出明显的细胞质分泌泡和低级别核特征

激素受体（androgen receptor，AR）表达增加，且对巨大囊肿病液体蛋白 –15（GCDFP–15）呈强阳性染色，这是顶浆细胞分化的标志物[42]。作为一组，这些肿瘤的增殖率低于三阴性乳腺导管癌（非特殊类型）[43]。研究结果表明，大汗腺癌与非大汗腺癌在无复发生存（recurrence-free survival，RFS）或总生存（OS）期方面无统计学差异[44]。虽然研究有限，Nagao 等对 5 例侵袭性顶浆细胞癌患者进行了评估，这些患者接受了新辅助化疗，肿瘤大小仅发生了最小程度的缩小，没有观察到病理学完全反应[45]。

1.8 腺样囊性癌

腺样囊性癌（adenoid cystic carcinoma，ACC）是一种罕见的特殊类型的三阴性乳腺癌，占乳腺癌发病率的不足 0.1%，但预后尤其良好。报道的乳腺腺样囊性癌患者的 10 年生存率 > 90%[46-48]。大多数报告的死于乳腺腺样囊性癌的患者是由于肿瘤的组织病理学特征偏离了标准的组织病理学定义。乳腺腺样囊性癌表现为惰性的生物学行为和极低的区域淋巴结受累能力。

腺样囊性癌的显微镜评估显示了上皮细胞（导管内衬细胞）和肌上皮细胞(基底细胞)两种混合细胞类型,通常排列成典型的管状和筛状(图 1.4B)。肿瘤细胞以两种结构形式两极分化为真腺腔肿瘤细胞和假腺腔肿瘤细胞。真腺腔肿瘤细胞内含中性的过碘酸希夫（PAS）染色阳性黏液蛋白，并被细胞角蛋白 7 阳性管腔上皮细胞包围，这些细胞的细胞质往往比混合的基底细胞或肌上皮细胞更丰富。导管内衬上皮细胞组成部分可以呈现多种多样的结构模式，包括实体结构、筛状结构、管状结构和小梁结构。假腺腔肿瘤细胞是由含有黏液样物质的基质或基底膜成分的嗜酸性球体细胞在管腔内内陷造成的。假腺腔肿瘤细胞形态各异，多数为圆形，多由基底细胞或肿瘤性肌上皮细胞围绕，这些各种各样的肌上皮细胞或基底细胞标志物均呈典型的阳性染色，其包括 p63、平滑肌肌球蛋白重链、钙调解蛋白和基底层细胞角蛋白（细胞角蛋白 5/6、细胞角蛋白 14、细胞角蛋白 17）。腔内上皮细胞和基底细胞或肌上皮细胞的细胞核特征较低，且有丝分裂率低；不存在典型的细胞坏死灶；与唾液腺腺样囊性癌相反，通常观察不到神经周围浸润。

一种特别针对乳腺腺样囊性癌的组织学分级系统被提出，该系统是基于对所观测到的肿瘤实体性生长比例的衡量[49]。分级系统将乳腺腺样囊性癌分为 3 个等级（肿瘤由筛状或梁 – 管状的无实体性成分构成为 1 级；实体性成分 < 30% 为 2 级；实体性成分 > 30% 为 3 级）。这项单一研究报告表明，2 级和 3 级肿瘤有增大的趋势，更有可能发展为复发性肿瘤。该分级系统的预后效用尚未得到其他研究的证实[50]。美国癌症分期手册联合委员会（the American Joint Committee on Cancer Staging Manual，AJCCSM）建议对所有乳腺癌进行诺丁汉组织学分级。根据这个分级方案，大部分乳腺腺样囊性癌的分级将被判读为诺丁汉 1 级或 2 级。

一种特别罕见的腺样囊性癌组织学变体被称为乳腺腺样囊性癌实体变体，具有基底细胞样特征[51]。这些肿瘤的特征是几乎（>90%）或完全呈肿瘤实体性生长模式，肿瘤细胞呈基底样外观。与常见的腺样囊性癌相比，这些肿瘤也可能表现为中等至显著的细胞核异型性、活跃的有丝分裂能力和明显的肌上皮细胞分化丧失。这些肿瘤是否真正代表了腺样囊性癌的一种形式，还是属于基底样导管癌（非特殊类型）谱中的一部分，目前还存在争议。那些表现出与腺样囊性癌的标准描述不同的组织学特征的肿瘤，特别是表现出明显的肌上皮细胞分化丧失的肿瘤，失去了惰性生物行为的保证。分子学研究还没有被证实能够解决这些罕见的肿瘤变体的分类问题。

不论腺样囊性癌的原发病灶位置如何，都存在 t（6；9）（q22~23；p23~24）周期性易位，从而导致 MYB-NFIB 融合基因的形成[52, 53]，这也导致了 MYB 在 mRNA 和蛋白水平上的活化作用和过表达。MYB 是一种亮氨酸拉链转录因子，在控制细胞增殖、细胞凋亡和分化中发挥重要作用。虽然有部分乳腺腺样囊性癌细胞缺乏 MYB-NFIB 融合基因，但这些肿瘤很可能是由于 t（6；9）染色体易位以外的其他机制引起的 MYB 活化作用[54]。虽然 MYB-NFIB 融合基因是乳腺腺样囊性癌的一个特征，但对乳腺腺样囊性癌的活检诊断仍是基于这种罕见肿瘤的组织病理学和免疫表型特征。

对乳腺腺样囊性癌的详细分子学研究表明，其外显子突变率低，遗传不稳定性低，并且存在以染色质重构、细胞黏附和典型信号通路基因为靶点的一系列异质体细胞遗传改变，这些发生突变的基因包括：*BRAF*、*FBXW7*、*FGFR2* 和 *MTOR*[55-57]。在常见的三阴性和基底样导管癌中发现的突变和拷贝数变异，如 p53 和 4p，5q 突变，10q 的缺失，6p、8q 和 10p 的增加，在乳腺腺样囊性癌中并不常见[55, 58, 59]。据报道，不足 10% 的乳腺腺样囊性癌存在异倍性[60]。研究表明，腺样囊性癌中 *BRCA1* mRNA 的水平明显高于常见的三阴性乳腺癌或基底样乳腺癌，这说明正常的 *BRCA1* 功能仍有保留[55]。总之，这些分子学研究表明，乳腺腺样囊性癌是三阴性乳腺癌的一种独特形式，与更常见的三阴性或基底样乳腺癌相比，它们具有与唾液腺腺样囊性癌更加相似的基因组结构。

1.9 分泌性乳腺癌

分泌性乳腺癌（secretory carcinoma, SC）是一种非常罕见的与染色体易位相关的浸润性癌，其特征是明显的分泌性改变，包括嗜酸性空泡样细胞质，以及肿瘤细胞质内和细胞外有大量均质嗜伊红分泌物，通常位于腺腔样间隙中（图 1.4C）。这些肿瘤常表现为边界清晰的肿块，也可能发生于儿童，所报道的该肿瘤发病年龄范围为 3~91 岁[61-63]。肿瘤总体检查的典型表现为边界清晰，质实并可能呈小叶状。组织学上，大多数肿瘤表现为微囊性、实体性和腺管状结构，以及推挤性边界浸润。在这些肿瘤中，有丝分裂活性最小。分泌性乳腺癌具有不同的受体表现，但大多数表现为三阴性表型。分泌性乳腺癌与一种典型的平衡基因易位 t（12；15）有关，t（12；15）可导致 *ETV6-NTRK3* 基因融合[64]。STAT5a 是一种乳腺生长因子，常在分泌性乳腺癌中呈阳性。这种生长因子的活性可以解释肿瘤细胞的分泌特性。乳腺中 STAT5a 的激活通常是催乳素与其受体结合的结果。据推测，在分泌性乳腺癌中，融合基因不受调控的激酶活性导致 STAT5a 磷酸化并激活其下游通路[65]。分泌性乳腺癌的临床病程级别低，预后较好。局部复发和局部淋巴结转移已有报道[66-70]。分泌性乳腺癌的远处转移和死亡极为罕见，这个结论仅限于病例报道[69,71,72]。

。 1.10 病理鉴别诊断

大多数三阴性乳腺癌的诊断通常很简单。由于许多此类肿瘤缺乏分化，包括小管形成的缺失，因此活组织样本切片活检包括大细胞淋巴瘤、肉瘤(尤其是血管肉瘤)、非乳腺原发性转移癌和转移性恶性黑色素瘤，这些肿瘤在组织学上可能与三阴性乳腺癌相似。仅从形态学上排除其他肿瘤的困难程度在核心活检中被夸大了，因为肿瘤样本有限。重要的是，任何其他恶性肿瘤的临床病史都要在手术病理报告中明确告知，以提醒病理学家注意非乳房部位的潜在转移。不同部位的晚期癌症，包括肺癌、胃肠道癌或妇科癌症，都可能转移到乳房，类似于原发性乳腺癌。任何有非乳腺癌病史和新的乳腺病变的患者都应考虑转移性乳腺癌。在影像学检查中，转移性肿瘤很少呈针状，常表现为圆形结节或不透明，并可出现多种病变。在大多数情况下，特殊的 IHC 染色可以确定乳腺癌的原发灶和转移灶。

大细胞淋巴瘤的弥漫性实体生长模式可能与某些三阴性乳腺癌非常相似，但淋巴细胞通常表现为不明显的核异型性，与癌细胞相比，核仁小至缺失，细胞结合破坏增加。IHC 染色的全细胞角蛋白、CD20 和 CD3 很容易区分这些实体肿瘤。

梭形细胞化生性癌的病理组织学特征与恶性叶状肿瘤（高核级）或纤维瘤病（低核级）相似，但因核级不同而异。对于每一个乳腺肉瘤样病变，最有可能的诊断是化生性癌。局灶性上皮样特征存在于大多数高级别肉瘤样化生性癌中，是正确诊断的重要线索。在这些病变中建议用一组高分子量和低分子量的细胞角蛋白来评估上皮细胞分化情况，阳性染色有利于诊断化生性癌。在核心活检中对高级别恶性梭形细胞病变(化生性梭形细胞癌 *vs.* 恶性叶状瘤)的明确分级可能并不总是可行的，因为分级要推迟到标本切除。同样，将化生性低级别纤维瘤样癌与乳腺纤维瘤病区分开来可能非常困难。因此,有建议将一组 IHC 标记广谱细胞角蛋白、p63 和 β 连环蛋白用于角蛋白和 p63 表达有助于癌症诊断的病例,以及角蛋白或 p63 染色缺失和核 β 连环蛋白表达有助于纤维瘤病诊断的病例。

原发性乳腺肉瘤可能与三阴性乳腺癌极为相似,包括血管肉瘤和未分化肉瘤。临床怀疑往往有助于提高肉瘤的可疑性,例如,乳腺放疗后 5~10 年内发生的高等级恶性肿瘤应引起可能是肉瘤的怀疑,体格检查中发现皮肤变化应引起可能是血管肉瘤的怀疑,可以将此怀疑告知病理学家,以引起其在病理检查中确认对血管肉瘤的诊断。内皮细胞标志物 CD31 的免疫标记有助于对血管肉瘤的评估。由于血管肉瘤细胞角蛋白染色呈局灶性阳性,通常需要一组免疫标记才能确诊。

◦ 1.11 肿瘤浸润淋巴细胞

与其他类型的乳腺癌相比,三阴性乳腺癌的特征是含有更多的突变,并可能由于新抗原的存在而引起免疫应答。越来越多的证据表明,患者的免疫系统情况影响乳腺癌的预后。与乳腺癌相关的淋巴细胞浸润早在几十年前就有报道,尤其是高级别肿瘤[73]。有关肿瘤浸润淋巴细胞(tumor infiltrating lymphocyte, TIL)的研究越来越多,因为最近的研究表明,间质淋巴细胞浸润是三阴性乳腺癌的一个强有力的预后因素。含蒽环类药物辅助化疗的两项随机 Ⅲ 期临床试验 ECOG 2197 和 ECOG 1199 对 506 例三阴性乳腺癌患者的肿瘤浸润淋巴细胞(TIL)进行了评估[74]。中位随访时间 10.6 年,间质性 TILs 评分越高,预后越好:淋巴细胞每增加 10%,复发或死亡风险降低 14%,远处复发风险降低 18%,死亡风险降低 19%。多因素分析证实间质性 TILs 是三阴性乳腺癌的无病生存期、远处无复发间隔时间和总生存(OS)期的独立预后指标。对于三阴性乳腺癌,患者在诊断时的间质性 TILs 越多,接受基于蒽环类药物的辅助化疗后的预后越好。虽然间质性 TILs 的定量还没有成为常规病理综合观察报告的一部分,但已经有人提出了定量的方法,然而,可以被普遍接受的标准化诊断应用系统目前还未出现。

国际 TILs 工作组提出了乳腺癌标本中 TILs 的定量方法[75]。这些建议包括报道间质细胞百分率，以及确定肿瘤间质中淋巴细胞的百分率。更具体地说，TILs 应该被报告为所有单核炎症细胞（包括淋巴细胞和浆细胞）所占据的浸润性肿瘤边界的间质区域面积的百分比（例如：肿瘤浸润淋巴细胞占整个间质区域的间质面积）。TILs 可以通过核心活检和手术切除来评估。虽然不同的研究对淋巴细胞性乳腺癌的定义不同，但大多数研究都使用 50%~60% 作为间质性 TILs 的阈值来定义以淋巴细胞为主的乳腺癌。截至目前，对免疫细胞浸润的功能分析尚未清楚地表明可以增加额外的预后信息。

1.12 免疫组织化学法

大量的研究已经提出了三阴性乳腺癌和基底样乳腺癌的免疫组织化学（IHC）特征。这些研究中使用的定义和术语的不一致导致了对三阴性乳腺癌和基底样乳腺癌分类的混淆。除了缺乏激素受体表达和 HER2 过表达或扩增外，基底样癌的主要特征之一是表达基底细胞角蛋白（例如：细胞角蛋白 5 和 17）[15, 76, 77]。虽然鉴别基底细胞角蛋白在三阴性肿瘤中的表达证实为基底样亚型，但并非所有的基底样癌都通过免疫组化显示基底细胞角蛋白阳性。将肿瘤定义为基底样的免疫组化替代研究使用了不同的标准来定义肿瘤为基底样，并显示了这些肿瘤之间显著的免疫表型异质性。在由 Nielsen 等提出的使用最广泛的免疫组化替代方案中将肿瘤定义为基底样癌，其中将基底样癌定义为缺乏 ER 和 HER2 表达且表达细胞角蛋白 5 或 6 和（或）EGFR 的肿瘤[15]。这 4 个生物标记小组显示了 76% 的敏感度和 100% 的特异度。目前国际上还没有公认的用于鉴别基底样肿瘤的生物标志物标准，病理报告中也没有常规使用"基底样"一词。据报道，许多其他生物标志物与三阴性乳腺癌和基底样乳腺癌相关，见表 1.4[15, 18, 21, 22, 77 - 97]。另外两个生物标志物——雄激素受体（AR）和肿瘤程序性细胞死亡配体 1（PD-L1）——将在下面进行更详细的讨论。

一些三阴性乳腺癌似乎是由包括雄激素在内的激素通路驱动的。根

表 1.4　与三阴性或基底样乳腺癌相关的免疫组织化学生物标志物

- 基底细胞角蛋白（角蛋白 5 和 7）

- 表皮生长因子受体（EGFR）

- 波形蛋白

- p53

- p63

- 雄激素受体（AR）

- p16

- 层粘连蛋白

- 乳腺丝抑蛋白

- 巢蛋白

- 肌成束蛋白

- P- 钙黏蛋白

- 细胞周期蛋白 A、E 和 B1

- c-KIT

- 小窝蛋白 1、2

- αβ- 晶状体蛋白

- 增殖相关蛋白（Ki-67 和 PCNA）

- 乙醛脱氢酶 1（ALDH1）

- CD44

- PD-L1

据定义阳性表达的阈值，AR 在 10%~75% 的三阴性乳腺癌中表达[95-97]。通过基因表达谱分析，管腔雄激素受体在 mRNA 和蛋白水平上均富含 AR 高表达的激素调节通路[12]。该组表现出腔内基因表达特征和低增殖率。与其他三阴性乳腺癌亚组相比，雄激素驱动的三阴性乳腺癌有不同的应答率和生存结局。在组织学上，这些肿瘤中有几种表现出明显的顶浆细胞分化。关于靶向 AR 抑制治疗的临床应用正在临床试验中探索。

人们逐渐认识到，有些乳腺癌具有逃避免疫系统的能力。PD-L1 的表达与免疫逃避有关，并在三阴性乳腺癌的一个亚群中表达[93, 94]。迄今为止的研究表明，PD-L1 在一系列组织学表现为高等级激素受体阴性乳腺癌中更为普遍。Dill 等评估了 245 例原发性乳腺癌患者，发现 32% 的三阴性乳腺癌中存在 PD-L1 表达，但弥漫性染色（>50%）很少见（占三阴性乳腺癌的 5%）[93]。PD-L1 表达瘤内异质性。在原发或转移匹配的病例中，94% 存在 PD-L1 表达。目前，乳腺癌中 PD-L1 表达与免疫检查点抑制剂应答之间缺乏强相关性数据。

总　结

定义为 ER、PR 和 HER2 的显著临床表达缺失的三阴性乳腺癌约占所有浸润性乳腺癌诊断的 15%~20%。准确的肿瘤 ER、PR 和 HER2 状态的病理评估是将肿瘤正确分类的关键。分析前、分析中和分析后的变量都可能影响受体检测结果的质量，必须加以控制，以确保检测结果真实反映肿瘤受体的状态。随着 ASCO 和 CAP 对 ER、PR 和 HER2 的检测报告和国家指南的发布，三阴性乳腺癌的定义已经标准化。三阴性乳腺癌表现出极大的形态学多样性，包括多种独特的组织学亚型。虽然多数三阴性乳腺癌是与侵袭性自然史有关的导管癌（非特殊类型），但罕见的三阴性乳腺癌组织学亚型与良好的预后相关，并强调需要继续将组织学亚型与三阴性状态联系起来。基因表达谱研究证实了三阴性乳腺癌的分子异质性，包括对基底样亚型、低封闭蛋白亚型和间叶细胞样亚型的识别。三阴性乳腺癌的其他研究已经在具有潜在治疗意义的肿瘤亚群中发现了其生物学特征，其中包括 *BRCA* 通路失活、肿瘤浸润淋巴细胞（TIL）增加和免疫基因特征检测（包括 PD-L1 表达增加和 AR 表达增加）。

参考文献

[1] Perou CM, Sorlie T, Eisen MB, et al. Molecular portraits of human breast tumours. Nature, 2000,406:747–752.

[2] Sorlie T, Perou C, Tibshirani R, et al. Gene expression patterns of breast carcinomas

distinguish tumor subclasses with clinical implications. Proc Natl Acad Sci USA, 2001,98:10869−10874.

[3] Sorlie T, Tibshirani R, Parker J, et al. Repeated observation of breast tumor subtypes in independent gene expression data sets. Proc Natl Acad Sci USA, 2003,100:8418−8423.

[4] Carey L, Perou C, Livasy C, et al. Race, breast cancer subtypes, and survival in the Carolina breast cancer study. JAMA, 2006,295:2492−2502.

[5] Dent R, Trudeau M, Pritchard KI, et al. Triple-negative breast cancer: clinical features and patterns of recurrence. Clin Cancer Res, 2007,13:4429−4434.

[6] Liedtke C, Mazouni C, Hess K, et al. Response to neoadjuvant therapy and long-term survival in patients with triple-negative breast cancer. J Clin Oncol, 2008,6:1275−1281.

[7] Smid M, Wang Y, Zhang Y, et al. Subtypes of breast cancer show preferential site of relapse. Cancer Res, 2008,68:3108−3114.

[8] Heitz F, Harter P, Traut A, et al. Cerebral metastases (CM) in breast cancer (BC) with focus on triple-negative tumors. J Clin Oncol, 2008,26:abstract 1010.

[9] Hammond ME, Hayes DF, Dowsett M, et al. American Society of Clinical Oncology/College of American Pathologists guideline recommendations for immunohistochemical testing of estrogen and progesterone receptors in breast cancer. Arch Pathol Lab Med, 2010,134(6):907−922.

[10] Wolff AC, Hammond ME, Hicks DG, et al. Recommendations for human epidermal growth factor receptor 2 testing in breast cancer: American Society of Clinical Oncology/College of American Pathologists clinical practice guideline update. Arch Pathol Lab Med, 2014,138(2):241−256.

[11] Iwamoto T, Booser D, Valero V, et al. Estrogen receptor (ER) mRNA and ER-related gene expression in breast cancers that are 1% to 10% ER-positive by immunohistochemistry. J Clin Oncol, 2012,30(7):729−734.

[12] Lehmann BD, Bauer JA, Chen X, et al. Identification of human triple-negative breast cancer subtypes and preclinical models for selection of targeted therapies. J Clin Invest, 2011,121(7):2750−2767.

[13] Cheang MC, Martin M, Nielsen TO, et al. Defining breast cancer intrinsic subtypes by quantitative receptor expression. Oncologist, 2015,20(5):474−482.

[14] Cheang MC, Voduc D, Bajdik C, et al. Basal-like breast cancer defined by five biomarkers has superior prognostic value than triple-negative phenotype. Clin Cancer Res, 2008,14:1368−1376.

[15] Nielsen TO, Hsu FD, Jensen K, et al. Immunohistochemical and clinical characterization of the basal-like subtype of invasive breast carcinoma. Clin Cancer Res, 2004,10:5367−5374.

[16] Livasy CA, Karaca G, Nanda R, et al. Phenotypic evaluation of the basal-like subtype of invasive breast carcinoma. Mod Pathol, 2006,19:264−271.

[17] Rakha EA, Ellis IO. Triple-negative/basal-like breast cancer: review. Pathology, 2009,41(1): 40−47.

[18] Subhawong AP, Subhawong T, Nassar H, et al. Most basal-like breast carcinomas

demonstrate the same Rb−/p16+ immunophenotype as the HPV-related poorly differentiated squamous cell carcinomas which they resemble morphologically. Am J Surg Pathol, 2009,33(2):163−175.

[19] Foulkes WD, Smith IE, Reis-Filho JS. Triple-negative breast cancer. N Engl J Med, 2010,363(20):1938−1948.

[20] Prat A, Parker JS, Karginova O, et al. Phenotypic and molecular characterization of the claudin-low intrinsic subtype of breast cancer. Breast Cancer Res, 2010,12(5):R68.

[21] Shah SP, Roth A, Goya R, et al. The clonal and mutational evolution spectrum of primary triple-negative breast cancers. Nature, 2012,486:395−399.

[22] Cancer Genome Atlas Network. Comprehensive molecular portraits of human breast tumours. Nature, 2012,490:61−70.

[23] Turner N, Lambros MB, Horlings HM, et al. Integrative molecular profiling of triple negative breast cancers identifies amplicon drivers and potential therapeutic targets. Oncogene, 2010,29:2013−2023.

[24] Stemke-Hale K, Gonzalez-Angulo AM, Lluch A, et al. An integrative genomic and proteomic analysis of PIK3CA, PTEN, and AKT mutations in breast cancer. Cancer Res, 2008,68:6084−6091.

[25] Putti TC, Abd El-Rahim DM, Rakha EA, et al. Estrogen receptor-negative breast carcinomas: a review of morphology and immunophenotypical analysis. Mod Pathol, 2005,18:26−35.

[26] Gaffey MJ, Mills SE, Frierson HF, et al. Medullary carcinoma of the breast: interobserver variability in histopathologic diagnosis. Mod Pathol, 1995,8:31−38.

[27] Tsuda H, Takarabe T, Hasegawa F, et al. Large, central acellular zones indicating myoepithelial tumor differentiation in high-grade invasive ductal carcinomas as markers of predisposition to lung and brain metastases. Am J Surg Pathol, 2000,24:197−202.

[28] Tsuda H, Takarabe T, Hasegawa T, et al. Myoepithelial differentiation in high-grade ductal carcinomas with large central acellular zones. Hum Pathol, 1999,30:1134−1139.

[29] Foulkes WE, Brunet JS, Stefaansson IM, et al. The prognostic implication of the basal-like (cyclin E high/p27 low/p53+/glomeruloid-microvascular proliferation+) phenotype of *BRCA1*-related breast cancer. Cancer Res, 2004,64:356−362.

[30] Vazri SA, Krumroy LM, Elson P, et al. Breast tumor immunophenotype of *BRCA1*-mutation carriers is influenced by age at diagnosis. Clin Cancer Res, 2001,7:1937−1945.

[31] Foulkes WD, Stefansson IM, Chappuis PO, et al. Germline *BRCA1* mutations and a basal epithelial phenotype in breast cancer. J Natl Cancer Inst, 2003,95:1482−1485.

[32] Lakhani M, Loman N, Borg A, et al. Prediction of *BRCA1* status in patients with breast cancer using estrogen receptor and basal phenotype. Clin Cancer Res, 2005,11:5175−5180.

[33] Farshid G, Balleine RL, Cumming M, et al. Morphology of breast cancer as a means of triage of patients for *BRCA1* genetic testing. Am J Surg Pathol, 2006,30:1357−1366.

[34] Jung SY, Kim HY, Nam BH, et al. Worse prognosis of metaplastic breast cancer patients than other patients with triple-negative breast cancer. Breast Cancer Res Treat,

2010,120(3):627-637.

[35] Chen IC, Lin CH, Huang CS, et al. Lack of efficacy to systemic chemotherapy for treatment of metaplastic carcinoma of the breast in the modern era. Breast Cancer Res Treat, 2011,130(1):345-351.

[36] Ng CKY, Piscuoglio S, Geyer FC, et al. The landscape of somatic genetic alterations in metaplastic breast carcinomas. Clin Cancer Res, 2017,23:3859.

[37] Rosen PP, Ernsberger D. Low-grade adenosquamous carcinoma. A variant of metaplastic mammary carcinoma. Am J Surg Pathol, 1987,11(5):351-358.

[38] Sneige N, Yaziji H, Mandavilli SR, et al. Low-grade (fibromatosis-like) spindle cell carcinoma of the breast. Am J Surg Pathol, 2001,25(8):1009-1016.

[39] Gobbi H, Simpson JF, Borowsky A, et al. Metaplastic breast tumors with a dominant fibromatosis-like phenotype have a high risk of local recurrence. Cancer, 1999,85(10):2170-2182.

[40] Mossler JA, Barton TK, Brinkhous AD, et al. Apocrine differentiation in human mammary carcinoma. Cancer, 1980,46(11):2463-2471.

[41] Vranic S, Tawfik O, Palazzo J, et al. EGFR and HER-2/ neu expression in invasive apocrine carcinoma of the breast. Mod Pathol, 2010,23(5):644-653.

[42] Vranic S, Schmitt F, Sapino A, et al. Apocrine carcinoma of the breast: a comprehensive review. Histol Histopathol, 2013,28(11):1393-1409.

[43] Vranic S, Marchio C, Castellano I, et al. Immunohistochemical and molecular profiling of histologically defined apocrine carcinomas of the breast. Hum Pathol,2015,46(9):1350-1359.

[44] Dreyer G, Vandorpe T, Smeets A, et al. Triple negative breast cancer: clinical characteristics in the different histological subtypes. Breast, 2013,22(5):761-766.

[45] Nagao T, Kinoshita T, Hojo T, et al. The differences in the histological types of breast cancer and the response to neoadjuvant chemotherapy: the relationship between the outcome and the clinicopathological characteristics. Breast,2012,21(3):289-295.

[46] Ghabach B, Anderson WF, Curtis RE, et al. Adenoid cystic carcinoma of the breast in the United States (1977 to 2006): a population-based cohort study. Breast Cancer Res, 2010,12:R54.

[47] Coates JM, Martinez SR, Bold RJ, et al. Adjuvant radiation therapy is associated with improved survival for adenoid cystic carcinoma of the breast. J Surg Oncol, 2010,102:342-347.

[48] Thompson K, Grabowski J, Saltzstein SL, et al. Adenoid cystic breast carcinoma: is axillary staging necessary in all cases? Results from the California Cancer Registry. Breast J, 2011,17:485-489.

[49] Ro JY, Silva EG, Gallager HS. Adenoid cystic carcinoma of the breast. Hum Pathol, 1987,18:1276-1281.

[50] Kleer CG, Oberman HA. Adenoid cystic carcinoma of the breast: value of histologic grading and proliferative activity. Am J Surg Pathol, 1998,22:569-575.

[51] Shin SJ, Rosen PP. Solid variant of mammary adenoid cystic carcinoma with basaloid

features: a study of nine cases. Am J Surg Pathol, 2002,26:413–420.

[52] Brill LB 2nd, Kanner WA, Fehr A, et al. Analysis of MYB expression and MYB-NFIB gene fusions in adenoid cystic carcinoma and other salivary neoplasms. Mod Pathol, 2011,24:1169–1176.

[53] West RB, Kong C, Clarke N, et al. MYB expression and translocation in adenoid cystic carcinomas and other salivary gland tumors with clinicopathologic correlation. Am J Surg Pathol, 2011,35:92–99.

[54] Persson M, Andren Y, Moskaluk CA, et al. Clinically significant copy number alterations and complex rearrangements of MYB and NFIB in head and neck adenoid cystic carcinoma. Genes Chromosomes Cancer, 2012,51:805–817.

[55] Wetterskog D, Lopez-Garcia MA, Lambros MB, et al. Adenoid cystic carcinomas constitute a genomically distinct subgroup of triple-negative and basal-like breast cancers. J Pathol, 2012,226:84–96.

[56] Martelotto LG, De Filippo MR, Ng CK, et al. Genomic landscape of adenoid cystic carcinoma of the breast. J Pathol, 2015,237:179–189.

[57] Lawrence MS, Stojanov P, Polak P, et al. Mutational heterogeneity in cancer and the search for new cancer-associated genes. Nature, 2013,499:214–218.

[58] Natrajan R, Lambros MB, Rodriguez-Pinilla SM, et al. Tiling path genomic profiling of grade 3 invasive ductal breast cancers. Clin Cancer Res, 2009,15:2711–2722.

[59] Natrajan R, Lambros MB, Geyer FC, et al. Loss of 16q in high grade breast cancer is associated with estrogen receptor status: evidence for progression in tumors with a luminal phenotype. Genes Chromosomes Cancer, 2009,48:351–365.

[60] Arpino G, Clark GM, Mohsin S, et al. Adenoid cystic carcinoma of the breast: molecular markers, treatment, and clinical outcome. Cancer, 2002,94:2119–2127.

[61] McDivitt RW, Stewart FW. Breast carcinoma in children. JAMA, 1966,195(5):388–390.

[62] Gupta K, Lallu SD, Fauck R, et al. Needle aspiration cytology, immunocytochemistry, and electron microscopy in a rare case of secretory carcinoma of the breast in an elderly woman. Diagn Cytopathol, 1992,8(4):388–391.

[63] Noh WC, Paik NS, Cho KJ,et al. Breast mass in a 3-year-old girl: differentiation of secretory carcinoma versus abnormal thelarche by fine needle aspiration biopsy. Surgery, 2005,137(1):109–110.

[64] Tognon C, Knezevich SR, Huntsman D, et al. Expression of the ETV6–NTRK3 gene fusion as a primary event in human secretory breast carcinoma. Cancer Cell, 2002,2(5):367–376.

[65] Strauss BL, Bratthauer GL, Tavassoli FA. STAT 5a expression in the breast is maintained in secretory carcinoma, in contrast to other histologic types. Hum Pathol, 2006,37(5):586–592.

[66] Oberman HA. Secretory carcinoma of the breast in adults. Am J Surg Pathol, 1980,4(5):465–470.

[67] Oberman HA, Stephens PJ. Carcinoma of the breast in childhood. Cancer, 1972,30(2):470–474.

[68] Din NU, Idrees R, Fatima S, et al. Secretory carcinoma of breast: clinicopathologic study of

8 cases. Ann Diagn Pathol, 2013,17(1):54–57.

[69] Krausz T, Jenkins D, Grontoft O, et al. Secretory carcinoma of the breast in adults: emphasis on late recurrence and metastasis. Histopathology, 1989,14(1):25–36.

[70] Byrne MP, Fahey MM, Gooselaw JG. Breast cancer with axillary metastasis in an eight and one-half-year-old girl. Cancer, 1973,31(3):726–728.

[71] Tavassoli FA, Norris HJ. Secretory carcinoma of the breast. Cancer, 1980,45(9):2404–2413.

[72] Herz H, Cooke B, Goldstein D. Metastatic secretory breast cancer. Non-responsiveness to chemotherapy: case report and review of the literature. Ann Oncol, 2000,11(10):1343–1347.

[73] Aaltomaa S, Lipponen P, Eskelinen M, et al. Lymphocyte infiltrates as a prognostic variable in female breast cancer. Eur J Cancer, 1992,28A(4–5):859–864.

[74] Adams S, Gray RJ, Demaria S, et al. Prognostic value of tumor-infiltrating lymphocytes in triple-negative breast cancers from two phase III randomized adjuvant breast cancer trials: ECOG 2197 and ECOG 1199. J Clin Oncol, 2014,32(27):2959–2966.

[75] Salgado R, Denkert C, Demaria S, et al. The evaluation of tumor-infiltrating lymphocytes (TILs) in breast cancer: recommendations by an International TILs Working Group 2014. Ann Oncol, 2015,26(2):259–271.

[76] van de Rijn M, Perou CM, Tibshirani R, et al. Expression of cytokeratins 17 and 5 identifies a group of carcinomas associated with poor clinical outcome. Am J Pathol, 2002,161:1991–1996.

[77] Abd El-Rehim DM, Pinder SE, Paish CE, et al. Expression of basal and luminal cytokeratins in human breast carcinoma. J Pathol, 2004,203:661–671.

[78] Rodriguez-Pinilla SM, Sarrio D, Honrado E, et al. Vimentin and laminin expression is associated with basal-like phenotype in both sporadic and BRCA1-associated breast carcinomas. J Clin Pathol, 2007,60(9):1006–1012.

[79] Tsuda H, Morita D, Kimura M, et al. Correlation of KIT and EGFR overexpression with invasive ductal carcinoma of the solid-tubular subtype, nuclear grade 3, and mesenchymal or myoepithelial differentiation. Cancer Sci, 2005,96:48–53;J Clin Pathol,2007,60:1017–1023

[80] Matos I, Dufloth R, Alvarenga M, et al. p63, cytokeratin 5, and P-cadherin: three molecular markers used to distinguish basal phenotype in breast carcinomas. Virchows Arch, 2005,447:688–694.

[81] Koker MM, Kleer CG. p63 expression in breast cancer: a highly sensitive and specific marker of metaplastic carcinoma. Am J Surg Pathol, 2004,28:1506–1512.

[82] Li H, Cherukuri P, Li N, et al. Nestin is expressed in basal/myoepithelial layer of the mammary gland and is a selective marker of basal epithelial breast tumors. Cancer Res,2007,67:501–510.

[83] Reis-Filho JS, Milanezi F, Silva P, et al. Maspin expression in myoepithelial tumors of the breast. Pathol Res Pract, 2001,197:817–821.

[84] Moyano JV, Evans JR, Chen F, et al. AlphaB-crystallin is a novel oncoprotein that predicts

poor clinical outcome in breast cancer. J Clin Invest, 2006,116:261–270.

[85] Pinilla SM, Honrado E, Hardisson D, et al. Caveolin–1 expression is associated with a basal-like phenotype in sporadic and hereditary breast cancer. Breast Cancer Res Treat,2006,99:85–90.

[86] Arnes JB, Brunet JS, Stefansson I, et al. Placental cadherin and the basal epithelial phenotype of *BRCA1*-related breast cancer. Clin Cancer Res, 2005,11:4003–4011.

[87] Rodriguez-Pinilla SM, Sarrio D, Honrado E, et al. Prognostic significance of basal-like phenotype and fascin expression in node-negative invasive breast carcinomas. Clin Cancer Res, 2006,12(5):1533–1539.

[88] Yoder BJ, Tso E, Skacel M, et al. The expression of fascin, an actin-bundling motility protein, correlates with hormone receptor-negative breast cancer and a more aggressive clinical course. Clin Cancer Res, 2005,11(1):186–192.

[89] Savage K, Leung S, Todd SK, et al. Distribution and significance of caveolin 2 expression in normal breast and invasive breast cancer: an immunofluorescence and immunohistochemical analysis. Breast Cancer Res Treat, 2008,110(2):245–256.

[90] Melchor L, Honrado E, Garcia MJ, et al. Distinct genomic aberration patterns are found in familial breast cancer associated with different immunohistochemical subtypes. Oncogene, 2008,27(22):3165–3175.

[91] Resetkova E, Reis-Filho JS, Jain RK, et al. Prognostic impact of ALDH1 in breast cancer: a story of stem cells and tumor microenvironment. Breast Cancer Res Treat, 2010,123(1):97–108.

[92] Klingbeil P, Natrajan R, Everitt G, et al. CD44 is overexpressed in basal-like breast cancers but is not a driver of 11p13 amplification. Breast Cancer Res Treat, 2010,120(1):95–109.

[93] Dill EA, Gru AA, Atkins KA, et al. PD-L1 expression and intratumoral heterogeneity across breast cancer subtypes and stages: an assessment of 245 primary and 40 metastatic tumors. Am J Surg Pathol,2017,41(3):334–342.

[94] Zhang M, Sun H, Zhao S, et al. Expression of PD-L1 and prognosis in breast cancer: a meta-analysis. Oncotarget, 2017,8(19):31347–31354.

[95] McNamara KM, Yoda T, Takagi K, et al. Androgen receptor in triple negative breast cancer. J Steroid Biochem Mol Biol, 2013,133:66–76.

[96] Pristauz G, Petru E, Stacher E, et al. Androgen receptor expression in breast cancer patients tested for *BRCA1* and *BRCA2* mutations. Histopathology, 2010,57(6):877–884.

[97] Moinfar F, Okcu M, Tsybrovskyy O, et al. Androgen receptors frequently are expressed in breast carcinomas: potential relevance to new therapeutic strategies. Cancer,2003,98(4):703–711.

第 2 章

三阴性乳腺癌的临床特征

Tira Tan, Rebecca Dent

临床价值

- 三阴性乳腺癌多见于年轻患者，并因种族、民族、社会经济状况而表现各异。

- 三阴性乳腺癌患者具有侵袭性自然史，在诊断后的前 3~5 年内，远处复发的风险最高。

- 与雌激素受体（ER）阳性乳腺癌相比，三阴性乳腺癌的内脏转移更加常见，远处转移最常见的部位包括肺和中枢神经系统。

- 三阴性乳腺癌亚型对化疗药物反应良好，新辅助化疗后病理完全缓解率（pCR）增加，但预后较非三阴性乳腺癌差，这一现象被称为三阴性悖论。

2.1 三阴性乳腺癌的定义

肿瘤不表达常规临床管理中使用的 3 种预后和预测生物标志物，即雌激素受体（ER）、孕激素受体（PR）和人类表皮生长因子受体 2（HER2）中的任何一种，即被定义为三阴性乳腺癌（TNBC）。近年来，

T. Tan, BSc, MBBS, MRCP • R. Dent, MD, FRCP (✉)
Division of Medical Oncology, National Cancer Centre Singapore, Singapore, Singapore
e-mail: tira.tan.j.y@singhealth.com.sg; rebecca.dent@singhealth.com.sg

© Springer International Publishing AG 2018
A.R. Tan (ed.), Triple-Negative Breast Cancer,
https://doi.org/10.1007/978-3-319-69980-6_2

这些生物标志物的评估标准已经发生了变化 [1]。目前的检测指南将免疫组化（IHC）染色中 ER 和 PR ≤ 1% 的肿瘤定义为 TNBC[2]。由美国临床肿瘤学会（ASCO）和美国病理学家学院（CAP）联合出版的《HER2 检测指南》（*Guido lines for HERS Testing*）于 2013 年更新，为 HER2 检测提供了最佳建议 [3]。

根据肿瘤的组织病理学特征和（或）基因表达谱，三阴性乳腺癌被进一步划分为不同的亚组，以突出表达这些肿瘤的异质性和复杂性 [4-7]。从组织学角度来看，三阴性乳腺癌还包括其他亚型，如侵袭性相对较弱的分泌性或腺样囊型肿瘤，以及高级别、侵袭性强的化生性乳腺癌。Perou 与其同事在 2000 年首次描述了使用 DNA 微阵列分析鉴定了 4 种具有预后和预测意义的固有内在亚型（管腔 A 型、管腔 B 型、HER2 过表达型和基底细胞样）[8]。在这 4 种亚型中，基底细胞样型肿瘤通常具有三阴性表型，并且绝大多数（约 80%）三阴性乳腺癌是基底细胞样亚型 [6, 9]。通过基因表达谱对三阴性乳腺癌亚型的另一种分类确定了 6 种不同的分子亚型（基底样 1 型、基底样 2 型、免疫调节亚型、间质型、间质干细胞亚型和管腔雄激素受体亚型）[5]。根据组织病理学和激光捕获显微切割技术，将其细分为 4 种肿瘤特异性亚型（基底细胞样 1 型、基底细胞样 2 型、间质型和管腔雄激素受体型），分别确定了浸润淋巴细胞和肿瘤相关基质细胞对免疫调节亚型和间质干细胞亚型的作用 [6]。目前正在等待评估各种亚型的临床试验和不同治疗策略的益处。

○ 2.2 流行病学和危险因素

乳腺癌是女性最常见的癌症，也是全球第五大癌症死亡原因 [10, 11]。乳腺癌在全世界任何地区都很常见，但发病率各不相同。例如，中非的乳腺癌发病率为 27 /10 万人，北美为 92/10 万人 [11]。所有浸润性乳腺癌中有 15%~20% 属于三阴性乳腺癌亚型，相当于全球约有 170 000 例三阴性乳腺癌患者 [10, 12-14]。

2.2.1 年龄、民族和种族

三阴性乳腺癌在年轻患者中更为常见 [13, 14]，并且因种族和民族而有所不同。研究一致表明，非洲裔美国女性中三阴性乳腺癌的发生率过高 [9,14,15]。美国卡罗来纳州的乳腺癌研究是一项基于人群的病例对照研究，研究乳腺癌风险的环境和分子决定因素 [9]。根据 IHC 标记［ER、HER2、细胞角蛋白 5 或 6 阳性和（或）HER1 阳性］所定义的基底样肿瘤患者更有可能是非洲裔美国人和绝经前女性 [9]。在非洲裔美国人中，基底样乳腺癌的患病率为 26%，而非非洲裔美国人的乳腺癌患病率为 16% [9]。高患病率主要发生于绝经前非洲裔美国女性中，为 39% [9]。同样，一项基于美国加利福尼亚癌症登记数据的人群研究发现，12.5% 的合格乳腺癌病例为三阴性乳腺癌，这些女性的年龄 <40 岁［OR*=1.53；95% CI（1.37，1.70）］，且为非西班牙裔黑人［OR=1.77；95% CI（1.59，1.97）］[14]。美国国家癌症研究所（Surveillance, Epidemiology, and End Results, SEER）的计划报告是基于人群的主要乳腺癌亚型发生率的大规模研究，进一步支持了这些统计数据 [16]。在 2010 年确诊的 57 483 例乳腺癌患者中，三阴性乳腺癌亚型为 6 193 例（12.2%）。与其他种族相比，非西班牙裔黑人女性更易被诊断为三阴性乳腺癌［OR=2.0，95%CI（1.8，2.2）］。在这项研究中，与非西班牙裔白人相比，西班牙裔人被诊断为三阴性乳腺癌的可能性高 30%［OR=1.3，95% CI（1.2，1.6）］。与 ER 阳性或 HER2 阴性乳腺癌相比，三阴性乳腺癌的发病年龄更早。被诊断为三阴性乳腺癌的患者中，年龄 ≥ 65 岁的患者可能性降低了 10%~30% [16]。

与美国的研究数据相一致，墨西哥的三阴性乳腺癌患病率很高，据报道，乳腺癌患者发病时的年龄较小 [17,18]。1998—2008 年，墨西哥国家癌症研究所对 2 074 例西班牙裔乳腺癌患者进行的回顾性研究中，三阴性乳腺癌的患病率为 23.1%，单因素分析显示，三阴性乳腺癌的患病率与年龄较轻（49.2 岁 vs. 52.2 岁）和绝经前状态［OR=0.72；95%CI（0.58，0.88）；P=0.002］有关，而后者在多因素分析中与三阴性乳腺癌的诊断也有显著相关性 [18]。在世界其他国家，非洲血统的女性与三阴性乳腺癌的患病率也有类似的关系。对尼日利亚和塞内加尔的 507

---

*OR：odds ratio，比值比

例乳腺癌患者进行的研究报告称，这些患者的平均诊断年龄较低，为44.8 岁，大多数肿瘤属于三阴性乳腺癌亚型（27%）[19, 20]。

2.2.2 社会经济地位

一般而言，乳腺癌的发病率会随着社会经济地位的提高而增加[14]。然而，社会经济地位低与乳腺肿瘤的高等级、高临床分期和 ER 阴性有关。研究表明，社会经济地位较低的人患三阴性乳腺癌的概率较高，一些研究认为少数民族或族群患三阴性乳腺癌的概率较高可以用社会经济地位的差异来解释。来自美国加利福尼亚癌症登记处的数据显示，社会经济地位较低地区的女性比生活在社会经济地位较高地区的女性患三阴性乳腺性癌的可能性高[14]。

在一项使用国家癌症数据库（National Cancer Data Base, NCDB）的数据进行的研究中，这个以医院为基础的全国癌症登记处包含 260 577 个乳腺癌病例，对以社会经济状况分层的少数群体中三阴性乳腺癌亚型的概率进行了评估和报告，显示非西班牙裔黑人与非西班牙裔白人相比，三阴性乳腺癌亚型与激素受体阳性及 HER2 阴性亚型的概率高 1.84 倍［OR=1.84；95% CI（1.77，1.92）］[21]。与有其他保险类型的患者相比，无保险和有医疗保险患者的三阴性乳腺癌患病率也更高[21]。社会经济地位低的患者的三阴性乳腺癌亚型比例高于其他患者，被诊断为三阴性乳腺癌亚型的概率高 1.14 倍［OR = 1.14；95%CI（1.08，1.19）］[21]。在这项研究中，即使在控制了社会经济地位的差异后，三阴性乳腺癌患者的种族或民族的影响仍然明显，这表明其他因素在这种概率差异中也发挥了作用。

2.2.3 *BRCA* 突变

5%~10% 的新诊断乳腺癌的病因是遗传因素。*BRCA1* 和 *BRCA2* 基因突变与 40%~60% 的女性乳腺癌终生风险相关[22, 23]。在一般人群中，有害的 *BRCA1* 或 *BRCA2* 突变率为 1/800~1/400 [24]。存在 *BRCA* 突变者的乳腺癌患病率因人群和种族而异。例如，大约 10% 的德系犹太女性乳腺癌患者携带 *BRCA1* 或 *BRCA2* 的基础突变[25, 26]。在对 46 276 名个体进行的 *BRCA1* 和 *BRCA2* 基因突变检测的大型横断面分析中，非洲裔女性的有害突变发生率最高 [15.6% *vs.* 西欧 12.1%；OR=1.3（1.1，1.5）] [24]；紧随其后的是拉丁美洲裔女性，发生率为 14.8%；西欧女性为 12.1%［OR= 1.2；95% CI（1.1，1.4）］。在两组基因突变中，*BRCA1* 突变的数量是 *BRCA2* 突变的两倍 [24]。

据估计，有 25% 的三阴性乳腺癌患者携带 *BRCA1* 突变，而携带 *BRCA* 基因的女性中，超过 75% 的肿瘤为三阴性和（或）基底细胞样表型 [12]。在对美国杜克大学和加州大学旧金山分校的遗传癌症风险诊所的 469 例三阴性乳腺癌患者的回顾性研究中，31% 的受试者在 *BRCA1*、*BRCA2* 或两种基因的突变检测中呈阳性 [27]。一项对墨西哥未经家族史筛选的年轻乳腺癌和卵巢癌患者队列中的 *BRCA* 突变研究表明，三阴性乳腺癌女性中 *BRCA* 突变的发生率很高（9/33，占 27%），这 9 例患者都携带有 *BRCA1* 突变 [17]。

2.2.4 其他危险因素：肥胖、分娩和母乳喂养

三阴性乳腺癌的危险因素与其他乳腺癌亚型略有不同。一般情况下，减少终生暴露于雌激素的时间、延长母乳喂养时间、高胎次和较小的初孕年龄可以预防激素受体阳性乳腺癌。然而，三阴性乳腺癌的风险略有不同，除与母乳喂养时间呈负相关外，与较高的胎次呈正相关 [9, 18, 28, 29]。三阴性乳腺癌女性的初潮和第一次足月妊娠时的年龄更小 [29]。Kwan 等进行的两项大型前瞻性乳腺癌生存研究的数据表明，绝经前的三阴性乳腺癌患者更有可能超重 [30]。

2.3 临床表现

原发性三阴性乳腺癌体积较大，分级较高，且生长迅速 [9,13,14,16,31]。三阴性乳腺癌通常在行乳腺 X 线筛查时被发现，诊断时临床可以检查到病灶 [13]。诊断三阴性乳腺癌时淋巴结转移的存在具有一定的矛盾性。Dent 等的研究提示，三阴性乳腺癌患者中淋巴结转移的发生率较高，与肿瘤大小无关。在他们的研究中，55% 的肿瘤 ≤ 1cm 的女性至少有 1 个淋巴结为阳性 [13]。另一方面，美国卡罗来纳的乳腺癌研究报告显示，腋窝淋巴结阳性与基底细胞样亚型之间并无关联 [9]。在疾病复发时，与

局部复发相比，三阴性乳腺癌患者发生远处复发的比例较高，很少有患者在远处复发之前出现局部复发[13]。相比于 ER 阳性亚型乳腺癌，转移性三阴性乳腺癌更容易累及内脏和其他器官，如肺和大脑，一般很少累及骨骼。大多数患者会出现多处病变[12, 32]。

●。2.4 年轻和老年三阴性乳腺癌患者的比较

大约 21% 的乳腺癌患者是在 70 岁以上确诊的[11]。通常情况下，乳腺癌的诊断年龄较大与 ER 阳性乳腺癌有关[14,16]。但是，老年乳腺癌患者中约 15% 为三阴性[33]。在 SEER 数据库研究中，调查了老年三阴性乳腺癌患者的生存模式，此类型肿瘤具有良好的生物学表型。与年轻的三阴性乳腺癌患者相比，年龄较大的三阴性乳腺癌患者发生淋巴结转移的可能性更低（N0；69.5% vs. 63.8%；P<0.001），而且 TNM 分期和肿瘤分级也更低[34]。因此研究表明，与年轻的三阴性乳腺癌患者相比，老年三阴性乳腺癌患者有相似的结局。在一份对 1 759 例年龄 ≥ 70 岁的早期可手术的原发性乳腺癌女性患者的研究报告中，22% 的老年（≥ 70 岁）女性乳腺癌属于三阴性亚型[35]。这部分患者在治疗模式上有明显的差异，其中 47% 的年龄为 70 岁的患者在手术后接受辅助化疗，而年龄 >70 岁的患者接受辅助化疗[35]。尽管如此，老年女性仍存在显著的非统计学意义上的更好的生存率趋势[35]。年龄 <70 岁的乳腺癌患者的 5 年特异性生存率为 73%，而年龄 ≥ 70 岁患者的 5 年特异性生存率为 79%[35]。年轻组和老年组的 5 年局部区域（局部复发率 10% vs. 14%，区域复发率 9% vs.14%) 和远处转移率（30% vs.27%) 无显著统计学差异[35]。

●。2.5 自然史和预后

三阴性乳腺癌是一种侵袭性肿瘤，与管腔型肿瘤相比预后较差[13-15]。例如，在美国加利福尼亚癌症登记处进行的一项基于人群的研究中，与非三阴性乳腺癌患者相比，三阴性乳腺癌患者的相对生存率较低。有 77% 的三阴性乳腺癌患者在确诊 5 年后仍存活，而其他乳腺癌的存

活率为 93%[14]。与其他乳腺癌患者相比，三阴性乳腺癌女性在每个阶段的生存率始终较差[14]。与其他亚型乳腺癌患者相比，三阴性乳腺癌患者的中位死亡时间更短[13]。除了更有可能出现远处复发外，三阴性乳腺癌患者也有可能出现早期复发[13]。在加拿大多伦多单一机构诊断的三阴性乳腺癌患者队列中，与其他类型的肿瘤相比，平均复发时间分别为 2.6 年 *vs.* 5 年（*P*<0.000 1）。在确诊后的前 3~5 年，三阴性乳腺癌患者复发和死亡的风险最高[9, 13]。在对已知预后变量（如年龄、分级、肿瘤大小、化疗和淋巴结状态）进行调整后，三阴性乳腺癌从诊断时起 5 年内的死亡风险仍然较高，风险比（hazard ratio, HR）为 1.8 [95%CI（1.2，2.6）；*P*=0.000 5][13]，但诊断后超过 5 年的时间内未观察到这种增加。所有三阴性乳腺癌患者的死亡都发生在诊断后的 10 年内及更早。与之相比，其他亚型患者在诊断后长达 18 年仍会死于乳腺癌[13]，BEATRICE 试验证明了这种复发模式[36]。迄今为止，该试验纳入了最大的三阴性乳腺癌患者队列，并评估了在三阴性乳腺癌标准化疗之外使用 1 年贝伐珠单抗的情况。来自 37 个国家或地区的 2 591 例患者入选，其中约 2/3 的患者淋巴结阴性。3 年浸润性无病生存（disease-free survival，DFS）率为 83%，远处复发率为 11%。最常见的远处复发部位是肺（约 30%）、肝脏（15%~20%）和骨骼（约 20%）。远处中枢神经系统（central nervous system, CNS）复发约占远处复发的 7%~12%。转移后，与非三阴性乳腺癌患者相比，三阴性乳腺癌患者的生存期较短，根据 Dent 等的研究，在 1 601 例乳腺癌患者中，诊断为远处转移性疾病患者的中位生存时间为 9 个月和 22 个月[13]。当代的三阴性乳腺癌研究报告指出，从诊断转移性疾病到中位生存时间约为 1 年，遗憾的是，这一结果在过去 10 年间没有改变[32]。

2.6 治疗与三阴性悖论

目前还没有用于三阴性乳腺癌的靶向治疗方法获得批准。化疗是一些三阴性乳腺癌非常敏感的主要治疗手段。然而，尽管对化疗很敏感，但三阴性乳腺癌亚型的预后仍然不良，这被称为三阴性悖论。一项回顾性队列研究对新辅助化疗反应、长期终点和乳腺癌亚型之间的关系进行了研究，Carey 和其同事报告了三阴性乳腺癌对以蒽环类药物为基础的化疗的临床反应率高达 85%，而管腔亚型的反应率为 39%~58%[37]。化疗的病理完全缓解（pathologic complete response, pCR）率方面三阴性乳腺癌（27%）明显高于管腔亚型（7%）[37]。尽管如此，二者的 4 年无病生存期仍存在显著差异，分别为 71%[95%CI（51%，84%）] 和 82%[95%CI（64%，91%）][37]。预后较差的主要原因是新辅助化疗后有残留病灶的患者早期复发率高[37]。三阴性乳腺癌患者行新辅助化疗后残留癌的预后特别差，应将精力集中在这一具有挑战性的患者群体上。值得注意的是，CREATE-X 是一项针对 HER2 阴性乳腺癌新辅助化疗后残留癌行辅助卡培他滨治疗的研究，显示 5 年 DFS 率 [69.8% vs. 56.1%；HR=0.58；95%CI（0.39，0.87）] 和总生存（OS）率 [78.8% vs. 70.3%；HR=0.52；95%CI（0.30，0.90）] 在三阴性乳腺癌患者队列中得到改善[38]。

一些临床试验正在评估转移性三阴性乳腺癌的新治疗策略。临床经验表明，许多转移性三阴性乳腺癌女性在化疗后复发并进展迅速。在对接受一线化疗的转移性三阴性乳腺癌患者的回顾性图表中，使用一线、二线和三线化疗作为持续治疗反应时的替代方法[32]。所有患者一线化疗的中位持续时间为 11.9 周（0~73.1 周），78% 的患者继续接受二线化疗，中位持续时间为 9 周（0~120.9 周），49% 的患者接受三线化疗，中位持续时间为 3 周（0~59 周）[32]。多因素分析显示了 5 种生存预测指标，包括既往辅助或新辅助化疗史 [HR=2.77；95%CI（1.39，5.52）；P=0.004]，无远处疾病间期 > 12 个月 [HR=0.36；95%CI（0.26，0.83）；P=0.01]，诊断为转移性疾病时年龄 >50 岁 [HR=0.46；95%CI（0.27，0.76）；P=0.003]，转移性疾病类型（内脏型与非内脏型；HR=1.94；P=0.021），碱性磷酸酶水平升高（HR=2.4；P=0.002）。重要的是要考虑到这种疾病的侵袭性和进展性，以及治疗干预的短窗口。首先，随着医生们努力缓解疾病症状和延长患者的生命，针对这些患者的临床管理及设计针对或包括这一低风险人群的临床试验都面临着挑战。首先，在 KEYNOTE-086 试验中，单药派姆单抗的 II 期研究是一种完全人 IgG4 单克隆抗体，可以直接阻断 T 细胞，抑制分子程序性死亡受体 –1（PD-1) 与其程序性死亡配体 1（PD-L1) 和程序性死亡配体 2（PD-L2)

之间的相互作用，筛选了 386 例先前接受过治疗的转移性三阴性乳腺癌患者，招募了 170 例患者，筛查失败率高达 50％以上[39]。其次，三阴性乳腺癌的高反应率和较差的结果使人们对使用反应率作为替代终点提出了质疑。最后，随着基因组、转录组和蛋白质组的技术进步，我们看到了癌症治疗方式的转变，并正向精准医疗迈进。新的试验设计，如伞式试验和篮式试验，可使患者进行伴随分子标记试验，并评估治疗效果。所有试验的一个重要目标是确定预后和预测因素，以为三阴性乳腺癌患者选择可靠的个体化治疗方法。需要克服研究这种低风险人群的主要局限性，并在其转移性进程中迅速、理想地尽早确定三阴性乳腺癌患者以进行选择性试验。

总 结

由于乳腺癌亚型的细化，过去 15 年中研究者们对三阴性乳腺癌的自然史已经进行了描述。展望未来，分子数据的整合将为三阴性乳腺癌亚型的生物学及早期和晚期疾病的治疗提供启发。对于个别患者的护理，需要整合病理、临床和分子数据，并鼓励其加入临床试验以优化护理。此外，对促进三阴性乳腺癌进展的生殖系统危险因素的日益重视将有助于早期发现和提高患者的生存率。

参考文献

[1] Allred DC. Issues and updates: evaluating estrogen receptor-alpha, progesterone receptor, and HER2 in breast cancer. Mod Pathol, 2010,23[Suppl 2 (S2)]:S52–59.

[2] Hammond MEH, Hayes DF, Dowsett M, et al. American Society of Clinical Oncology/College of American Pathologists guideline recommendations for immunohistochemical testing of estrogen and progesterone receptors in breast cancer. Arch Pathol Lab Med, 2010,134(6):907–922.

[3] Wolff AC, Hammond ME, Hicks DG, et al. Recommendations for human epidermal growth factor receptor 2 testing in breast cancer: American Society of Clinical Oncology/College of American Pathologists clinical practice guideline update. J Clin Oncol, 2013,31 VNr(31):3997–4013.

[4] Penault-Llorca F, Viale G. Pathological and molecular diagnosis of triple-negative breast cancer: a clinical perspective. Ann Oncol, 2012,23(Suppl. 6):vi19–22.

[5] Lehmann BD, Bauer JA, Chen X, et al. Identification of human triple-negative breast cancer subtypes and preclinical models for selection of targeted therapies. J Clin Invest, 2011,121(7):2750–2767.

[6] Lehmann BD, Jovanovic B, Chen X, et al. Refinement of triple-negative breast cancer molecular subtypes: implications for neoadjuvant chemotherapy selection. PLoS One, 2016,11(6):1–22.

[7] Burstein MD, Tsimelzon A, Poage GM, et al. Comprehensive genomic analysis identifies novel subtypes and targets of triple-negative breast cancer. Clin Cancer Res, 2014,21(i):1688–1699.

[8] Perou CM, S Ø rlie T, Eisen MB, et al. Molecular portraits of human breast tumours. Nature, 2000,406(6797):747–752.

[9] Carey LA, Perou CM, Livasy CA, et al. Race, breast cancer subtypes, and survival in the Carolina Breast Cancer Study. JAMA, 2006,295(21):2492.

[10] Boyle P. Triple-negative breast cancer: epidemiological considerations and recommendations. Ann Oncol, 2012,23(Suppl. 6):8–13.

[11] Ferlay J, Soerjomataram I, Ervik M,et al. GLOBOCAN 2012 v1.0, cancer incidence and mortality worldwide: IARC CancerBase No. 11. International Agency for Research on Cancer: Lyon,2013.

[12] Foulkes WD, Smith IE, Reis-Filho JS. Triple-negative breast cancer. N Engl J Med, 2010,363:1938–1948.

[13] Dent R, Trudeau M, Pritchard KI, et al. Triple-negative breast cancer: clinical features and patterns of recurrence. Clin Cancer Res, 2007,13(15):4429–4434.

[14] Bauer KR, Brown M, Cress RD, et al. Descriptive analysis of estrogen receptor (ER)-negative, progesterone receptor (PR)-negative, and HER2-negative invasive breast cancer, the so-called triple-negative phenotype: a population-based study from the California cancer Registry. Cancer, 2007,109(9):1721–1728.

[15] Harris LN, Broadwater G, Lin NU, et al. Molecular subtypes of breast cancer in relation to paclitaxel response and outcomes in women with metastatic disease: results from CALGB 9342. Breast Cancer Res, 2006,8(6):R66.

[16] Howlader N, Altekruse SF, Li CI, et al. US incidence of breast cancer subtypes defined by joint hormone receptor and HER2 status. J Natl Cancer Inst, 2014,106(5): dju055.

[17] Villarreal-Garza C, Alvarez-Gómez RM, Pérez-Plasencia C, Het al. Significant clinical impact of recurrent BRCA1 and BRCA2 mutations in Mexico. Cancer, 2015,121(3):372–378.

[18] Lara-Medina F, Pérez-Sánchez V, Saavedra-Pérez D, et al. Triple-negative breast cancer in Hispanic patients: high prevalence, poor prognosis, and association with menopausal status, body mass index, and parity. Cancer, 2011,117(16):3658–3669.

[19] Brewster AM, Chavez-MacGregor M, Brown P. Epidemiology, biology, and treatment of triple-negative breast cancer in women of African ancestry. Lancet Oncol,2014,15(13):e625–634.

[20] Huo D, Ikpatt F, Khramtsov A, et al. Population differences in breast cancer: survey in indigenous african women reveals over-representation of triple-negative breast cancer. J Clin Oncol, 2009,27(27):4515–4521.

[21] Sineshaw HM, Gaudet M, Ward EM, et al. Association of race/ethnicity, socioeconomic status, and breast cancer subtypes in the National Cancer Data Base (2010–2011). Breast Cancer Res Treat,2014,145(3):753–763.

[22] Chen S, Parmigiani G. Meta-analysis of BRCA1 and BRCA2 penetrance. J Clin Oncol, 2007,25(11):1329–1333.

[23] KB K, JL H, DR B. et al. Risks of breast, ovarian, and contralateral breast cancer for BRCA1 and BRCA2 mutation carriers. JAMA, 2017,317(23):2402–2416.

[24] Hall MJ, Reid JE, Burbidge LA, et al. BRCA1 and BRCA2 mutations in women of different ethnicities undergoing testing for hereditary breast-ovarian cancer. Cancer, 2009,115(10):2222–2233.

[25] Comen E, Davids M, Kirchhoff T, et al. Relative contributions of BRCA1 and BRCA2 mutations to "triple-negative" breast cancer in Ashkenazi Women. Breast Cancer Res Treat,2011,129(1):185–190.

[26] Warner E, Foulkes W, Goodwin P, et al. Prevalence and penetrance of BRCA1 and BRCA2 gene mutations in unselected Ashkenazi Jewish women with breast cancer. J Natl Cancer Inst, 1999,91(14):1241–1247.

[27] Greenup R, Buchanan A, Lorizio W, et al. Prevalence of BRCA mutations among women with Triple-Negative Breast Cancer (TNBC) in a Genetic Counseling Cohort. Ann Surg Oncol,2013,20(10):3254–3258.

[28] Millikan RC, Newman B, Tse CK, et al. Epidemiology of basal-like breast cancer. Breast Cancer Res Treat, 2008,109(1):123–139.

[29] Shinde SS, Forman MR, Kuerer HM, et al. Higher parity and shorter breastfeeding duration. Cancer, 2010,116(21):4933–4943.

[30] Kwan ML, Kushi LH, Weltzien E, et al. Epidemiology of breast cancer subtypes in two prospective cohort studies of breast cancer survivors. Breast Cancer Res, 2009,11(3):R31.

[31] Reis-Filho JS, Tutt ANJ. Triple negative tumours: a critical review. Histopathology, 2008,52(1):108–118.

[32] Kassam F, Enright K, Dent R, et al. Survival outcomes for patients with metastatic triple-negative breast cancer: implications for clinical practice and trial design. Clin Breast Cancer,2009,9(1):29–33.

[33] Aapro M, Wildiers H. Triple-negative breast cancer in the older population. Ann Oncol, 2012,23(Suppl. 6):vi52–55.

[34] Zhu W, Perez EA, Hong R, et al. Age-related disparity in immediate prognosis of patients with triple-negative breast cancer: a population-based study from SEER cancer registries. PLoS One,2015,10(5):1–15.

[35] Syed BM, Green AR, Nolan CC, et al. Biological characteristics and clinical outcome of triple negative primary breast cancer in older women-comparison with their younger

counterparts. PLoS One, 2014,9(7):e100573.

[36] Cameron D, Brown J, Dent R, et al. Adjuvant bevacizumab-containing therapy in triple-negative breast cancer (BEATRICE): primary results of a randomised, phase 3 trial. Lancet Oncol, 2013,14(10):933–942.

[37] Carey LA, Dees EC, Sawyer L, et al. The triple negative paradox: primary tumor chemosensitivity of breast cancer subtypes. Clin Cancer Res, 2007,13(8):2329–2334.

[38] Masuda N, Lee S-J, Ohtani S, et al. Adjuvant capecitabine for breast cancer after preoperative chemotherapy. N Engl J Med, 2017,376(22):2147–2159.

[39] Adams S, Schmid P, Rugo HS, et al. Phase 2 study of pembrolizumab (pembro) monotherapy for previously treated metastatic triple-negative breast cancer (mTNBC): KEYNOTE-086 cohort A. American Society of Clinical Oncology Annual Meeting,2017.

第 3 章

三阴性乳腺癌的遗传学

Nanna H. Sulai, Olufunmilayo I. Olopade

临床价值

• 未经家族史筛选的 11%~20% 的三阴性乳腺癌患者存在 *BRCA1* 或 *BRCA2* 突变。

• 与 *BRCA2* 突变相比，胚系基因 *BRCA1* 突变在三阴性乳腺癌中更加常见。

• 大约 70% 与 *BRCA1* 基因相关的乳腺癌呈三阴性表型。

• 确诊为三阴性，且年龄 ≤ 60 岁的乳腺癌患者，应进行遗传咨询和基因检测。

• 多聚 [二磷酸腺苷（ADP）– 核糖] 聚合酶（PARP）抑制剂在伴有 *BRCA* 突变的晚期 HER2 阴性乳腺癌中显示出抗肿瘤活性。

N.H. Sulai, MD(✉)
Department of Solid Tumor Oncology and Investigational Therapeutics,
Levine Cancer Institute, Carolinas HealthCare System, Charlotte, NC, USA
e-mail: nanna.sulai@carolinashealthcare.org

O.I. Olopade, MD, FACP
Department of Internal Medicine, Division of Hematology Oncology, University of Chicago
Medical Center, Chicago, IL, USA
e-mail: folopade@medicine.bsd.uchicago.edu

© Springer International Publishing AG 2018
A.R. Tan (ed.), *Triple-Negative Breast Cancer*,
https://doi.org/10.1007/978-3-319-69980-6_3

3.1 三阴性乳腺癌相关基因

BRCA1 和 *BRCA2* 是导致遗传性乳腺癌的两种主要癌症易感基因。事实上，遗传性 *BRCA1* 突变是三阴性乳腺癌最强的预测因子。1994年，*BRCA1* 基因被发现，并定位于 17 号染色体 [1]，*BRCA2* 基因定位于 13 号染色体 [2]。这两个基因都参与修复双链 DNA 断裂 [3]。*BRCA1* 和 *BRCA2* 与 80 岁时的乳腺癌累积风险的相关性分别为 72% 和 69%。初次诊断为乳腺癌 20 年后，*BRCA1* 与对侧乳腺患癌风险的相关性估计为 40%，*BRCA2* 为 26%。据估计，*BRCA1* 和 *BRCA2* 携带者到 80 岁时，卵巢癌累积风险分别为 44% 和 17% [4]。

几项研究表明，在 50%~70% 的乳腺癌中，与 *BRCA1* 基因相关的乳腺癌呈三阴性表型 [5-7]。与之相比，在 *BRCA2* 基因突变携带者中，只有 16% 的肿瘤呈现出三阴性表型 [7]。对 12 项研究中超过 2 533 例乳腺癌患者的荟萃分析显示，与非三阴性乳腺癌患者相比，三阴性乳腺癌女性患者更容易出现 *BRCA1* 基因突变，其可能性较前者高 5.5 倍以上 ［RR*=5.65；95% CI（4.15，7.69）］。所报道的三阴性乳腺癌患者中，*BRCA1* 基因突变的频率范围为 8%~28% [9-11]。在对确诊的 284 例三阴性乳腺癌女性患者的分析中，10% 出现了 30 个有害的 *BRCA1* 基因突变，因此，估计 *BRCA1* 基因突变占所有病例的 10.6% [12]。在这 30 个有害基因突变携带者中，有 10 例女性患者没有乳腺癌或卵巢癌家族史，这也说明即使三阴性乳腺癌患者没有癌症家族史，也要进行基因检测的重要性。对未被选中的来自单一体系的 77 例患者进行了潜在胚系 *BRCA* 基因突变发生率的研究，结果发现 *BRCA* 基因突变发生率为 19.5%，其中发生 *BRCA1* 基因突变者 12 例，发生 *BRCA2* 基因突变者 3 例。

3.2 *BRCA* 基因相关性乳腺癌的遗传特性

有 *BRCA1* 基因突变的三阴性乳腺癌患者的特征包括确诊时年龄较

---

*RR：relative risk，相对危险度

轻，中位年龄为 39 岁[12,13]。在 40 岁前确诊为三阴性乳腺癌的患者中，36%~47% 出现 *BRCA1* 基因突变[11,12]。三阴性乳腺癌患者中 *BRCA1* 基因突变频率似乎随着年龄的增长而降低，年龄 >60 岁的女性患者的 *BRCA1* 基因突变发生频率估计为 3.5%~ 7.7%[14]。

存在 *BRCA1* 基因突变的三阴性乳腺癌患者表现出更高的肿瘤病理分级和更晚的临床分期[5,11]。与非三阴性乳腺癌患者相比，有 *BRCA1* 基因突变的三阴性乳腺癌女性患者绝经前的体质指数（body mass index, BMI）较高，首次生育的年龄也更早。此外，在 *BRCA1* 基因突变携带者中，德系犹太女性患三阴性乳腺癌的概率是非德系犹太女性的 5 倍[5]。

3.3 *BRCA* 基因突变相关性乳腺癌患者的种族差异

由 *BRCA1* 和 *BRCA2* 基因突变引起的乳腺癌病例所占群体比例因种族而异。在三阴性乳腺癌病例中，*BRCA1* 和 *BRCA2* 基因突变频率因种族和病例如何确定而不同。在三阴性乳腺癌病例的遗传咨询队列研究中，基因突变导致的患病率相当高，这取决于遗传疾病研究中家系渊源者的种族和民族，在德系犹太女性（Ashkenazi Jewish）中该患病率为 50%，在高加索女性中患病率为 22.2%，在非洲裔美国女性中患病率为 20.4%[15]。

在德系犹太血统患者中，最常见的 3 个基础胚系基因突变包括：*BRCA1*185delAG，*BRCA1*5382insC 和 *BRCA2* 6174delT[16]。大约 5% 的普通人有潜在的 *BRCA* 突变。在德系犹太女性乳腺癌患者中，高达 10% 存在 *BRCA1* 突变，约 2% 存在 *BRCA2* 突变。德系犹太女性三阴性乳腺癌患者携带潜在的 *BRCA1* 或 *BRCA2* 基因突变的可能性显著增高[17]。

与亚洲、西班牙和白人女性相比，黑人女性一生中罹患乳腺癌的风险最高[18]。黑人女性也倾向于发生一种更具侵袭性的疾病，这种疾病发病时年龄较轻，分级更高，所表现出的病理分期更晚[19]。在一项对来自尼日利亚和塞内加尔的超过 507 例非洲裔乳腺癌患者的病理学回顾中，激素受体阴性乳腺癌出现概率最高，而只有 255 例患者被确诊为 ER 阳性乳腺癌[19]。虽然这一结果可能解释了发展中国家乳腺癌患者预后差的原因，但并不能解释为什么分子亚型存在差异。对 400 例尼日利亚乳腺癌患者的分析发现，*BRCA1* 基因突变率为 7.1%，*BRCA2* 基因突变率为 3.9%，因此在这一患者群体中可能存在更高的致病基因突变率 [20]。在一组包含非洲裔美国三阴性乳腺癌患者的研究中，29% 存在遗传突变，其中大多数涉及 *BRCA1* 或 *BRCA2* 基因突变 [21]。

◦ 3.4 除 *BRCA1* 或 *BRCA2* 外的其他相关基因

更快速、更经济的新一代商业测序研究的出现改变了基因评估的格局，因为现在可以同时评估多个基因。这项技术促进了小组测试，在小组测试中可以评估 100 多个与癌症有潜在关系的基因，从而提供了 *BRCA1* 或 *BRCA2* 基因以外其他基因的信息 [18]。

各种群体性研究都试图确定三阴性乳腺癌患者中最常见基因的突变频率。Couch 和其同事对 1 824 例三阴性乳腺癌患者的胚系 DNA 进行了分析 [11]。这些患者未经乳腺癌和卵巢癌在内的其他恶性肿瘤的家族史筛选，其中 14.6% 的患者发现了致病突变，大多数突变发生在 *BRCA1* 基因（占 57%）和 *BRCA2* 基因（占 18%）。大约 25% 的基因突变发生在参与其他同源重组修复的基因中，如 *PALB2*（占 7.7%）、*BARD1*（占 3.3%）、*RAD51D*（占 2.5%）、*RAD50*（占 2.2%）和 *RAD51C*（占 2.2%）。这些中度外显基因使乳腺癌患病风险 [22] 增加了至少 2~4 倍，且通常出现在较年轻的患者中 [11]。在一项针对非洲裔美国乳腺癌患者的学会研究中，也发现了类似的异质突变谱，289 例患者中有 22% 存在胚系致病基因突变，其中 65 例患者出现了 57 种不同的突变。值得注意的是，80% 的突变发生在 *BRCA1* 或 *BRCA2* 基因中，其余突变则发生在 *PALB2*、*CHEK2*、*BARD1*、*ATM*、*PTEN* 或 *TP53* 基因中 [21]。

其他已知的乳腺癌易感综合征包括：利 – 弗劳梅尼综合征（Li-Fraumeni syndrome，LFS）、多发性错构瘤综合征（Cowden syndrome）、黑斑 – 息肉综合征（Peutz-Jeghers syndrome）和遗传弥漫性胃癌综合征（hereditary diffuse gastric cancer syndrome）。LFS 是由于肿瘤抑制

蛋白基因 *TP53* 的胚系突变而导致的一种综合征，患者 60 岁时的乳腺癌终生罹患风险为 49%[23]。早期乳腺癌占所有与 LFS 相关癌症的 25%[24]，在突变携带者中该概率增加了 100 多倍[25]。在对 43 例乳腺癌胚系 *TP53* 基因突变携带者的病理学回顾中，诊断年龄中位数为 32 岁，75% 为浸润性导管腺癌，其余为导管原位癌。只有 5% 为三阴性乳腺癌，这证实了大多数与 LFS 相关的乳腺癌是激素受体阳性和（或）HER2 过表达型[23]。

3.5 致病基因突变载体鉴定

遗传学研究的进展使人们能够在乳腺癌发病前识别出处于高危的女性，可以向具有高危风险疾病的个人提供由有资质的癌症遗传风险专家所进行的遗传风险评估，并执行管理建议以降低其风险。详细的评估包括对患者需要的评估和对家庭风险评估预期目标的关注，获得详细的家族病史，并检查导致罹患乳腺癌的现有病史和妇科风险因素，例如分娩状态、月经初潮年龄、口服避孕药使用情况，以及对重点部位进行体检。

由美国国立综合癌症网络（National Comprehensive Cancer Network，NCCN）和美国临床肿瘤学会（ASCO）等制定的一些共识性的指导方针可以帮助识别和管理乳腺癌高危人群。对没有乳腺癌病史的患者，如果有已知的癌症易感基因突变家族史，有多个 50 岁以下的乳腺癌亲属，或者有卵巢癌、黑色素瘤、弥漫性胃癌、结肠癌、子宫内膜癌、胰腺癌或前列腺癌等其他恶性肿瘤家族史，则应向其提供基因检测。需要进行基因检测的乳腺癌患者标准包括：诊断年龄 ≤ 60 岁的个人三阴性乳腺癌患者，乳腺癌家族中具有已知癌症易感基因突变的个体，早期乳腺癌诊断年龄 ≤ 50 岁的患者，有多个乳腺癌原发灶的个体，有早期乳腺癌、卵巢癌或胰腺癌家族史的任何年龄的乳腺癌患者[26-28]。

3.6 高危乳腺癌筛查和预防

NCCN 和美国癌症协会（American Cancer Society，ASC）建议，如

果女性一生中罹患乳腺癌的风险 ≥ 20%，除了每年进行一次乳腺 X 线检查外，还应每年进行一次双侧乳房 MRI 检查。个人风险是通过使用结合家族和个人风险因素后的几个模型计算出来的 [29]。有潜在 *BRCA1* 或 *BRCA2* 基因突变的女性符合检查的条件，因为她们一生中罹患乳腺癌的风险 >20%，应该在 25 岁时开始乳房 MRI 筛查，在 30 岁时开始乳腺 X 线检查 [30, 31]。*ATM*、*CHEK2*、*NBN* 和 *PALB2* 基因突变携带者也需要进行乳房 MRI 筛查，因为其乳腺癌累积风险 >20% [22]。与某些外显基因相关的一生罹患癌症的风险程度尚不清楚，例如外显基因 *RAD51C* 和 *BARD1*，因此不建议对这些病例进行 MRI 筛查。

对发现的存在致病性 *BRCA* 突变患者的管理工作要包括更细致的筛查和（或）降低风险的程序。乳腺癌风险筛查包括从 25 岁开始每 6~12 个月进行一次乳房检查，从 30 岁开始每年应该进行乳腺 X 线检查，从 25~29 岁开始每年进行双侧乳房 MRI 检查，时间间隔为 6 个月 [32]。对 *BRCA1* 或 *BRCA2* 基因突变携带者推荐预防性乳房切除术，这作为癌症的一级预防措施非常有效，将乳腺癌的风险降低了 90% [33]，对此类患者也可以继续进行更细致的乳腺癌筛查 [22]。每年进行阴式超声检查和肿瘤标志物 CA125 评估可用于监测卵巢癌。这些检测方法要么高度敏感，要么极为特定 [34]。因此，35~40 岁时的风险降低输卵管卵巢切除术（risk-reducing salpingo-oophorectomy, RRSO）也建议在绝经前进行。如果 *BRCA2* 突变患者接受了预防性双侧乳房切除术，那么 RRSO 可以在 40~45 岁时进行。几项研究都证实 RRSO 可以降低 80%~ 85% 的卵巢癌和输卵管癌风险 [35,36]。对具有其他不常见的致癌基因突变患者的管理工作仍在不断推进。对遗传基因突变的识别非常重要的，因为它能够使受到基因突变影响的个人接受降低罹患癌症风险的策略，并确定尚未患癌但能够积极参与癌症预防的患者家庭成员。

◦ 3.7 具有遗传风险的三阴性乳腺癌的治疗

尽管目前可用的化疗方案对三阴性乳腺癌有效，但无法使用靶向药物使其治疗仍具有挑战性。大多数晚期三阴性乳腺癌患者接受多种化疗方案后却变得难以治疗，且内脏和中枢神经系统的癌转移率较高[37,38]。

多聚 [二磷酸腺苷（ADP）- 核糖] 聚合酶（PARP）抑制剂在 *BRCA* 通路发生遗传突变的乳腺癌患者中显示出活性。OlympiAD 是一项随机临床Ⅲ期研究，评估了口服 PARP 抑制剂奥拉帕利（Olaparib）与医生选择的化疗方案的治疗效果，化疗方案包括：卡培他滨、艾里布林或长春瑞滨，治疗了 302 例转移性 HER2 阴性与 *BRCA* 相关的乳腺癌患者[39]。奥拉帕利治疗组的中位无进展生存期长于化疗组 [7.0 个月 *vs.* 4.2 个月；HR= 0.58，95%CI（0.43，0.80）；*P*<0.001]。总体上，奥拉帕利治疗组的有效率为 59.9%，化疗组的有效率为 28.8%。在三阴性乳腺癌亚组中，与化疗相比，奥拉帕利的治疗效果更好（54.7% *vs.* 21.2%）。还有很多研究正在进行中，以评估 PARP 抑制剂的长期治疗效果。这些用于治疗与 *BRCA1* 或 *BRCA2* 有关的晚期三阴性乳腺癌的单一药物兼具生物和临床活性。

总 结

作为乳腺癌的一个亚组，三阴性乳腺癌是由大多数涉及 *BRCA1* 或 *BRCA2* 基因的遗传突变引起的。利用新一代测序技术还发现了其他几个基因。对现有胚系突变的识别使受影响的个体能够接受细致的筛选和降低风险的策略，从而降低罹患癌症的可能性。随着治疗方法的不断改进，三阴性乳腺癌的治疗效果也不断得到改善，如 PARP 抑制剂，其治疗原理是针对潜在的 DNA 修复通路，该方法已经取得了有前景的治疗成果。

参考文献

[1] Miki Y, Swensen J, Shattuck-Eidens D, et al. A strong candidate for the breast and ovarian cancer susceptibility gene *BRCA1*. Science, 1994,266:66–71.

[2] Wooster R, Neuhausen SL, Mangion J, et al. Localization of a breast cancer susceptibility gene, *BRCA2*, to chromosome 13q12–13. Science, 1994,265:2088–2090.

[3] Li X, Heyer WD. Homologous recombination in DNA repair and DNA damage tolerance.

Cell Res, 2008,18:99-113.

[4] Kuchenbaecker KB, Hopper JL, Barnes DR, et al. Risks of breast, ovarian, and contralateral breast cancer for *BRCA1* and *BRCA2* mutation carriers. JAMA, 2017,317:2402-2416.

[5] Lee E, McKean-Cowdin R, Ma H, et al. Characteristics of triple-negative breast cancer in patients with a *BRCA1* mutation: results from a population-based study of young women. J Clin Oncol, 2011,29:4373-4380.

[6] Atchley DP, Albarracin CT, Lopez A, et al. Clinical and pathologic characteristics of patients with *BRCA*-positive and *BRCA*-negative breast cancer. J Clin Oncol, 2008,26:4282-4288.

[7] Mavaddat N, Barrowdale D, Andrulis IL, et al. Pathology of breast and ovarian cancers among *BRCA1* and *BRCA2* mutation carriers: results from the Consortium of Investigators of Modifiers of *BRCA1/2* (CIMBA). Cancer Epidemiol Biomarkers Prev, 2012,21:134-147.

[8] Tun NM, Villani G, Ong K, et al. Risk of having *BRCA1* mutation in high-risk women with triple-negative breast cancer: a meta-analysis. Clin Genet,2014,85:43-48.

[9] Young SR, Pilarski RT, Donenberg T, et al. The prevalence of *BRCA1* mutations among young women with triple-negative breast cancer. BMC Cancer, 2009,9:86.

[10] Evans DG, Howell A, Ward D, et al. Prevalence of *BRCA1* and *BRCA2* mutations in triple negative breast cancer. J Med Genet, 2011,48:520-522.

[11] Couch FJ, Hart SN, Sharma P, et al. Inherited mutations in 17 breast cancer susceptibility genes among a large triple-negative breast cancer cohort unselected for family history of breast cancer. J Clin Oncol, 2015,33:304-311.

[12] Fostira F, Tsitlaidou M, Papadimitriou C, et al. Prevalence of *BRCA1* mutations among 403 women with triple-negative breast cancer: implications for genetic screening selection criteria: a Hellenic Cooperative Oncology Group Study. Breast Cancer Res Treat, 2012,134:353-362.

[13] Gonzalez-Angulo AM, Timms KM, Liu S, et al. Incidence and outcome of *BRCA* mutations in unselected patients with triple receptor-negative breast cancer. Clin Cancer Res, 2011,17:1082-1089.

[14] Rummel S, Varner E, Shriver CD, et al. Evaluation of *BRCA1* mutations in an unselected patient population with triple-negative breast cancer. Breast Cancer Res Treat, 2013,137:119-125.

[15] Greenup R, Buchanan A, Lorizio W, et al. Prevalence of *BRCA* mutations among women with triple-negative breast cancer (TNBC) in a genetic counseling cohort. Ann Surg Oncol, 2013,20:3254-3258.

[16] Struewing JP, Hartge P, Wacholder S, et al. The risk of cancer associated with specific mutations of *BRCA1* and *BRCA2* among Ashkenazi Jews. N Engl J Med, 1997,336:1401-1408.

[17] Comen E, Davids M, Kirchhoff T, et al. Relative contributions of *BRCA1* and *BRCA2* mutations to "triple-negative" breast cancer in Ashkenazi Women. Breast Cancer Res Treat, 2011,129:185-190.

[18] Kurian AW, Fish K, Shema SJ, et al. Lifetime risks of specific breast cancer subtypes among women in four racial/ethnic groups. Breast Cancer Res, 2010,12:R99.

[19] Huo D, Ikpatt F, Khramtsov A, et al. Population differences in breast cancer: survey in indigenous African women reveals over-representation of triple-negative breast cancer. J Clin Oncol, 2009,27:4515–4521.

[20] Fackenthal JD, Zhang J, Zhang B, et al. High prevalence of *BRCA1* and *BRCA2* mutations in unselected Nigerian breast cancer patients. Int J Cancer, 2012,131:1114–1123.

[21] Churpek JE, Walsh T, Zheng Y, et al. Inherited predisposition to breast cancer among African American women. Breast Cancer Res Treat, 2015,149:31–39.

[22] Daly MB, Pilarski R, Axilbund JE, et al. Genetic/familial high-risk assessment: breast and ovarian, version 2.2015. J Natl Compr Canc Netw, 2016,14:153–162.

[23] Masciari S, Dillon DA, Rath M, et al. Breast cancer phenotype in women with *TP53* germline mutations: a Li-Fraumeni syndrome consortium effort. Breast Cancer Res Treat, 2012,133:1125–1130.

[24] Hwang SJ, Lozano G, Amos CI, et al. Germline p53 mutations in a cohort with childhood sarcoma: sex differences in cancer risk. Am J Hum Genet, 2003,72:975–983.

[25] Figueiredo BC, Sandrini R, Zambetti GP, et al. Penetrance of adrenocortical tumours associated with the germline *TP53* R337H mutation. J Med Genet,2006,43:91–96.

[26] Robson ME, Bradbury AR, Arun B, et al. American Society of Clinical Oncology Policy Statement update: genetic and genomic testing for cancer susceptibility. J Clin Oncol, 2015,33:3660–3667.

[27] Berliner JL, Fay AM, Cummings SA, et al. NSGC practice guideline: risk assessment and genetic counseling for hereditary breast and ovarian cancer. J Genet Couns, 2013,22:155–163.

[28] Weitzel JN, Blazer KR, MacDonald DJ, et al. Genetics, genomics, and cancer risk assessment: state of the art and future directions in the era of personalized medicine. CA Cancer J Clin, 2011,61:327–359.

[29] Tyrer J, Duffy SW, Cuzick J. A breast cancer prediction model incorporating familial and personal risk factors. Stat Med, 2004,23:1111–1130.

[30] Warner E, Plewes DB, Hill KA, et al. Surveillance of *BRCA1* and *BRCA2* mutation carriers with magnetic resonance imaging, ultrasound, mammography, and clinical breast examination. JAMA, 2004,292:1317–1325.

[31] Kriege M, Brekelmans CT, Boetes C, et al. Efficacy of MRI and mammography for breast-cancer screening in women with a familial or genetic predisposition. N Engl J Med, 2004,351:427–437.

[32] Lehman CD, Lee JM, DeMartini WB, et al. Screening MRI in women with a personal history of breast cancer. J Natl Cancer Inst, 2016,108. pii: djv373.

[33] Li X, You R, Wang X, et al. Effectiveness of prophylactic surgeries in *BRCA1* or *BRCA2* mutation carriers: a meta-analysis and systematic review. Clin Cancer Res, 2016,22:3971–3981.

[34] Evans DG, Gaarenstroom KN, Stirling D, et al. Screening for familial ovarian cancer: poor survival of *BRCA1*/2 related cancers. J Med Genet, 2009,46:593–597.

[35] Rebbeck TR, Kauff ND, Domchek SM. Meta-analysis of risk reduction estimates associated with risk-reducing salpingo-oophorectomy in *BRCA1* or *BRCA2* mutation carriers. J Natl Cancer Inst, 2009,101:80–87.

[36] Kauff ND, Domchek SM, Friebel TM, et al. Risk-reducing salpingo-oophorectomy for the prevention of *BRCA1*– and *BRCA2*–associated breast and gynecologic cancer: a multicenter, prospective study. J Clin Oncol, 2008,26:1331–1337.

[37] Irvin WJ Jr, Carey LA. What is triple-negative breast cancer. Eur J Cancer, 2008,44:2799–2805.

[38] Carey LA, Dees EC, Sawyer L, et al. The triple negative paradox: primary tumor chemosensitivity of breast cancer subtypes. Clin Cancer Res, 2007,13:2329–2334.

[39] Robson M, Im SA, Senkus E, et al. Olaparib for metastatic breast cancer in patients with a germline *BRCA* mutation. N Engl J Med, 2017,377:523–533.

第 **4** 章

三阴性乳腺癌的钼靶成像

Ann R. Mootz, Basak E. Dogan

临床价值

- 在一般人群中筛查发现的三阴性乳腺癌更有可能是间隔期癌。

- 三阴性乳腺癌的钼靶成像特征：具有肿块病变，常伴有凸起样浸润性边缘，肿块可能不会表现出毛刺状边缘或不规则形态，较少发生钙化。

- 在超声图像中，三阴性乳腺癌常呈现圆形或椭圆形，一部分边缘清晰且超声回声平行于胸壁，这些特征都类似于良性肿块、囊肿或乳房脓肿。

- 通过影像学评估区域淋巴结很重要，可以帮助识别肿瘤早期的临床隐匿性转移淋巴结，并且可以筛选出可能获益于新辅助化疗（NAC）的患者。

- 动态增强 MRI（DCE-MRI）在检测乳房中其他隐匿的疾病方面比钼靶检查和超声更敏感。可以考虑对三阴性乳腺癌患者使用 DCE-MRI，因为此类患者缺乏有针对性的内分泌辅助治疗，因此检查完整的疾病范围对手术治疗至关重要。

A.R. Mootz, MD (✉) • B.E. Dogan, MD, FSBI
Department of Diagnostic Radiology, The University of Texas Southwestern Medical Center, Dallas, TX, USA
e-mail: ann.mootz@utsouthwestern.edu; basak.dogan@utsouthwestern.edu

© Springer International Publishing AG 2018
A.R. Tan (ed.), *Triple-Negative Breast Cancer*,
https://doi.org/10.1007/978-3-319-69980-6_4

> • DCE-MRI 在评估患者对 NAC 的反应方面比钼靶和超声更敏感。它有助于更早地检测 NAC 的疗效，并允许在 NAC 早期适当地更换方案。

4.1 引　言

三阴性乳腺癌是指雌激素受体（ER）、孕激素受体（PR）及人类表皮生长因子受体 2（HER2）均为阴性的乳腺癌。三阴性乳腺癌是一种特殊的乳腺癌亚型，常与较小的年龄、较高的组织学分级、基底样细胞基因的表达、*BRCA1* 功能的抑制及相对较差的预后相关[1,2]。在三阴性乳腺癌患者中，某些影像学特征频繁出现，研究者发现其影像学表现与临床特征及预后密切相关。本章我们将介绍三阴性乳腺癌的钼靶、超声、动态增强 MRI（DCE-MRI）及正电子发射乳腺成像（positron emission mammography, PEM）的主要影像学特征。另外，我们还将重点介绍每种成像技术适宜的临床用途，以及其潜在的优势或缺陷。

由于三阴性乳腺癌的侵袭性生物学行为，快速生长的特性，以及它们可能发生在乳房组织致密的年轻女性中，仅通过常规的乳腺 X 线检查不太可能发现。在两次常规乳腺 X 线筛查之间有明显临床特征的癌症被称作间隔期癌，事实上，在一般筛查人群中发现的三阴性乳腺癌更有可能是间隔期癌[3]。

由于仅通过乳腺 X 线检查很难发现三阴性乳腺癌，因此三阴性乳腺癌经常依靠临床特征发现。在大量的三阴性乳腺癌患者中，只有28.5% 在钼靶检测中发现了异常，其余患者均通过临床特征得到诊断，这些临床特征包括乳房肿块（59.3%）、乳头溢液（1.7%）、乳房疼痛（5.4%）、乳头内陷（0.7%）和乳房肿胀（1.4%）[4]。

钼靶检查在三阴性乳腺癌的影像学检查中的作用有限，而超声在检查、定性、分期和监测化疗反应方面的作用更大。在其他乳腺癌亚型中使用全乳超声和 MRI 来确定疾病的范围是存在争议的。与其他亚型不同，在三阴性乳腺癌中，由于缺乏靶向的辅助内分泌治疗，且其预后差，以及未治疗到的部位可能存在潜在的远处复发的可能性，因此确定完整的肿瘤范围至关重要。

超声影像提供了一种经济有效的方法来确定区域淋巴结的范围。与 ER 阳性和 HER2 阳性亚型不同，在三阴性乳腺癌患者中，肿瘤的大小、淋巴结状态和总生存（OS）之间的正相关性通常是不存在的 [5,6]。即使肿瘤直径 <(1~2)cm 的患者在确诊时也可能呈淋巴结阳性。Dent 等报道，肿瘤直径 <1.0cm 的三阴性乳腺癌患者中，55% 至少有 1 个淋巴结是阳性 [6]。因此，看似早期的三阴性乳腺癌患者可能已经存在局部或者远处转移。与这一发现类似，与 ER 阳性和 HER2 阳性的乳腺癌患者相比，三阴性乳腺癌患者的生存率在治疗后的前 3 年显著较低，这表明更多的早期淋巴结转移可能对疾病的预后有重要的影响。

4.2 三阴性乳腺癌的钼靶特征

除了具有典型的人口统计学和临床特征外，三阴性乳腺癌的影像学表现也具有特征性。三阴性乳腺癌的钼靶 X 线影像常伴有凸状或"推"状边缘的肿块 [7]，肿块的边缘可能部分有包膜 [8]。三阴性乳腺癌通常缺乏恶性肿瘤相关的钼靶 X 线特征，这些特征在 ER 阳性和 HER2 阳性乳腺癌中更加常见，如肿块形状不规则和毛刺状边缘等 [9]。而肿块具有凸起边缘和部分包膜的组合特征更类似于良性疾病，如乳腺纤维腺瘤。三阴性乳腺癌这种相对"良性"的表现可能导致患者诊断的延迟，特别是年轻的女性，复杂的囊肿或可触诊的纤维腺瘤很常见。

与 ER 阳性（61%）和 HER2 阳性（67%）亚型相反，三阴性乳腺癌的钙化发生率显著较低（15%；$P<0.0001$）[1]。缺乏钙化的特征是鉴别三阴性乳腺癌与其他乳腺癌亚型的重要发现，特别是该特征已经被证明与组织病理学上缺乏导管内原位癌(ductal carcinoma in situ, DCIS)有关。基于三阴性乳腺癌缺乏钙化特征，也不伴随 DCIS，研究者认为，三阴性乳腺癌的快速癌变绕过了癌前期或原位癌阶段，直接导致了浸润性癌 [1]。

在家族性乳腺癌患者中也存在类似于乳腺良性肿块及三阴性乳腺癌缺乏钙化点的钼靶 X 线特征 [10,11]。Warner 指出，携带 *BRCA1* 突变的乳腺癌患者的乳腺 X 线片中肿瘤往往更具细胞形态，边缘圆而"凸"，而不是不规则的形状。未发生侵犯的 DCIS 患者中没有 *BRCA1* 突变携带者，其在 X 线片上仅表现为钙化。*BRCA2* 突变患者通常表现出与 ER 阳性和 HER2 阳性乳腺癌相关的钼靶 X 线特征，如肿块形状不规则和钙化。事实上，未发生侵犯的 DCIS 仅见于 *BRCA2* 突变患者。

尽管一致以及有区别的钼靶 X 线特征有助于将影像检查作为一种鉴别三阴性乳腺癌和其他乳腺癌亚型的方法，但三阴性乳腺癌的某些亚组与这一特征性的影像学表现不同。最近对表达雄激素受体（AR）的三阴性乳腺癌亚组分析其 X 线、超声及 MRI 的特征发现，AR 阳性的三阴性乳腺癌往往具有 ER 和 HER2 分子亚型中更常见的钼靶 X 线特征。MRI 上有无肿块钙化、肿块边缘不规则或毛刺状边缘，以及非肿块增强与 AR 阳性的三阴性乳腺癌显著相关[12]。与 AR 阴性的三阴性乳腺癌相比，AR 阳性的三阴性乳腺癌在组织病理学上更可能含有 DCIS 成分（90.9% *vs.* 59.8%；*P*<0.001）[12]，也更多地表现出乳腺 X 线片中钙化和 MRI 上的非肿块增强[12]。

▪ 4.3 三阴性乳腺癌的超声表现

大多数三阴性乳腺癌在超声影像上表现为肿块。与钼靶 X 线检查相似，三阴性乳腺癌可能表现出倾向于良性肿块的超声特征，如圆形或椭圆形、部分边界清晰或图像与胸壁平行。肿块通常为明显的低回声（*P*<0.000 1）[13]，这一表现可能与良性囊肿或乳房脓肿类似。后部声学增强在三阴性乳腺癌中比在其他乳腺癌亚型中更常见（36.4% *vs.* 13.0%），该超声特征是由超声在成像组织的液体部分快速传播引起的，多见于良性囊肿或脓肿[14]。后部声学增强很可能是内部肿瘤坏死导致的"非固体"肿瘤含量增加的影像学表现，它是三阴性乳腺癌组织病理学的共同特征，与肿瘤的大小无关。一系列联合起来的囊性内容物信号，如倾向于良性的边缘特征以及内部或后部声学征象，可能导致放射科医生错误地将三阴性乳腺癌归类为良性肿瘤。因此，对于年轻女性中任何新发肿块，只要不是简单的囊肿，都应该进行针吸组织活检或短期随访，以减少三阴性乳腺癌延迟诊断的可能性（图 4.1A~C）。

与恶性肿瘤相关的常见的超声特征如不规则的肿瘤形状，很少见于三阴性乳腺癌（图 4.1C），三阴性乳腺癌后声阴影和回声晕发生的频率与其他恶性肿瘤相比也低得多 [13, 14]。

4.4 超声在评价区域淋巴结中的作用

尽管乳腺癌的亚型已经成为指导系统治疗的关键，但区域淋巴结状态仍是决定系统治疗顺序、类型和范围的重要因素 [6]。由于三阴性乳腺癌在确诊时出现转移性淋巴结的频率很高，因此即使对于小的三阴性乳腺癌病灶，彻底地评估所有区域淋巴结状态对于准确确定疾病分期也至关重要（图 4.1D）。通过超声影像识别临床上隐匿性淋巴结转移可能会使患者的治疗方案出现重要变化，比如由最初计划的预先手术治疗转变为新辅助化疗（NAC）或者增强淋巴结的辅助放疗。

之前的研究已经详细描述了超声影像在评估腋窝、锁骨下、锁骨上及乳房内淋巴结的常规应用 [15]。超声影像是一种可靠的评估区域淋巴结的方法，其应用可以避免更昂贵的影像检查，如 MRI 和 ^{18}F 脱氧葡萄糖正电子发射断层扫描（^{18}F FDG-PET）。常规使用超声影像评估所有的区域淋巴结状态增加了约 20% 的三阴性乳腺癌患者区域淋巴结的阳性检出率，超过了仅通过体格检查或乳腺 X 线检查 [4]。重要的是，超声影像会使这些患者的治疗方案出现重大改变。与肿瘤分期未提高的患者相比，更多的三阴性乳腺癌区域淋巴结阳性患者接受了 NAC（91.9% vs. 51.2%；P<0.000 1）、腋窝淋巴结清扫（91.1% vs. 34.5%；P<0.000 1）及区域淋巴结辅助放疗（88.2% vs. 29.2%；P<0.001）[4]。腋窝对 NAC 的反应率因肿瘤亚型的不同而有显著差异，不同亚型疾病的完全缓解率分别为：三阴性乳腺癌 38.2%，HER2 阳性乳腺癌 45.4%，而 ER 阳性乳腺癌仅为 11.4%（P<0.000 1）[16]。因为对治疗的完全反应可能导致阳性淋巴结无法得到诊断，所以治疗之前了解所有的区域淋巴结状态对手术方案的制订及决定是否需要辅助放疗至关重要。因此，区域淋巴结的超声检查是尽早发现未被怀疑的淋巴结转移的重要工具，有助于为三阴性乳腺癌患者制订更加积极的治疗方案。

对于超声检查中有可疑腋窝淋巴结转移的患者，应进行超声引导下

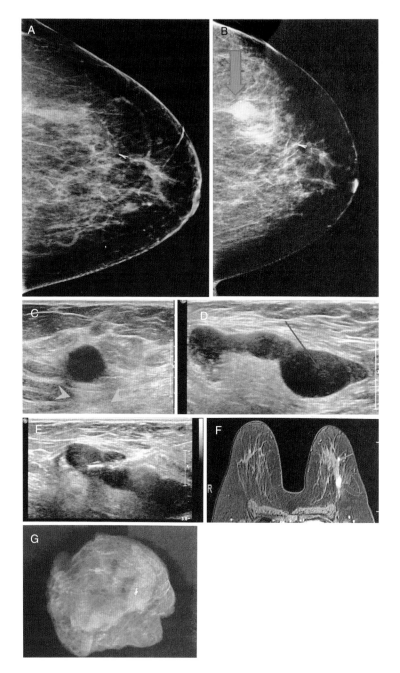

图 4.1　图示为一例 42 岁非裔美国女性的间歇性三阴性乳腺癌的影像图。A. 一次每年例行的头尾位（craniocaudal, CC）钼靶 X 线检查结果显示正常。箭头所指的夹子与先前的良性活检有关。B.4 个月后，患者的左侧乳房出现可触诊的肿块。在 CC 位乳房 X 线片上，出现了与触诊相对应的 1.5cm 部分边界清晰的肿块（橙色箭头所示）。C. 可触诊肿块的横向灰阶超声为明显的低回声，并伴有后方声学增强（箭头所示）。由于

该肿块具有倾向于良性的超声及钼靶特征，我们尝试进行了超声引导下穿刺，但并未成功，且出现血液回流（未标示出）。而超声引导下的粗针活检结果显示该肿块为三阴性乳腺癌。D. 超声显示腋窝有单发肿大淋巴结，直径为 4.0cm，伴有明显的皮质增厚（箭头所示）。E. 在超声引导下对淋巴结进行粗针活检，并在淋巴结内放置标记夹（箭头所示），结果显示有三阴性乳腺癌原发肿瘤的腋窝淋巴结转移。F. 早期 DCE-MRI 减影轴位图像显示出增强肿块（红色箭头所示），以及在乳房 X 线和超声检查中的隐匿性多灶疾病（橙色箭头所示）。G. 该患者接受了 6 个周期的新辅助化疗（NAC）。在行双侧乳房切除术和前哨淋巴结活检（sentinel lymph node biopsy，SLNB）时，由于超声引导下活检放置的标记夹（箭头所示），单个微转移淋巴结被识别

细针穿刺活检（fine needle aspiration biopsy，FNAB）或粗针活检，以确认是否存在转移。重要的是用标记夹标记活检的淋巴结，以确保在腋窝淋巴结清扫时将其移除（图 4.1E）。对于术前可能接受 NAC 治疗的三阴性乳腺癌患者来说，这一点尤其重要。因为美国外科医师学会肿瘤组（American College of Surgeons Oncology Group，ACOSOG）的 Z1071 试验表明，前哨淋巴结活检（SLNB）并不足以预测残留的腋窝转移性病灶[17]，可能会遗漏 12% 的患者残余转移淋巴结，因此作为 NAC 后独立的诊断工具变得不可靠。然而，用标记夹标记转移的腋窝淋巴结，然后进行术前定位，并在 SLNB 时将其移除，可以显著降低假阴性率至 2% 或更低，并可以使术前腋窝淋巴结完全反应的患者避免彻底的腋窝淋巴结清扫术（图 4.1G）[18]。

　　由于内乳（internal mammary，IM）淋巴结无法触诊，因此超声影像对 IM 淋巴结进行常规的评估也很重要。尽管仅在 10% 的乳腺癌患者的超声影像中发现 IM 淋巴结异常，但年龄较小的患者（$P<0.0001$）、肿瘤直径 >5cm 的患者（$P<0.001$）、高组织学分级的患者（$P<0.0001$）、三阴性亚型患者（$P<0.001$），以及腋窝（$P<0.0001$）、锁骨下（$P<0.0001$）或锁骨上（$P<0.0001$）淋巴结病变均与超声下 IM 淋巴结阳性可能性明显增加显著相关[19]。IM 超声可使这些患者中 69% 的结节分期出现变化。在被认为患有早期或 II 期乳腺癌的患者中发现之前未被察觉的 IM 淋巴结，会使患者的疾病分期显著升级到 III 期。这种疾病分期的升级会导致手术方案及辅助放疗方案发生改变，并具有重要的临床和预后意义。

4.5 三阴性乳腺癌的 DCE-MRI

4.5.1 三阴性乳腺癌的 DCE-MRI 特征

与乳腺 X 线和超声影像类似，三阴性乳腺癌的 MRI 表现与非三阴性乳腺癌相比具有独特的表现。在 DCE-MRI 上，高达 95% 的三阴性乳腺癌表现为肿块，且边界通常有凸起[20]。另外，在 MRI 上，三阴性乳腺癌的平均大小明显大于 ER 阳性和 HER2 阳性肿瘤，79% 的患者肿瘤分期为 T2 或以上，肿瘤直径范围为 4~10cm[21]，且肿块通常为单灶性。三阴性乳腺癌与 T2 加权图像上的瘤内高信号或极高信号显著相关，这是影像上识别三阴性乳腺癌的关键[20]，而 T2 加权图像上的高信号强度往往对应病理上的瘤内坏死[22]。

正如在多个系列研究中所报道的，在三阴性乳腺癌中观察到的主要强化模式是边缘强化[2,7,22-26]。这与边缘强化模式在高组织学分级、较大的病灶体积及较高腋窝转移率的浸润性癌中观察到的一致[27]。实际上，边缘强化可能是鉴别三阴性乳腺癌最有用的 MRI 特征[28]。而 Dogan 等报道的三阴性乳腺癌病例中有 30% 观察到内部增强隔膜[7]。

三阴性乳腺癌显示出典型的与恶性肿瘤相关的动力学曲线，具有快速的升降对比度[21,22,24]。然而，高达 50% 的三阴性乳腺癌病例可能表现出持续增强模式，该模式更多地与良性增强过程相关[22]。

表 4.1 总结了多个单中心机构的三阴性乳腺癌乳腺 X 线检查、超声及 MRI 特征。

4.5.2 DCE-MRI 在三阴性乳腺癌术前分期中的作用

目前在乳腺癌术前分期中常规使用 MRI 检查仍然存在争议。MRI 在测量肿瘤大小，检测病灶的多灶性、多中心性或对侧病灶方面比乳腺 X 线或超声更加灵敏。尽管 MRI 具有这些优点，但是术前常规使用 MRI 并没有显示出手术再切除率的降低，同时还增加了乳房切除术的概率[29,30]。此外，术前 MRI 检查也未显示出对长期生存的积极影响[31]。虽然 MRI 的灵敏度很高但并未改善手术结果，原因可能是，当放射科

表 4.1　863 例三阴性乳腺癌患者的乳房 X 线、超声及 MRI 特征的数据荟萃分析结果 [1,7,9,13,14,22,24,27]

美国放射学会© BIRADS 特征 [a]	平均值	中位数	范围
乳腺 X 线 BIRADS 特征（N=631）[b]			
仅有肿块	377（59.4%）	334（53%）	49%~62%
肿块伴随钙化	91（14.6%）	95(15%)	5%~21%
乳房局部不对称	77（12.2%）	58（9%）	9%~22%
仅钙化	48（7.6%）	44（7%）	0~13%
组织结构扭曲	38（6%）	16（2.5%）	0~5%
乳房 X 线总计	631（100%）		
乳房超声影像 BIRADS 特征(N=464)			
肿块	274（71%）	288(79%)	40%~92%
组织结构扭曲	37（8%）	37（8%）	2%~14%
无病变	40（8.6%）	28（6%）	6%~20%
其他	116（12%）	111（7%）	0~20%
超声影像总计	464（100%）		
肿块特征（N=278）			
低回声或明显低回声	241（86.7%）	245(87%)	80%~90%
后声学增强 [c]	125（45%）	125（45%）	41%~49%
乳房 MRI BRIADS 特征（N=243）			
肿块样强化	199（82%）	190（78%）	75%~95%
非肿块样强化	32（13%）	33（13.5%）	22%~60%
增强时间 – 强度动力学			
流出型	162（66.7%）	146(60%)	60%~90%
其他动力学（渐进型或平台型）	81（33.3%）	97（40%）	9%~50%

a：ACR BI-RADS：2013 年美国放射学会乳腺影像报告和数据系统；b：在两个系列的报道中，中位数为 88 例（14%）患者（范围 9%~18%）的乳房 X 线检查为阴性；c：后声学增强的描述见图 4.1

医生通过 MRI 检查出额外的疾病后，并不是所有的患者都可以获得或者接受 MRI 引导的经皮穿刺活检以确认真实的疾病程度。因此，绝大多数术前接受 MRI 的患者要么倾向于大范围乳房切除术，要么接受保乳治疗（节段性乳房切除术或肿块切除术），试图通过这两种方式去除外科医生难以在术中识别、记录或评估边缘状态的无标记部位及影像学上隐匿的其他病变部位。目前对三阴性乳腺癌等高危分子亚型的患者从术前 MRI 中的潜在获益仍在研究中。

虽然术前 DCE-MRI 更有可能展现 ER 和 HER2 分子亚型中的多灶性或多中心疾病（53.3% 和 65.4%），但 Grimm 报告了三阴性乳腺癌亚型中仍有 27% 的多灶性和多中心性疾病的发生概率[32]。这与 Dogan 和 Chen 报道的两个系列中三阴性乳腺癌多灶性疾病的发生率相似[7, 21]（图 4.1F）。在 Lee 的报道中，这种意想不到的额外疾病的存在具有重要的临床意义，它导致 10% 的三阴性乳腺癌患者改变了手术计划[33]。

对于有资格接受保乳手术的早期乳腺癌患者，反对他们术前常规行 MRI 的理由之一是辅助化疗和放疗会使此类患者显著获益，这些辅助化疗和放疗可能会治疗乳腺 X 线检查和临床上未发现的其他病灶。然而，由于辅助内分泌治疗不能用于三阴性乳腺癌患者，因此在三阴性乳腺癌中识别隐匿性多灶性和多中心疾病可能比 ER 阳性和 HER2 阳性分子亚型对预后更有意义。在分析 MRI 对多灶或多中心疾病的预后意义时[34]，多灶性或多中心疾病对无转移生存的预后意义仅见于三阴性乳腺癌亚型，表明正是这些额外的病灶促进了远处转移。仅当乳腺癌是三阴性亚型时，多灶性和多中心疾病的存在才会增加随后的远处转移和死亡的发生率。因此，在三阴性乳腺癌患者的 MRI 上发现的所有多灶和多中心病灶都应该被认为具有临床意义[34]。

三阴性乳腺癌患者术前未接受 MRI 检查与乳腺癌复发密切相关，即使对早期患者也是如此。在一系列接受术前 MRI 检查的患者中，所有亚型乳腺癌的 10 年同侧复发风险为 3.6%[35]。与其他亚型相比，包括三阴性乳腺癌和 HER2 阳性在内的高风险组的乳腺癌复发率最高（9.8% vs. 1.7%；P<0.001）。在术前未接受 MRI 检查的三阴性乳腺癌和 HER2 阳性乳腺癌患者中，同侧乳腺癌复发率（11.8%）比其他亚型（1.8%）

更高。因此我们得出结论，在三阴性乳腺癌患者中，对致密的乳房行 X
线检查时可能掩盖 MRI 检查到的其他侵袭性三阴性乳腺癌病灶，在尝
试保乳治疗之前应考虑行术前 MRI。

4.5.3 DCE-MRI 在监测新辅助化疗反应中的作用

新辅助化疗（NAC）后达到病理完全缓解（pCR）与无复发生存（RFS）
和总生存（OS）的获益相关。而且，不同乳腺癌亚型之间 NAC 后达到
pCR 是存在差异的。三阴性乳腺癌患者的 pCR 率要高于 ER 阳性患者
（22% *vs.* 11%），且达到 pCR 的三阴性乳腺癌患者的 OS 率接近于非
三阴性乳腺癌亚型[36]。此外，与非三阴性乳腺癌亚型相比，NAC 后有残
余病灶的三阴性乳腺癌患者的 OS 率低，尤其是在确诊后的前 3 年内[36]。

MRI 在检测 NAC 后残余病灶的敏感性方面远远高于钼靶、超声及
临床检查[28,37-40]。由于三阴性乳腺癌常以单病灶形式出现，MRI 上肿块
体积的减小使之非常适用于检查这些患者对治疗的反应情况。ER 阳性
肿瘤通常无肿块增强，使得 MRI 在确定 ER 阳性肿瘤对 NAC 的反应时
不如三阴性乳腺癌和 HER2 阳性亚组准确。对于三阴性乳腺癌和 HER2
阳性乳腺癌，NAC 期间 MRI 的变化与 pCR 有很好的相关性，但与 ER
阳性乳腺癌则无相关性[41]。监测患者对化疗的反应对治疗决策的制订
很重要，它可能会改变治疗方案或避免患者因无效治疗而带来的副
作用。

4.6 三阴性乳腺癌患者的长期随访

三阴性乳腺癌的复发模式在定性和定量上都与其他乳腺癌亚型有
所不同[6]。三阴性乳腺癌与 ER 阳性和 HER2 阳性亚型的不同之处在于，
在疾病发展的早期，它们向包括脑、肝脏和肺在内的内脏器官转移的概
率较高，而骨转移更常见于 ER 阳性患者中。较高的内脏转移率可能有
助于解释为何三阴性乳腺癌与其他亚型乳腺癌相比，仅在诊断后的前 3
年复发率和死亡率较高，之后迅速下降[6]。与其他乳腺癌亚型患者不同，
三阴性乳腺癌患者诊断 8 年后的复发并不常见，这表明一些患者有"治
愈"的可能[42]。

鉴于三阴性乳腺癌患者内脏的转移率较高，可能需要在诊断后的前3年对其进行密切监测。由于 ER 阳性和 HER2 阳性的原发肿瘤对放射性示踪剂的摄取较低，因此 ^{18}F FDG-PET 在评估这两种亚型乳腺癌中的作用有限。而由于三阴性乳腺癌的糖酵解增加，其对脱氧葡萄糖（FDG）有更高的亲和力，导致 ^{18}F FDG-PET 检测原发性三阴性乳腺癌的敏感度接近 100%[43]。另外，^{18}F FDG-PET 在检测腋窝外淋巴结和远处转移方面也很敏感。NCCN 指南建议为 Ⅲ 期乳腺癌患者行 ^{18}F FDG-PET 检查。然而，最近一项关于 ^{18}F FDG-PET 在三阴性乳腺癌中的应用研究发现，在 15% 的 Ⅰ 期或 Ⅱ 期患者中发现了意想不到的腋窝外淋巴结或远处转移[44]。在 5% 的患者中也意外发现了乳房外同时发生的恶性肿瘤。这种疾病分期的提高对患者的治疗方案有重要的影响，存在远处转移时治疗方案为姑息治疗而不是手术治疗。

正电子放射乳腺成像技术（PEM）对于已经接受 ^{18}F FDG-PET 检查的患者来说可能是一种有用的辅助手段。PEM 可以检测出乳腺 X 线和超声未发现的恶性肿瘤，其总体敏感度为 90%[45]。此外，使用 PEM 获得的图像在解释方面具有一定的优势，其类似于乳腺 X 线的常规图像。然而，行 PEM 前患者需要禁食及较长的图像获得时间（每张 10min）限制了其常规临床应用。PEM 可以用于无法行 MRI 检查的患者，因为它在检测多病灶方面的灵敏度接近 MRI。此外，PEM 引导下活检的阳性预测值（PPV；66%）远高于 MRI（53%）[46]。然而，目前 PEM 引导下的活检能力有限，如果仅通过 PEM 检测到病变，在某些情况下可通过二次超声成功引导经皮穿刺活检。

总　结

三阴性乳腺癌是一种具有独特临床和影像学表现的乳腺癌亚型。在乳腺 X 线片中，三阴性乳腺癌常表现为肿块，在超声影像中常表现为良性特征，这可能导致将这种高度侵袭性肿瘤亚型错误地解释为良性。超声是一种得到广泛使用的既经济又简便的成像方法，可以用于评估所有的区域淋巴结，这一点对于三阴性乳腺癌患者尤其重要，因为这些患者在确诊时腋窝转移率很高。超声也可用于评估无法行 MRI 检查的患者对 NAC 的反应。由于三阴性乳腺癌缺乏针对性的靶向辅助治疗，而 DCE-MRI 在检测乳腺多病灶和多中心疾病方面非常敏感，这对于三阴性乳腺癌患者确定合适的治疗方案至关重要。在评估患者行 NAC 后是否达到 pCR 时，DCE-MRI 也比钼靶和超声影像的敏感度更高。由于仅用钼靶常规筛查检测到三阴性乳腺癌的可能性较低，因此，如果想要在疾病进展或发生远处转移之前检测到三阴性乳腺癌病灶，则需要寻找能够更早地检测到这种高度侵袭性肿瘤的新方法。

参考文献

[1] Yang WT, Dryden M, Broglio K, et al. Mammographic features of triple receptor-negative primary breast cancers in young premenopausal women. Breast Cancer Res Treat, 2008,111(3):405−410.

[2] Boisserie-Lacroix M, MacGrogan G, Debled M, et al. Triple-negative breast cancers: associations between imaging and pathological findings for triple-negative tumors compared with hormone receptor-positive/human epidermal growth factor receptor-2-negative breast cancers. Oncologist, 2013,18(7):802−811.

[3] Collett K, Stefansson IM, Eide J, et al. A basal epithelial phenotype is more frequent in interval breast cancers compared with screen detected tumors. Cancer Epidemiol Biomark Prev, 2005,14(5):1108−1112.

[4] Shaitelman SF, Tereffe W, Dogan BE, et al. Role of ultrasonography of regional nodal basins in staging triple-negative breast cancer and implications for local-regional treatment. Int J Radiat Oncol Biol Phys, 2015,93(1):102−110.

[5] Foulkes WD, Metcalfe K, Hanna W,et al. Disruption of the expected positive correlation between breast tumor size and lymph node status in *BRCA1* related breast carcinoma. Cancer, 2003,98(8):1569−1577.

[6] Dent R, Trudeau M, Pritchard KI, et al. Triple-negative breast cancer: clinical features and patterns of recurrence. Clin Cancer Res, 2007,13(15 Pt 1):4429−4434.

[7] Dogan BE, Gonzalez-Angulo AM, Gilcrease M, et al. Multimodality imaging of triple receptor-negative tumors with mammography, ultrasound, and MRI. AJR Am J Roentgen ol,2010,194(4):1160−1166.

[8] Dogan BE, Turnbull LW. Imaging of triple-negative breast cancer. Ann Oncol, 2012,23(Suppl 6):vi23−29.

[9] Wang Y, Ikeda DM, Narasimhan B, et al. Estrogen receptornegative invasive breast cancer: imaging features of tumors with and without human epidermal growth factor receptor type 2 overexpression. Radiology, 2008,246(2):367−375.

[10] Warner E, Plewes DB, Hill KA, et al. Surveillance of *BRCA1* and *BRCA2* mutation

carriers with magnetic resonance imaging, ultrasound, mammography, and clinical breast examination. JAMA, 2004,292(11):1317–1325.

[11] Schrading S, Kuhl CK. Mammographic, US, and MR imaging phenotypes of familial breast cancer. Radiology, 2008,246(1):58–70.

[12] Bae MS, Park SY, Song SE, et al. Heterogeneity of triple-negative breast cancer: mammographic, US, and MR imaging features according to androgen receptor expression. Eur Radiol, 2015,25(2):419–427.

[13] Ko ES, Lee BH, Kim HA, et al. Triple-negative breast cancer: correlation between imaging and pathological findings. Eur Radiol, 2010,20(5):1111–1117.

[14] Wojcinski S, Soliman AA, Schmidt J. Sonographic features of triple-negative and non-triple-negative breast cancer. J Ultrasound Med, 2012,31(10):1531–1541.

[15] Fornage BD. Local and regional staging of invasive breast cancer with sonography: 25 years of practice at MD Anderson Cancer Center. Oncologist, 2014,19(1):5–15.

[16] Boughey JC, McCall LM, Ballman KV, et al. Tumor biology correlates with rates of breast-conserving surgery and pathologic complete response after neoadjuvant chemotherapy for breast cancer: findings from the ACOSOG Z1071 (alliance) prospective multicenter clinical trial. Ann Surg, 2014,260(4):608–614; discussion 14–16.

[17] Boughey JC, Suman VJ, Mittendorf EA, et al. Sentinel lymph node surgery after neoadjuvant chemotherapy in patients with node-positive breast cancer: the ACOSOG Z1071 (alliance) clinical trial. JAMA,2013,310(14):1455–1461.

[18] Caudle AS, Yang WT, Krishnamurthy S, et al. Improved axillary evaluation following neoadjuvant therapy for patients with node-positive breast cancer using selective evaluation of clipped nodes: implementation of targeted axillary dissection. J Clin Oncol, 2016,34(10):1072–1078.

[19] Dogan BE, Dryden MJ, Wei W, et al. Sonography and sonographically guided needle biopsy of internal mammary nodes in staging of patients with breast cancer. AJR Am J Roentgenol, 2015,205(4):905–911.

[20] Uematsu T. MR imaging of triple-negative breast cancer. Breast Cancer, 2011,18(3):161–164.

[21] Chen JH, Agrawal G, Feig B, et al. Triple-negative breast cancer: MRI features in 29 patients. Ann Oncol, 2007,18(12):2042–2043.

[22] Uematsu T, Kasami M, Yuen S. Triple-negative breast cancer: correlation between MR imaging and pathologic findings. Radiology, 2009,250(3):638–647.

[23] Youk JH, Son EJ, Chung J, et al. Triple-negative invasive breast cancer on dynamic contrast-enhanced and diffusion-weighted MR imaging: comparison with other breast cancer subtypes. Eur Radiol, 2012,22(8):1724–1734.

[24] Sung JS, Jochelson MS, Brennan S, et al. MR imaging features of triple-negative breast cancers. Breast J,2013,19(6):643–649.

[25] Costantini M, Belli P, Distefano D, et al. Magnetic resonance imaging features in triple-negative breast cancer: comparison with luminal and HER2overexpressing tumors. Clin

Breast Cancer, 2012,12(5):331–339.

[26] Fraguell MV, Criville MS, Ferrari JDR, et al. Triplenegative breast carcinoma: heterogeneity in immunophenotypes and pharmacokinetic behavior. Radiologia, 2016,58(1):55–63.

[27] Jinguji M, Kajiya Y, Kamimura K, et al. Rim enhancement of breast cancers on contrast-enhanced MR imaging: relationship with prognostic factors. Breast Cancer, 2006,13(1):64–73.

[28] Li J, Han X. Research and progress in magnetic resonance imaging of triple-negative breast cancer. Magn Reson Imaging, 2014,32(4):392–396.

[29] Turnbull L, Brown S, Harvey I, et al. Comparative effectiveness of MRI in breast cancer (COMICE) trial: a randomised controlled trial. Lancet, 2010,375(9714):563–571.

[30] Houssami N, Turner R, Morrow M. Preoperative magnetic resonance imaging in breast cancer meta-analysis of surgical outcomes. Ann Surg, 2013,257(2):249–255.

[31] Houssami N, Turner R, Macaskill P, et al. An individual person data meta-analysis of preoperative magnetic resonance imaging and breast cancer recurrence. J Clin Oncol, 2014,32(5):392–401.

[32] Grimm LJ, Johnson KS, Marcom PK, et al. Can breast cancer molecular subtype help to select patients for preoperative MR imaging. Radiology, 2015,274(2):352–358.

[33] Lee J, Jung JH, Kim WW, et al. The role of preoperative breast magnetic resonance (MR) imaging for surgical decision in patients with triple-negative breast cancer. J Surg Oncol, 2016,113(1):12–16.

[34] Moon HG, Han W, Kim JY, et al. Effect of multiple invasive foci on breast cancer outcomes according to the molecular subtypes: a report from the Korean Breast Cancer Society. Ann Oncol, 2013,24(9):2298–2304.

[35] Gervais MK, Maki E, Schiller DE, et al. Preoperative MRI of the breast and ipsilateral breast tumor recurrence: long-term follow up. J Surg Oncol,2017,115:231.

[36] Liedtke C, Mazouni C, Hess KR, et al. Response to neoadjuvant therapy and long-term survival in patients with triple-negative breast cancer. J Clin Oncol,2008,26(8):1275–1281.

[37] Nakahara H, Yasuda Y, Machida E, et al. MR and US imaging for breast cancer patients who underwent conservation surgery after neoadjuvant chemotherapy: comparison of triple negative breast cancer and other intrinsic subtypes. Breast Cancer, 2011,18(3):152–160.

[38] Partridge SC, Gibbs JE, Lu Y, et al. Accuracy of MR imaging for revealing residual breast cancer in patients who have undergone neoadjuvant chemotherapy. AJR Am J Roentgen ol,2002,179(5):1193–1199.

[39] Yeh E, Slanetz P, Kopans DB, et al. Prospective comparison of mammography, sonography, and MRI in patients undergoing neoadjuvant chemotherapy for palpable breast cancer. AJR Am J Roentgenol, 2005,184(3):868–877.

[40] Hylton NM, Blume JD, Bernreuter WK, et al. Locally advanced breast cancer: MR imaging for prediction of response to neoadjuvant chemotherapy—results from ACRIN 6657/I–SPY TRIAL. Radiology, 2012,263(3):663–672.

[41] Loo CE, Straver ME, Rodenhuis S, et al. Magnetic resonance imaging response monitoring of breast cancer during neoadjuvant chemotherapy: relevance of breast cancer subtype. J Clin Oncol, 2011,29(6):660–666.

[42] Foulkes WD, Smith IE, Reis-Filho JS. Triple-negative breast cancer. N Engl J Med, 2010,363(20):1938–1948.

[43] Basu S, Chen W, Tchou J, et al. Comparison of triplenegative and estrogen receptor-positive/progesterone receptor-positive/HER2-negative breast carcinoma using quantitative fluorine-18 fluorodeoxyglucose/positron emission tomography imaging parameters: a potentially useful method for disease characterization. Cancer,2008,112(5):995–1000.

[44] Ulaner GA, Castillo R, Goldman DA, et al. (18)F-FDGPET/CT for systemic staging of newly diagnosed triple-negative breast cancer. Eur J Nucl Med Mol Imaging, 2016,43(11):1937–1944.

[45] Berg WA, Weinberg IN, Narayanan D, et al. Highresolution fluorodeoxyglucose positron emission tomography with compression ("positron emission mammography") is highly accurate in depicting primary breast cancer. Breast J, 2006,12(4):309–323.

[46] Berg WA, Madsen KS, Schilling K, et al. Breast cancer: comparative effectiveness of positron emission mammography and MR imaging in presurgical planning for the ipsilateral breast. Radiology,2011,258(1):59–72.

[47] Kojima Y, Tsunoda H. Mammography and ultrasound features of triple-negative breast cancer. Breast Cancer, 2011,18(3):146–151.

第 5 章

三阴性乳腺癌的手术治疗

Ali Amro, Lisa A. Newman

临床价值

- 保乳手术对于三阴性乳腺癌（TNBC）患者是安全的，因为乳房切除术并不能降低远处转移性衰竭的风险。
- 对于接受乳房切除术的三阴性乳腺癌患者，立即进行乳房重建是安全的。
- 三阴性乳腺癌患者腋窝的处理和淋巴结转移对预后的影响与非三阴性乳腺癌患者相似；这适用于淋巴绘图和前哨淋巴结活检。
- 新辅助化疗（NAC）作为三阴性乳腺癌的一种治疗方法可以扩大乳房肿瘤切除术的适用性和减少腋窝转移，从而降低腋窝淋巴结清扫的概率。

5.1 引　言

对雌激素受体（ER）、孕激素受体（PR）和人类表皮生长因子受

A. Amro, MD
Henry Ford Health System, Detroit, MI, USA
e-mail: aamro1@hfhs.org

L.A. Newman, MD, MPH, FACS, FASCO (✉)
Henry Ford Cancer Institute, Detroit, MI, USA
e-mail: lnewman1@hfhs.org

© Springer International Publishing AG 2018
A.R. Tan (ed.), *Triple-Negative Breast Cancer*,
https://doi.org/10.1007/978-3-319-69980-6_5

体 2 型（HER2）呈阴性的浸润性乳腺癌通常被称为三阴性乳腺癌。三阴性乳腺癌实际上包含多种肿瘤，其中分泌性癌和腺样囊性癌的预后相对较好[1]。大约 80% 的三阴性乳腺癌属于生物学上具有侵袭性的基础乳腺癌亚型，该亚型由基因表达谱决定[2]。因此，与非三阴性乳腺癌患者相比，标准治疗指南推荐对三阴性乳腺癌患者给予相对更积极的管理策略和较低的全身辅助治疗阈值。例如，NCCN 2017 年的乳腺癌治疗算法指出，对于直径为 6~10mm[3] 的淋巴结阴性三阴性乳腺癌，应考虑辅助化疗。三阴性乳腺癌与恶性肿瘤生物学之间的关联也引发了关于最佳局部管理的问题，以及与分期匹配的非三阴性乳腺癌患者相比，隐藏性三阴性乳腺癌患者是否应该接受不同的手术方式的问题。

本章将总结与三阴性乳腺癌手术相关的现有文献，重点关注以下几个争议和问题：

（1）乳房手术

① 保乳手术对于三阴性乳腺癌患者来说是安全的吗？

② 三阴性乳腺癌患者接受乳房切除术后立即行乳房重建是安全的吗？

（2）腋窝手术

① 与非三阴性乳腺癌相比，三阴性乳腺癌的淋巴结受累频率是否更高？

② 三阴性乳腺癌患者中淋巴结转移的预后价值如何？

③ 三阴性乳腺癌患者的淋巴定位和前哨淋巴结活检（SLNB）是否准确？

（3）新辅助化疗（NAC）

① 三阴性乳腺癌患者行新辅助化疗时存在哪些优势？

◦ 5.2 三阴性乳腺癌的手术治疗

5.2.1 保乳手术和乳房切除术的对比

国际上进行的几项前瞻性随机试验证实，单纯接受乳房切除术和接受乳房肿瘤切除术联合放疗患者的总生存（OS）率相当，其存活率受器官远处转移性风险的影响，这种手术方法得到了 NCCN 的认可[3,4]。然而，这些试验是在侵袭性乳腺癌生物标志物广泛表征之前进行的，因此三阴性乳腺癌的高度侵袭性引起了人们的关注，即保乳治疗（breast conservation therapy, BCT）可能与局部复发风险过高有关。两项荟萃分析和几项回顾性研究提供了重要的数据，目的是解决现代乳腺癌管理中对肿瘤表型的关注。

Lowery 等对乳腺癌手术后局部复发病例进行了系统回顾，观察了生物标志物[5]表达的影响。15 项研究中共包含 12 592 例患者，其中 7 174 例患者接受了保乳手术，5 418 例患者接受了乳房切除术。结果显示，三阴性乳腺癌确实与局部复发风险增加相关，但无论是进行乳房切除术还是保乳手术，均观察到了这种相关性。 如图 5.1A、B 所示，非三阴性乳腺癌患者与行保守治疗的三阴性乳腺癌患者相比，局部复发的相对风险为 0.49［95%CI（0.33，0.73）］，行乳腺癌切除术患者的局部复发相对危险度（RR）为 0.66［95%CI（0.53，0.83）］。尽管这是 2012 年的荟萃分析结果，但值得注意的是，最近的一些研究报告显示，与接受保乳治疗的非三阴性乳腺癌患者相比，三阴性乳腺癌患者的局部区域失败率没有明显升高。Gangi 等[6]对 1 851 例在美国加州 Cedars-Sinai 医疗中心连续接受保乳治疗患者的预后进行了评估，其中 234 人（12.6%）为三阴性乳腺癌患者。中位随访时间为 60 个月，三阴性乳腺癌患者的 5 年局部无复发生存（local recurrence free survival, LRFS）率为 93%，而管腔 A 型、管腔 B 型和 HER2 过表达型患者的 5 年局部无复发生存率分别为 95%、96% 和 96%（P=0.13）。三阴性乳腺癌、管腔 A 型、管腔 B 型和 HER2 过表达型患者的区域无复发生存（regional recurrence-free survival, RRFS）率分别为 98%、98%、96% 和 84%（$P<0.001$）。

如表 5.1 所示，多项研究进一步表明，与保乳手术相比，局部切除范围更广的三阴性乳腺癌手术并不会提高局部控制概率，甚至有研究表明，乳房肿瘤切除术联合放疗取得了更好的效果。另一项荟萃分析强调了辅助放疗在三阴性乳腺癌局部控制中的重要性。O'Rorke 等[7]对 12 项研究进行了回顾分析，共包含 5 507 例三阴性乳腺癌患者（其中 6

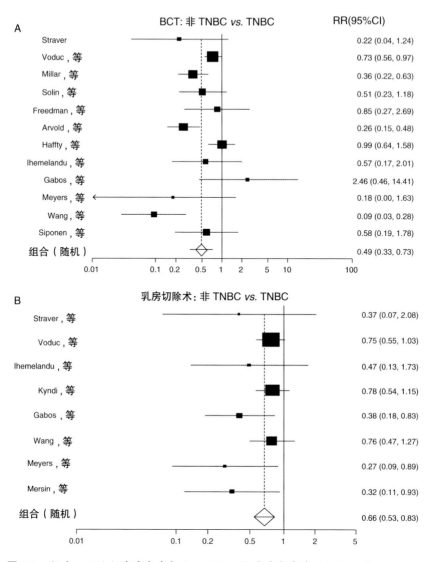

图 5.1 与非三阴性乳腺癌患者相比，三阴性乳腺癌患者采用保乳治疗（BCT；A）或乳房切除术（B）后的局部复发风险（经允许引自 Lowery 等的荟萃分析[5]；BCT：保乳治疗；RR：相对危险度；TNBC：三阴性乳腺癌）

项研究提供了 1 795 例患者的局部复发数据），并报告了在保乳手术（肿瘤切除联合放疗）与乳房切除术（无放疗）的比较中，局部复发的合并危险比为 0.61［95%CI（0.41，0.90）］。

因此，关于乳房切除术能否克服三阴性乳腺癌的"不良生物学"表现，并被认为是比保乳手术更可取的手术方式的问题，已由 Morrow[8]、

表 5.1　采用保乳治疗（乳腺肿瘤切除术联合放疗）与乳房切除术（无放疗）的三阴性乳腺癌患者局部复发的部分研究

研究，年份	研究设计	TNBC 病例数	随访时间	结局
Ihemelandu[40], 2008	回顾性研究，美国霍华德大学的非洲–美国患者	79	36 个月（中位数）	多变量分析：乳房切除术 *vs.* BCT 的 OR LRR 为 0.81[95%CI（0.24，2.7）；*P*=0.74] TNBC *vs.* 非 TNBC 的 OR LRR 为 1.0[95%CI（0.24，4.2）；*P* =0.97]
Parker[41], 2010	美国洛杉矶什里夫波特市两家医院的回顾性研究	202	52.8 个月（平均值）	孤立的 LR： BCT：0 乳房切除术：10.6%（*P* = 0.02） 孤立的 LR： BCT：1.6% 乳房切除术：1.4%（*P* = 0.61） 多变量分析：手术路径（BCT 或乳房切除术）对 DFS 或 OS 无影响
Adkins[42], 2011	MD 安德森癌症中心（美国）的回顾性研究	1 325	62 个月（中位数）	5 年局部区域 DFS： BCT：76% 乳房切除术：71%（*P* = 0.032）
Abdulkarim[43], 2011	加拿大阿尔伯塔省癌症登记处的回顾性研究	606	7.2 年（中位数）	5 年局部区域 DFS： BCT：94% 乳房切除术：85%（*P*<0.001） 5 年 OS： BCT：87% 乳房切除术：82%（*P*<0.001）
Ly[44], 2012	杰克逊纪念医院（美国）的回顾性研究	62	40.1 个月（中位数）	7 年累积 LRR 发生率： BCT：19.7% 乳房切除术：17.5%（*P* = 0.465） 7 年累积 DM 发生率： BCT：2.63% 乳房切除术：22.4%（*P*<0.000 1）

TNBC：三阴性乳腺癌；BCT：保乳治疗；OR LRR：局部区域复发比值比；LR：局部复发；DFS：无病生存；OS：总生存；HR：风险比；LRR：局部区域复发

（续表 5.1）

Wang[45]，2013	荟萃分析	4 364	70 个月（中位数）	LRR： BCT:16.9% 乳房切除术 :21.9% [RR=0.75；95%CI(0.65，0.87)；*P*<0.000 1] DM： BCT：23.6% 乳房切除术：34.4% [RR=0.68；95% CI（0.60，0.76）；*P*<0.000 01]
Zumsteg[46]，2013	回顾性研究；纽约市斯隆·凯特琳癌症纪念中心（美国）	646	78.3 个月（中位数）	5 年 LRR： BCT:4.2% 乳房切除术 :5.4%（*P* >0.05） LRR 多变量分析： 乳房切除术 *vs.* BCT 的 OR LRR= 1.44；95%CI（0.71，2.92）；*P* =0.31） 5 年累积发病率 DM： BCT：8.2% 乳房切除术：8.1% [HR=0.97；95%CI（0.54，1.75）] OS 多因素分析： 乳房切除术 *vs.* BCT [HR=1.07；95%CI（0.64，1.79）]
Bhoo-Pathy[16]，2015	回顾性研究；亚洲的 5 个中心（马来西亚，新加坡，香港）	1 138	T1~2/N0~1（*n*=775）: 2 780 人 / 年 T3~4/N2~3（*n*= 363):1 166 人 / 年	5 年相对生存率，T1~2/N0~1: BCT：90.8% 乳房切除术：94.8%（调整 HR 为 0.84）；95%CI（0.43，1.65） 5 年相对生存率，T3~4/N2~3: BCT：94.1% 乳房切除术：58.6%[调整 HR 为 0.20；95% CI（0.06，0.60）]

（续表 5.1）

Joyce[12], 2016	病例对照研究	142	32 个月（平均）	BCT 和乳房切除术的 LRR 比率相似（P=0.449）
O'Rorke[7], 2016	荟萃分析	1 795	1.9~7.2 年（中位数）	BCT 与乳房切除术的 LRR HR 为 0.61[95%CI（0.41, 0.90）]; 支持 BCT BCT 与乳房切除术的 OS HR 为 0.57[95%CI（0.36, 0.88）]; 支持 BCT
Chen[47], 2017	（美国）人口回顾性监测分析	11 514	22 个月（中位数）	乳腺癌特异性生存率： BCT 优于乳房切除术 [乳房切除术 *vs.*BCT 累积生存率为 0.606；95%CI（0.502, 0.731）] OS： BCT 优于乳房切除术 [乳房切除术 *vs.*BCT 累积生存率为 0.579；95%CI(0.488, 0.687）]

Pilewskie 和 King[9]、King 等 [10]，以及 Chen 和 Pu[11] 等专家进行了解答。所有研究结果都表明，三阴性乳腺癌和非三阴性乳腺癌患者应采用相同的手术治疗方案。Joyce 等报道的病例对照研究 [12] 也支持这些建议，这些研究人员选择性评估了 142 例三阴性乳腺癌患者与 142 例非三阴性乳腺癌患者的年龄、分期和诺丁汉预后指数（Nottingham Prognostic Index, NPI），均相匹配。三阴性乳腺癌患者相比非三阴性乳腺癌患者有生存劣势（77% 的三阴性乳腺癌患者存活，平均随访期 32 个月；92% 的非三阴性乳腺癌患者，平均随访生存期 38 个月；P = 0.0 时序检验），三阴性乳腺癌患者无论是采用保乳治疗还是乳房全切术，局部区域复发概率相似。

年轻的绝经前乳腺癌患者患三阴性表型的风险不成比例地增加，年轻乳腺癌的诊断年龄也是局部复发的一个危险因素。因此，Radosa 等查询了美国斯隆·凯特琳癌症中心 (Memorial Sloan Kettering Cancer

Center) 的数据库，目的是确定年轻三阴性乳腺癌患者诊断时的年龄是否是乳房切除术的一个适应证，以作为防止局部复发[13]的一种策略。本研究评估了年龄 <40 岁的三阴性乳腺癌患者 289 例（39% 接受保乳治疗），年龄 >40 岁的三阴性乳腺癌患者 1 642 例（58% 接受保乳治疗）。多因素分析显示原发肿瘤大小、存在淋巴细胞浸润和淋巴结阳性率均与局部复发风险增加相关，但年龄和手术选择与局部复发风险无关。

5.2.2 三阴性乳腺癌患者乳房切除术后立即乳房重建

如上一节所述，并且如 Lowery 等的荟萃分析数据图 5.1 所示，三阴性乳腺癌患者无论接受乳房切除术还是保乳手术[5]，局部和远处复发风险都可能增加，乳腺癌切除术后胸壁衰竭风险的增加引发了关于三阴性乳腺癌是否应该被认为是乳房切除术后放疗（postmastectomy radiation, PMRT）的独立适应证的讨论。由于 PMRT 的实施[14]，立即乳房重建的结果可能会变得复杂，植入物挛缩和感染的风险更高，自体乳房重建纤维化的发生率也更高。虽然对行 PMRT 的患者立即乳房重建的频率不断增加，但许多整形外科医生仍然倾向于对可能需要 PMRT 的患者延迟乳房重建[15]。因此，三阴性乳腺癌能否作为 PMRT 独立适应证的问题仍然与临床相关。

Bhoo-Pathy 等[16]对在亚洲 5 个中心治疗的 1 000 多例三阴性乳腺癌患者进行了一项回顾性队列研究，发现对至少有 4 个转移性淋巴结或 T3、T4 期的患者行 PMRT，40 岁以下的患者预后改善，但没有关于局部复发具体数据的报道。O'Rorke 等随后在 2016 年的荟萃分析中证实了 PMRT 对三阴性乳腺癌患者局部区域疾病控制的益处，并提供了关于生存终点的额外信息。7 项研究的汇总分析显示，与未接受放疗的乳腺癌患者相比，接受放疗患者的局部复发风险有统计学意义上的显著改善 [HR=0.62；95%CI（0.44，0.88）]。6 项研究提供了总生存（OS）期数据（包括 Bhoo-Pathy 的研究），揭示了 PMRT 对远处转移风险和患者的生存期没有影响。PMRT 与未联合放疗的乳房切除术相比，4 项研究中远处转移的风险比（HR）为 1.40[95%CI（0.63，3.10）]；6 项研究的总生存（OS）率 HR 为 1.12[95% CI（0.75，1.69）]。

迄今为止，大量的研究数据支持 PMRT 在降低三阴性乳腺癌患者乳房切除术后局部复发风险方面的有效性，这些患者也存在其他考虑辅助放射治疗的适应证 [即局部晚期疾病和 (或) 广泛淋巴结受累]，但这些似乎与生存优势无关。因此，无论是 St. Gallen 国际专家共识（St. Gallen International Expert Consensus）[17]、欧洲肿瘤医学会（European Society of Medical Oncology）[18]，还是 ASCO[19]，均未将三阴性乳腺癌作为 PMRT 的独立适应证。因此，不应因为对 PMRT 的担忧而拒绝对三阴性乳腺癌患者应用这种手术方式，应该认为他们是立即乳房重建的合适人选。

5.3 三阴性乳腺癌的腋窝手术治疗

5.3.1 三阴性乳腺癌与非三阴性乳腺癌淋巴结转移的发生率

在已发表的文献中三阴性乳腺癌作为淋巴结受累的独立危险因素的研究结果不一致。2007 年 Dent 等 [20] 进行的一项研究提出，与非三阴性乳腺癌相比，三阴性乳腺癌的区域转移扩散风险更高，而且这种风险与原发肿瘤大小无关。这些研究人员报告了 180 例按原发肿瘤大小进行分层的三阴性乳腺癌患者的淋巴结转移频率，发现在 T1b、T1c、T2 和 T3 期三阴性乳腺癌患者中淋巴结转移率分别为 55.6%、55.6%、48.9% 和 92.3%。与之相比，国家癌症数据库最近对 3.8 万多个病例的分析发现，三阴性乳腺癌与非三阴性乳腺癌的淋巴结受累率相似（32.0% vs.31.7%；P=0.218）[21]。此外，经多因素分析调整后，三阴性乳腺癌的相对大小和级别越高，淋巴结阳性率越低 [OR=0.59；95%CI（0.57，0.60）]。表 5.2 总结了关于三阴性乳腺癌与非三阴性乳腺癌患者淋巴结受累频率的研究。

5.3.2 三阴性乳腺癌患者淋巴结转移的预后价值

与淋巴结阴性的非三阴性乳腺癌患者相比，淋巴结阴性的三阴性乳腺癌患者的预后相对较差，这与已知的这些肿瘤的生物学侵袭性相一致，从而证明即使在没有区域性疾病的情况下，推荐辅助化疗的肿

表 5.2　三阴性乳腺癌与非三阴性乳腺癌患者的淋巴结转移概率比较

研究，年份	TNBC 病例数	TNBC 病例的淋巴结转移概率	非 TNBC 病例数	非 TNBC 病例的淋巴结转移概率	P 值
Dent[20]，2007	180	54.4%	1 421	45.6%	0.02
Billar[48]，2010	123	21%	ER（+）:728 HER2（+）: 210	ER（+）:32% HER2（+）:37%	0.025
Jones[49]，2013	110	26.8%	ER 或 PR（+）/HER2（-）: 220 ER、PR、HER2（+）: 73 ER 或 PR（-）/HER2（+）: 50	ER 或 PR(+)/HER2（-）: 22.9% ER、PR、HER2（+）:26.8% ER 或 PR（-）/HER2（+）:30%	0.694
Howland[50]，2013	65	43.1%	ER 和（或）PR（+）；HER2（-）；低分化 Ki67:95 ER 和（或）PR（+）；HER2（-）；高分化 Ki67:120 ER 和（或）PR（+）；HER2（+）: 69 ER/PR（-）；HER2（+）: 26	ER 和（或）PR（+）；HER2（-）；低分化 Ki67:38.9% ER 和（或）PR（+）；HER2（-）；高分化 Ki67:52.5% ER 和（或）PR（+）；HER2（+）: 65.2% ER/PR（-）；HER2（+）: 57.7%	0.010 4
Plasiliova[21]，2016	33 620	32.0%	ER 和（或）PR（+）；HER2（-）: 189 125 ER 和（或）PR（+）；HER2（+）: 25 694 ER/PR（-）；HER2（+）: 11 251	ER 和（或）PR（+）；HER2（-）: 30.3% ER 和（或）PR（+）；HER2（+）: 38.2% ER/PR（-）；HER2（+）: 40.4%	0.218

ER：雌激素受体；PR：孕激素受体；HER2：人类表皮生长因子受体 2

（续表 5.2）

Gangi[6], 2016	234	30.5%	ER 和（或）PR（+）；HER2（−）：1235	ER 和（或）PR（+）；HER2（−）：24.3%	0.04
			ER 和（或）PR（+）；HER2（+）：194	ER 和（或）PR（+）；HER2（+）：30.4%	
			ER/PR（−）；HER2（+）：60	ER/PR（−）；HER2（+）：35%	

瘤大小阈值较低是合理的。Metzger Filho 等 [22] 在对国际乳腺癌研究组中近 2 000 例淋巴结阴性患者（包括 310 例三阴性乳腺癌患者）的报告中提供了支持这些概念的数据。中位随访 12.5 年，管腔 A 型、管腔 B 型、HER2 过表达型和三阴性乳腺癌病例的 10 年总生存（OS）率分别为 89%、83%、77% 和 75%。

尽管与非三阴性乳腺癌相比，关于三阴性乳腺癌是否与淋巴结转移相关的报道中的数据不一致，但两项大型研究证实了这些病例中病理记录的任何淋巴结状态的预后价值。Hernandez-Aya 等 [23] 报道了来自美国得克萨斯大学 MD 安德森癌症中心的 1 711 例三阴性乳腺癌患者的结果，中位随访期为 53 个月。N0、N1、N2、N3 期患者的 5 年总生存（OS）率分别为 80%、65%、48%、44%（$P<0.0\,001$）。同样，Wang 等 [24] 对 SEER 的生存数据进行了评估。他们发现三阴性乳腺癌淋巴结阴性患者的生存结局最好，而至少有 10 个转移性淋巴结（N3 期）患者的生存结局最差。然而有趣的是，在这两项研究中，原发肿瘤的大小抑制了淋巴结转移体积和治疗效果之间的关联。

5.3.3 三阴性乳腺癌淋巴结定位及前哨淋巴结活检的准确性

许多通过同时完成腋窝淋巴结清扫来评估淋巴绘图和前哨淋巴结活检准确性的早期研究都是在常规记录 HER2 状态之前进行的。因此，很难确定三阴性乳腺癌前哨淋巴结活检的假阴性率。同样，美国外科医师学会（American College of Surgeons, ACS）Z0011 试验 [25] 证明了对存在 1 或 2 个转移性前哨淋巴结并行 BCT 的患者省略腋窝淋巴结清扫的安全性，这是基于一组大多数参与者为非三阴性乳腺癌病例的试验（约

83%的研究参与者没有常规报告 ER 阳性和 HER2 状态）。然而，如下所述，长期随访研究表明三阴性乳腺癌患者的腋窝或区域衰竭的发生率较低，这些患者以前接受过阴性前哨淋巴结切除或存在局限性的前哨淋巴结转移性疾病。

Van Roozendaal 等报道了 2005—2008 年确诊的 2 486 例荷兰的三阴性乳腺癌患者的区域复发风险，所有患者最初均通过前哨淋巴结活检分期[26]。在 5 年的随访中，共有 75 例患者出现局部复发，其中约 2%的患者在初次诊断时前哨淋巴结活检阴性。

Mamtani 等在对 701 例存在前哨淋巴结转移行 BCT 的患者的报告中评估了将 Z0011 试验结果外推到三阴性乳腺癌患者的安全性[27]。这些病例被分为高风险组（包括 31 例三阴性乳腺癌患者）或平均风险组。高危组的中位随访时间为 34 个月，尽管 85%的病例未完成腋窝淋巴结清扫，但未发现孤立的腋窝复发。

5.4 新辅助化疗（NAC）

如前所述，与激素受体阳性疾病相比，对三阴性乳腺癌表型推荐化疗的原发性肿瘤大小阈值较低。无论淋巴结状况如何，肿瘤直径 ≥ 6mm 的患者都可以考虑化疗，因此这些患者可以考虑在乳腺癌手术前接受化疗。正如 Newman[28] 所述，在将患者纳入初级化疗序列之前，应该解决以下几个问题：

（1）为了避免临床上对淋巴结阴性患者过度治疗的风险，临床医生必须非常确认侵袭性肿瘤的大小在化疗有益的范围内，最好通过与直径 >10mm 的固体质量一致的乳房成像来确定。如果患者的三阴性表型是通过粗针穿刺活检发现的微钙化(在没有实性肿块病变的情况下)，那么实际上可能在导管原位癌的范围内存在微小侵袭性疾病，这种情况下不需要化疗。

（2）在活组织检查肿瘤的部位应留有一枚不透射线的夹子。从新辅助化疗中获得完整临床反应的患者仍然需要进行乳房手术，在保留乳房的情况下，该夹子将作为图像引导下乳房肿瘤切除术的标记。

（3）对于有多个肿块的患者应对每个不同的病灶进行活组织检查，每个部位留一个夹子。发现任何激素受体阳性或 HER2 过度表达的肿瘤时，除了常规的化疗外，还将作为内分泌治疗和抗 HER2 靶向治疗的适应证。此外，任何两个肿瘤之间的最远距离将成为决定最终乳房肿瘤切除术资格的限速因素，例如，如果患者的肿瘤间隔很远，以至于从美容方面来讲不能在单个可接受的肿块切除标本内切除，那么应告知患者可能有必要进行乳房切除，但美学上的可接受性必须由患者来决定。

有几个因素可能会增强三阴性乳腺癌患者新辅助化疗的优势，从技术角度来看，可明显切除的三阴性乳腺癌的病变情况包括：①新辅助化疗可以使瘤体变小，使患者成为体积较小的肿瘤切除术的候选人；②新辅助化疗可以消除腋窝转移，提高患者避免腋窝淋巴结清扫的概率；③新辅助化疗为患者提供了更长的手术前时间窗，从而使患者有更长的时间来考虑其手术偏好，并可能完成任何必要的遗传咨询和遗传检测，后一种益处对三阴性乳腺癌患者尤其重要，因为他们携带 BRCA 突变基因的风险增加，因此建议对年龄 ≤ 60 岁的三阴性乳腺癌患者，无论有无家族史都进行遗传咨询 [2]。

与非三阴性乳腺癌相比，三阴性乳腺癌表型对化学药物相当敏感，这些肿瘤更有可能实现病理完全缓解（pCR）。Cortazar 等 [29] 报告了包含 1.2 万例患者的 12 项试验，在这些试验的汇总分析中，新辅助化疗对三阴性乳腺癌患者的 pCR 率为 33.6%，而对激素受体阳性或 HER2 阴性的高级别和非高级别乳腺癌患者的 pCR 率分别为 16.2% 和 7.5%。在新辅助化疗后，三阴性乳腺癌的转移风险更高，同时，pCR 率也更高（这预示着生存率的提高），这种看似不协调的模式被称为"三阴性悖论" [30]。事实上，从新辅助化疗中获得 pCR 的三阴性乳腺癌与非三阴性乳腺癌患者有相似的高存活率，但在采用新辅助治疗的患者中，如果仍有病灶残余，则患者的结局会很差 [31]。

对于临床表现为淋巴结阴性且接受新辅助化疗（包括三阴性乳腺癌）的患者，NCCN 指南支持在治疗后进行淋巴绘图和前哨淋巴结活检，并与计划的乳房手术同时进行。新辅助化疗后前哨淋巴结阴性的患者无须进行腋窝淋巴结清扫。如果靶向或选择性腋窝清扫证实化疗降低了淋巴结的分期，NCCN 指南还支持对于病理证实的腋窝转移患者应尽量避免腋窝淋巴结清扫。靶向腋窝淋巴结清扫是一种"强化的"淋巴绘图和前哨淋巴结活检程序，可用于新辅助化疗患者，其初始淋巴结阳性率经过核芯针穿刺活检证实，转移淋巴结内留有夹子。当患者在完成新辅助化疗后进行乳房和腋窝手术时，执行双重剂量（蓝色染料和放射性示踪剂）映射，并且必须切除至少 2 或 3 个映射的前哨淋巴结，包括通过腋窝标本钼靶确认的最初活检或剪切的淋巴节点。无论是否通过线定位、种子定位还是触诊来识别被剪切的节点，都必须进行放射学检查来确认原始活检节点已被切除。虽然过去的临床试验[32,33]和回顾性研究[34-36]表明，在新辅助化疗后进行常规淋巴造影时，前哨淋巴结假阴性率高得令人难以接受，但有针对性地解剖将这一概率降至 7% 以下[37,38]。完成腋窝淋巴结清扫和局部放射治疗是目前对新辅助化疗后发现有残余前哨淋巴结转移患者的治疗管理标准，但 Alliance A11202 试验[39]正在通过将这些患者随机分为腋窝淋巴结清扫联合局部放疗组和单纯局部放疗组来探索替代方案。

总　结

综上所述，迄今为止的医学文献对先前提出的问题支持以下几个答案：

1. 乳房手术

（1）三阴性乳腺癌患者行保乳手术安全吗？

是的。三阴性乳腺癌患者远处转移性衰竭的风险并不因乳房切除手术而降低，BCT（乳房肿瘤切除术联合放射治疗）后局部控制率是可以接受的。

（2）接受乳房切除术的三阴性乳腺癌患者立即进行乳房重建安全吗？

是的。尽管一些研究数据表明，接受乳房切除术的三阴性乳腺癌患者的胸壁衰竭率更高，但三阴性乳腺癌并不是乳房切除术后放疗的独立危险因素，不应仅基于肿瘤表型做出立即乳房重建的决定。

2. 腋窝手术

（1）三阴性乳腺癌淋巴结受累的频率是否高于非三阴性乳腺癌？

关于三阴性乳腺癌是否是腋窝转移性疾病的独立危险因素，目前报道的文献中的结果不一致。

（2）三阴性乳腺癌患者淋巴结转移的预后价值是什么？

淋巴结状态在三阴性乳腺癌患者中保留其预后价值，因此对这些患者应继续进行腋窝分期。

（3）三阴性乳腺癌患者的淋巴定位和前哨淋巴结活检是否准确？

是的。虽然关于三阴性乳腺癌患者前哨淋巴结活检假阴性率的数据有限，但长期随访研究结果显示，三阴性乳腺癌患者在初次诊断时仅切除阴性前哨淋巴结进行活检，腋窝复发率较低。三阴性乳腺癌患者经过BCT（乳房肿瘤切除术后全乳腺放疗）治疗后，发现 1~2 个前哨淋巴结有转移，可采取与非三阴性乳腺癌患者相似的治疗方法，安全地避免腋窝淋巴结清扫。

3. 三阴性乳腺癌患者行新辅助化疗有哪些优势？

三阴性乳腺癌患者往往对新辅助化疗反应迅速。这种治疗顺序可以扩大乳腺肿瘤切除术的适用范围及减少腋窝转移，从而使腋窝淋巴结清扫的可能性降低。新辅助化疗的实施间隔也为患者提供了一个考虑乳腺癌手术术式及完成遗传咨询和检测的时间窗。

参考文献

[1] Hudis CA, Gianni L.Triple-negative breast cancer: an unmet medical need. Oncologist, 2011,16(Suppl 1):1-11.

[2] Newman LA, Reis-Filho JS, Morrow M, et al. The 2014 Society of Surgical Oncology Susan G. Komen for the Cure Symposium: triple-negative breast cancer. Ann Surg Oncol,2015,22(3):874-882.

[3] National Comprehensive Cancer Network Version 1.2017, 03/10/17 at https://www.nccn. org/ professionals/physician gls/pdf/breast.pdf. Last accessed 29 March 2017.

[4] Newman LA. Decision making in the surgical management of invasive breast cancerpart 1: lumpectomy, mastectomy, and contralateral prophylactic mastectomy. Oncology, 2017,31(5):359-368.

[5] Lowery AJ, Kell MR, Glynn RW, et al. Locoregional recurrence after breast cancer surgery: a systematic review by receptor phenotype. Breast Cancer Res Treat, 2012,133(3):831−841.

[6] Gangi A, Chung A, Mirocha J, et al. Breast-conserving therapy for triple-negative breast cancer. JAMA Surg, 2014,149(3):252−258.

[7] O'Rorke MA, Murray LJ, Brand JS, et al. The value of adjuvant radiotherapy on survival and recurrence in triple-negative breast cancer: a systematic review and meta-analysis of 5507 patients. Cancer Treat Rev, 2016,47:12−21.

[8] Morrow M. Personalizing extent of breast cancer surgery according to molecular subtypes. Breast, 2013,22(Suppl 2):S106−109.

[9] Pilewskie M, King TA. Age and molecular subtypes: impact on surgical decisions. J Surg Oncol, 2014,110(1):8−14.

[10] King TA, Pilewskie M, Morrow M. Optimal surgical management for high-risk populations. Breast, 2015,24(Suppl 2):S91−95.

[11] Chen F, Pu F. Role of postmastectomy radiotherapy in early-stage (T1−2N0−1M0) triplenegative breast cancer: a systematic review. Onco Targets Ther, 2017,10:2009−2016.

[12] Joyce DP, Murphy D, Lowery AJ, et al. Prospective comparison of outcome after treatment for triple-negative and non-triple-negative breast cancer. Surgeon, 2017,15:272−277.

[13] Radosa JC, Eaton A, Stempel M, et al. Evaluation of local and distant recurrence patterns in patients with triple-negative breast cancer according to age. Ann Surg Oncol, 2017;24:698−704.

[14] Kronowitz SJ, Robb GL. Radiation therapy and breast reconstruction: a critical review of the literature. Plast Reconstr Surg, 2009,124(2):395−408.

[15] Clemens MW, Kronowitz SJ. Current perspectives on radiation therapy in autologous and prosthetic breast reconstruction. Gland Surg, 2015,4(3):222−231.

[16] Bhoo-Pathy N, Verkooijen HM, Wong FY, et al. Prognostic role of adjuvant radiotherapy in triple-negative breast cancer: a historical cohort study. Int J Cancer, 2015,137:2504−2512.

[17] Morigi C. Highlights from the 15th St Gallen International Breast Cancer Conference 15−18 March, 2017, Vienna: tailored treatments for patients with early breast cancer. Ecancermedicalscience, 2017,11:732.

[18] Senkus E, Kyriakides S, Penault-Llorca F, et al. Primary breast cancer: ESMO Clinical Practice Guidelines for diagnosis, treatment and follow-up. Ann Oncol, 2013,24(Suppl 6):vi7−23.

[19] Recht A, Comen EA, Fine RE, et al. Postmastectomy radiotherapy: an American Society of Clinical Oncology, American Society for Radiation Oncology, and Society of Surgical Oncology Focused Guideline Update. J Clin Oncol, 2016,34(36):4431−4442.

[20] Dent R, Trudeau M, Pritchard KI, et al. Triple-negative breast cancer: clinical features and patterns of recurrence. Clin Cancer Res, 2007,13(15 Pt 1):4429−4434.

[21] Plasilova ML, Hayse B, Killelea BK,et al. Features of triple-negative breast cancer: analysis of 38,813 cases from the national cancer database. Medicine, 2016,95(35):e4614.

[22] Metzger-Filho O, Sun Z, Viale G, et al. Patterns of Recurrence and outcome according to breast cancer subtypes in lymph node-negative disease: results from international breast cancer study group trials VIII and IX. J Clin Oncol,2013,31(25):3083-3090.

[23] Hernandez-Aya LF, Chavez-Macgregor M, Lei X, et al. Nodal status and clinical outcomes in a large cohort of patients with triple-negative breast cancer. J Clin Oncol,2011,29:2628-2634.

[24] Wang XX, Jiang YZ, Li JJ, et al. Effect of nodal status on clinical outcomes of triple-negative breast cancer: a population-based study using the SEER 18 database. Oncotarget, 2016,7:46636-46645.

[25] Giuliano AE, Ballman K, McCall L, et al. Locoregional recurrence after sentinel lymph node dissection with or without axillary dissection in patients with sentinel lymph node metastases: long-term follow-up from the American College of Surgeons Oncology Group (Alliance) ACOSOG Z0011 Randomized Trial. Ann Surg, 2016,264(3):413-420.

[26] van Roozendaal LM, Smit LH, Duijsens GH, et al. Risk of regional recurrence in triple-negative breast cancer patients: a Dutch cohort study. Breast Cancer Res Treat, 2016,156(3):465-472.

[27] Mamtani A, Patil S, Van Zee KJ, et al. Age and receptor status do not indicate the need for axillary dissection in patients with sentinel lymph node metastases. Ann Surg Oncol, 2016,23(11):3481-3486.

[28] Newman LA. Decision making in the surgical management of invasive breast cancer-part 2: expanded applications for breast-conserving surgery. Oncology, 2017,31(5):415-420.

[29] Cortazar P, Zhang L, Untch M, et al. Pathological complete response and long-term clinical benefit in breast cancer: the CTNeoBC pooled analysis. Lancet, 2014,384:164-172.

[30] Carey LA, Dees EC, Sawyer L, et al. The triple negative paradox: primary tumor chemosensitivity of breast cancer subtypes. Clin Cancer Res, 2007,13(8):2329-2334.

[31] Liedtke C, Mazouni C, Hess KR, et al. Response to neoadjuvant therapy and long-term survival in patients with triple-negative breast cancer. J Clin Oncol,2008,26(8):1275-1281.

[32] Boughey JC, Suman VJ, Mittendorf EA, et al. Sentinel lymph node surgery after neoadjuvant chemotherapy in patients with node-positive breast cancer: the ACOSOG Z1071 (Alliance) clinical trial. JAMA,2013,310(14):1455-1461.

[33] Kuehn T, Bauerfeind I, Fehm T, et al. Sentinel-lymph-node biopsy in patients with breast cancer before and after neoadjuvant chemotherapy (SENTINA): a prospective, multicentre cohort study. Lancet Oncol, 2013,14(7):609-618.

[34] van Deurzen CH, Vriens BE, Tjan-Heijnen VC, et al. Accuracy of sentinel node biopsy after neoadjuvant chemotherapy in breast cancer patients: a systematic review. Eur J Cancer, 2009,45(18):3124-3130.

[35] Kelly AM, Dwamena B, Cronin P, et al. Breast cancer sentinel node identification and

classification after neoadjuvant chemotherapy-systematic review and meta analysis. Acad Radiol, 2009,16(5):551–563.

[36] Xing Y, Foy M, Cox DD, et al. Meta-analysis of sentinel lymph node biopsy after preoperative chemotherapy in patients with breast cancer. Br J Surg, 2006,93(5):539–546.

[37] Caudle AS, Yang WT, Krishnamurthy S, et al. Improved axillary evaluation following neoadjuvant therapy for patients with node-positive breast cancer using selective evaluation of clipped nodes: implementation of targeted axillary dissection. J Clin Oncol, 2016,34(10):1072–1078.

[38] Boughey JC, Ballman KV, Le-Petross HT, et al. Identification and resection of clipped node decreases the false-negative rate of sentinel lymph node surgery in patients presenting with node-positive breast cancer (T0–T4, N1–N2) who receive neoadjuvant chemotherapy: results from ACOSOG Z1071 (Alliance). Ann Surg, 2016,263(4):802–807.

[39] Alliance 11202–comparison of axillary lymph node dissection with axillary radiation for patients with node-positive breast cancer treated with chemotherapy. https://clinicaltrials. gov/ ct2/show/NCT01901094. Last accessed 30 May 2017.

[40] Ihemelandu CU, Naab TJ, Mezghebe HM, et al. Basal cell-like (triple-negative) breast cancer, a predictor of distant metastasis in African American women. Am J Surg, 2008,195(2):153–158.

[41] Parker CC, Ampil F, Burton G, et al. Is breast conservation therapy a viable option for patients with triple-receptor negative breast cancer. Surgery, 2010,148(2):386–391.

[42] Adkins FC, Gonzalez-Angulo AM, Lei X, et al. Triple-negative breast cancer is not a contraindication for breast conservation. Ann Surg Oncol, 2011,18(11):3164–3173.

[43] Abdulkarim BS, Cuartero J, Hanson J,et al. Increased risk of locoregional recurrence for women with T1–2N0 triple-negative breast cancer treated with modified radical mastectomy without adjuvant radiation therapy compared with breastconserving therapy. J Clin Oncol, 2011,29(21):2852–2858.

[44] Ly B, Kwon D, Reis I, et al. Comparison of clinical outcomes in early stage triple negative breast cancer patients treated with mastectomy versus breast conserving therapy. Int J Radiat Oncol Biol Phys, 2012,84(3S):S259–260.

[45] Wang J, Xie X, Wang X, et al. Locoregional and distant recurrences after breast conserving therapy in patients with triple-negative breast cancer: a meta-analysis. Surg Oncol, 2013,22(4):247–255.

[46] Zumsteg ZS, Morrow M, Arnold B, et al. Breast-conserving therapy achieves locoregional outcomes comparable to mastectomy in women with T1–2N0 triple-negative breast cancer. Ann Surg Oncol, 2013,20(11):3469–3476.

[47] Chen QX, Wang XX, Lin PY, et al. The different outcomes between breast-conserving surgery and mastectomy in triple-negative breast cancer: a population-based study from the SEER 18 database. Oncotarget, 2017,8(3):4773–4780.

[48] Billar JA, Dueck AC, Stucky CC, et al. Triple-negative breast cancers: unique clinical

presentations and outcomes. Ann Surg Oncol, 2010,17(Suppl 3):384–390.

[49] Jones T, Neboori H, Wu H, et al. Are breast cancer subtypes prognostic for nodal involvement and associated with clinicopathologic features at presentation in early-stage breast cancer. Ann Surg Oncol, 2013,20(9):2866–2872.

[50] Howland NK, Driver TD, Sedrak MP, et al. Lymph node involvement in immunohistochemistrybased molecular classifications of breast cancer. J Surg Res, 2013,185(2):697–703.

第 **6** 章

三阴性乳腺癌的放射治疗

Suzanne B. Evans, Bruce G. Haffty

临床价值

- 放射治疗（简称放疗）可以降低三阴性乳腺癌（TNBC）患者保乳术后局部复发（LR）的风险。
- 目前的数据并不能很好地支持对三阴性乳腺癌行局部乳房放疗。
- 目前，三阴性乳腺癌根治术后放疗的适应证没有明显改变。

6.1 放疗在三阴性乳腺癌治疗中的应用概况

放疗在乳腺癌治疗中的作用是公认的，大量的随机临床试验证实，无论是乳房全切术还是保乳手术，放疗都可以减少患者的局部复发率，提高其总体生存率[1-3]。虽然目前三阴性乳腺癌占乳腺癌发病率的15%~20%[4]，但 HER2 检测直到 21 世纪初才得到广泛应用，因此三阴

S.B. Evans, MD, MPH(✉)
Department of Therapeutic Radiology, Yale University School of Medicine, New Haven, CT, USA
e-mail: suzanne.evans@yale.edu

B.G. Haffty, MD, FASTRO
Department of Radiation Oncology, Rutgers Cancer Institute of New Jersey and Rutgers Robert Wood Johnson Medical School, New Brunswick, NJ, USA
e-mail: hafftybg@cinj.rutgers.edu

© Springer International Publishing AG 2018
A.R. Tan (ed.), *Triple-Negative Breast Cancer*,
https://doi.org/10.1007/978-3-319-69980-6_6

性乳腺癌亚型在早期的放疗试验中的占比尚不清楚。三阴性乳腺癌与流行病学和社会因素有关，这些因素随着时间的推移而发生变化，使得它前几年的流行率可能与今天不同。三阴性乳腺癌与 *BRCA1* 状态[5]、肥胖、年龄[6]，以及非洲裔美国人种有关[7-9]。一般认为的乳腺癌保护因素如早产和多胎，实际上可能会增加罹患三阴性乳腺癌的风险[10]。由于这些不确定性，一些研究人员质疑这些早期放疗研究对三阴性乳腺癌的适用性。

在早期放疗试验中三阴性乳腺癌除了可能代表性不足以外，还具有独特的自然病史。与接受 HER2 靶向治疗的 HER2 阳性或管腔亚型乳腺癌放疗患者相比，三阴性乳腺癌显示出更高的局部失败率。当患者有肥胖时，这种局部复发的风险可能会更高[11]。此外，三阴性乳腺癌远处复发的模式不同，多发于疾病早期，骨转移较少，而中枢神经系统（CNS）[12]和肺转移较多。总体复发风险在治疗后前 3 年达到峰值，而在 5 年后很少出现复发[13]。尽管三阴性乳腺癌存在这些普遍性的特征，人们仍然假设其可能是异质性的，具有诸如基地角蛋白表达的基底样细胞变异体，伴有突变或基因沉默的 *BRCA1* 功能障碍，雄激素受体表达，表皮生长因子受体（EGFR）过度表达，以及其他尚未表征的变异体[14]。考虑到本文的目的，对这些细微之处不再进行深入讨论。

尽管三阴性乳腺癌与其他亚型之间存在差异，但无论是在辅助治疗还是姑息治疗中，放疗仍然是三阴性乳腺癌的有效治疗方法。当考虑到局部治疗在三阴性乳腺癌中的重要性时，使用 Puglia 等发明的可以表征局部放疗益处的倒 U 形曲线很有帮助[15]（图 6.1）。鉴于三阴性乳腺癌的系统治疗尚处于萌芽状态，以及系统治疗不充分导致的远处转移导致患者死亡的持续问题，局部治疗可能不会成为疾病缓解的主导因素。随着全身治疗的改善，放疗对三阴性乳腺癌的作用可能会扩大，直至最大限度地进行有效的全身治疗，但即使对于管腔 A 型乳腺癌目前也尚未达到这一点。

6.2 三阴性乳腺癌的乳房手术方式

三阴性乳腺癌患者与管腔型患者相比，乳腺肿瘤切除术后再放疗的

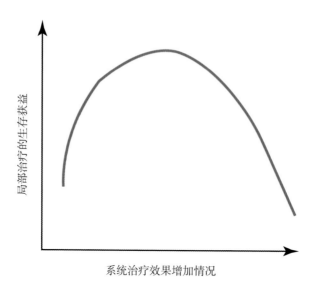

图 6.1 由 Punglia 等提出的假设 U 型曲线。在该模式中，局部治疗效果在有效的全身治疗时最大化，此时远处转移率低，从而使局部治疗对整体生存产生深远的影响。在曲线的最远端，系统治疗是最有效的，但局部治疗的作用较小（经许可使用）

预后较差。早期有研究观察了保乳手术后局部复发与亚型的关系，是在有效的 HER2 靶向治疗之前，这可能是造成三阴性乳腺癌与其他亚型相比局部复发缺乏差异的潜在误导性原因[16]。保乳手术后三阴性乳腺癌女性患者的局部复发率为 7.1%~15.3%，而管腔型的局部复发率为 0.8%~4.3%[17.18]。鉴于三阴性乳腺癌的侵袭性和复发倾向[19]，很多人想知道对这些病例是否需要进行更积极的手术。为了回答这个问题，一项对 T1 和 T2 N0 期三阴性乳腺癌患者进行乳房全切术和保乳手术（根据患者的选择）的分析表明，与保乳手术相比，乳房全切术患者的局部控制效果更差[20]。此外，一项单中心研究分析了接受保乳手术、乳房全切术或乳房全切术并放疗的三阴性乳腺癌患者[21]，结果显示，与单纯乳房全切术组或保乳手术组相比，乳房全切术并放疗组具有较低的局部复发率。而且行单纯乳房全切术的三阴性乳腺癌患者的生存率明显较差。因此，保乳手术似乎更适用于三阴性乳腺癌患者。

6.3 三阴性乳腺癌手术切除中切缘的考虑

也有研究观察了全乳放疗且行保乳手术患者的合适手术切缘范围。

联合指南指出，在侵袭性乳腺癌中，墨染处无肿瘤即达到足够的切缘标准，这也解决了三阴性乳腺癌患者是否需要更广泛的肿瘤清除的问题[22]。一项对包含约500例患者的回顾性研究专门解决了这个问题，研究表明，切缘 >2mm 患者的局部复发（LR）率相似[23]。值得注意的是，该研究的人群主要是 T1c 肿瘤，大部分患者也进行了化疗（76%~86%）。另外，切缘 <2mm 和切缘 >2mm 的 LR 率分别为 4.7% 和 3.7%，低于其他研究所报道的概率。回顾这项证据后得出的结论是，更广泛的切缘并没有改善更高的局部失败率。

6.4 三阴性乳腺癌的放疗时机

关于放疗，有数据表明，未接受过化疗的女性乳腺癌患者从手术到放疗的时间间隔应该最小化[24-26]。从放射生物学的角度来看，似乎这种手术到放疗之间的延迟会导致肿瘤细胞在此期间再生，从而导致较差的局部控制。鉴于三阴性乳腺癌的快速增殖速度，有理由认为这种情况尤其适用于三阴性乳腺癌患者。然而，在放疗延迟的情况下，三阴性乳腺癌和管腔亚型之间的局部复发风险比（HR）是否存在不同尚不清楚。大多数三阴性乳腺癌患者接受了化疗，并应该在 2~6 周内进行放疗。对于少数未接受化疗的患者，术后 3~6 周内应谨慎给予放疗。对上述时间框架进行估计后发现，每个中心可能会发现他们的实践与这些框架不同。问题的关键仍然是没有足够的数据来指导临床医生在三阴性乳腺癌的治疗中具体设置多久的放疗延迟，而且每位医生应该尽可能地避免放疗延迟。

6.5 瘤床加压在三阴性乳腺癌中的应用

浸润性乳腺癌的标准疗法包括瘤床加压。鉴于三阴性乳腺癌的局部复发率较高，从最大限度地降低风险的角度来看，瘤床加压治疗对这类患者尤为重要。多项临床试验表明，这种策略对减少局部复发有益。EORTC 关于加压和不加压的试验[27, 28]表明，加压后肿瘤复发风险可降低 0.65。这项试验的长期随访结果考虑到预后因素[27]，使用激素受体阴性的高级别肿瘤作为三阴性乳腺癌的替代物，因为那时 HER2 状态尚无法鉴别。这项试验专门检查了这些人群中激素受体状态对于进行瘤床加压的 15 年同侧乳腺癌复发的风险比，他们发现复发 HR 为 0.23（P=0.01）。值得注意的是，这部分人群中系统治疗率很低，现在在计算加压可能的获益时应考虑到这一点。对于三阴性乳腺癌患者，定位瘤床的增强能力比管腔 A 型患者更加重要，因为这种策略具有更高的绝对获益。在肿块切除处放置手术夹是可取的，有助于瘤床定位，特别是对于同时进行肿瘤整形复位或闭合手术的患者更是如此。

6.6 三阴性乳腺癌的靶向体积

欧洲放射治疗和肿瘤学会（European Society for Radiotherapy and Oncology, ESTRO）共识指南主要是为早期疾病制定的，因此，关注的轮廓目标体积不同于放射治疗肿瘤学组（Radiation Therapy Oncology Group, RTOG）的体积指南，倾向于较小的体积[29]。对这些数据的分析显示在 ESTRO 临床目标体积之外的三阴性乳腺癌患者有失败增加的趋势，但并未达到统计学差异。目前还没有迹象表明要修改三阴性乳腺癌的标准治疗范围。

6.7 低分割放疗在三阴性乳腺癌中的应用

英国 START 试验 B 对比了 4 005 cGy/15 次和 5 000 cGy/25 次方案的疗效[30]。试验中记录了他莫昔芬（TAM）的使用，但没有记录雌激素受体（ER）的状态。ER 阳性患者的标准疗法中包括他莫昔芬的使用。无论是否接受化疗，两组中大约 87% 的患者接受了他莫昔芬，因此 ER 阴性、潜在的三阴性（或 HER2 阳性）患者似乎不可能占研究人群的 13% 以上。因此，有评价说低分割放疗对三阴性乳腺癌的适用性在这项试验中明显不足。最初的 Whelan 试验[31]引起了人们的关注，该试验计划外的子集分析表明，低分割放疗对Ⅲ级肿瘤的有效性较低。

然而，在该试验中使用的分级系统目前已经不再使用，并且其结果在其他试验中也没有得到验证[32]。在加拿大研究的组织库标本（80.1%）的回顾性分类中[33]，乳腺癌被归类为管腔 A 型、管腔 B 型、基底样和 HER-2 过表达型。经过 12 年的随访，分子亚型是预测局部复发的唯一因素。有趣的是，在这项分析中，基底样亚型（三阴性乳腺癌）的 LR 率与管腔 A 型相同，均为 4.5%。这是由假设产生的数据，因为它似乎表明在该群体中使用低分割方案的患者没有减少，并且可能在局部控制方面有所改善。有趣的是，在这个子集分析中，正如 HER2 靶向治疗前预期的那样，管腔 B 型和 HER2 阳性肿瘤具有预期的 LR 率（分别是 7.9% 和 16.1%），只有三阴性乳腺癌存在异常值。然而，较少的基底样亚型患者数量（n=125，12.6%）妨碍了结论的确定性。美国放射肿瘤学会（American Society for Radiation Oncology，ASTRO）共识指南[34] 目前正在修订中。尽管该指南的大多数作者承认接受了低分割放疗的化疗患者，但 2011 年的指南并未在接受化疗的患者中就使用低分割放疗达成共识。由于现在有更多关于使用低分割放疗联合化疗的数据，这个问题可能会在全乳分割放疗指南中重新讨论。

6.8 三阴性乳腺癌的局部乳房放疗

早期三阴性乳腺癌女性患者如果想尽可能减少术后辅助放疗的辐射并最大限度地提高便利性，可以考虑局部乳房放疗。然而，这部分人群在局部乳房放疗试验中的代表性不足。一项针对间质近距离放疗的研究发现，三阴性乳腺癌的局部复发率为 11.3%，而管腔 A 型的局部复发率为 3.5%[35]，但尚未在其他研究中得出相同的结果[36]。此外，较小系列的研究表明三阴性乳腺癌与较高的绝对复发风险相关，这与全乳放疗的结果一致。来自间质近距离放疗的随机数据[37] 显示了总体良好的结果，然而，在本试验中三阴性乳腺癌的代表性不足。令人担忧的是，考虑到局部复发和生存率之间的关联性，在三阴性乳腺癌和加速部分乳房放疗（APBI）中观察到这种关联性减少，因此，如果需要行 APBI，最理想的方法是将三阴性乳腺癌患者纳入临床试验。

。6.9 老年人三阴性乳腺癌

长期以来，年龄一直被认为是乳腺癌预后的一个重要因素，尽管病理方面看起来并无特殊，但年龄越轻，通常预后较差。此外，有接近1/3的乳腺癌是发生在70岁以上的老年人[38]。考虑到这一点，经常会被提到的一个临床问题是：年龄较大是否是不良病理的保护因素？如三阴性乳腺癌。一项针对年龄≥70岁的老年乳腺癌患者的回顾性研究解答了这一问题[39]。在研究70~74岁、75~79岁和>80岁女性的远期无病生存（DFS）时，发现其与分子分型（三阴性乳腺癌和HER2阳性）显著相关，而与年龄增加无关。此外，有数据表明，70岁以上的女性患者淋巴结受累的可能性更大[40]，这可能与老年女性的免疫功能较差有关。另外，老年女性并没有受到最近关于生存和结局积极转变的影响[41]，原因可能是辅助化疗使用的减少，甚至对于"健康"的老年女性也是如此[42]。考虑到这些研究的结果，三阴性乳腺癌在老年女性中侵袭性弱的假设是没有根据的。在综合评估较高年龄的基础上，应该按照指南给予辅助放疗。

。6.10 三阴性乳腺癌区域淋巴结的处理

近些年来，区域淋巴结的管理发生了重大变化。目前的数据尚不能表明三阴性乳腺癌有更大的区域淋巴结转移可能[43, 44]。ACOSCOG Z0011试验[45]和AMAROS试验（After Mapping of the Axilla: Radiation or Surgery）[46]减少了临床淋巴结阴性患者的腋窝淋巴结清扫。尽管这些试验登记的三阴性乳腺癌患者相对较少（在Z0011试验的两组中ER和PR阴性患者均占16%，而在AMAROS中未报道），但这与三阴性乳腺癌的流行率降低是一致的，因此没有迹象表明这一数据不适用于三阴性乳腺癌患者。激素受体阳性与局部治疗失败的风险比（HR=0.30；P=0.002）相关，但该结果在两组中一致，提示这是由潜在的生物学特质而不是治疗策略驱动的。因此，在临床淋巴结阴性的三阴性乳腺癌患者中，发现1~2枚前哨淋巴结转移不需要腋窝淋巴结清扫。与临床试

验结果一致，临床腋窝淋巴结阴性但有限的前哨淋巴结阳性的 T1 和 T2 期三阴性乳腺癌患者可以安全地避免行腋窝淋巴结清扫。

放射肿瘤学家对内乳（IM）淋巴结治疗的重要性有相当大的争论。虽然早期的研究未能显示内乳淋巴结放疗对生存的获益[47]，但研究的证据不足。MA20 试验[48] 和 EORTC 试验[49] 研究了包括锁骨上、内乳淋巴结及未清扫的 II 期和 III 期腋窝淋巴结的放疗效果，虽然这两项试验都没有显示出对这些部位的放疗能够显著提高生存率，但他们都报道了对区域淋巴结的放疗改善了患者的无病生存（DFS）和远处无病生存。尤其值得注意的是，在 MA20 试验中，激素受体阴性的患者显示出了生存获益，考虑到这些获益，建议对这些患者行区域淋巴结放疗。

6.11 病理完全缓解（pCR）在三阴性乳腺癌局部区域决策中的作用

接受新辅助化疗（NAC）的三阴性乳腺癌患者可以提高 pCR 率，并由此提高生存率[50]。有数据表明，与非三阴性乳腺癌的同龄人相似，在接受新辅助化疗的三阴性乳腺癌患者中，达到 pCR 的保乳治疗（BCT）患者有较低的局部区域复发[51]。虽然放疗在达到 pCR 的 BCT 患者中的作用是明确的，但研究者基于一项试验中观察到 100 例未接受术后放疗（PMRT）患者的局部复发率很低的结果[52]，对接受新辅助化疗且达到 pCR 的 N1 患者免行 PMRT 的可能性很感兴趣，目前，为研究这个问题，美国乳腺与肠道外科辅助治疗研究组（National Surgical Adjuvant Breast and Bowel Project, NSABP）正在进行一项试验，在此期间，还没有足够的证据表明这些患者可以避免改良根治术后放疗。

6.12 术后放疗在三阴性乳腺癌中的应用

早期乳腺癌临床试验协作组（Early Breast Cancer Trialists' Collaborative Group, EBCTCG）已经证明了乳腺癌切除术后放疗可使阳性淋巴结患者获益，在即使只有单个淋巴结转移的情况下也是如此[3]。在这项试验中，

91

即使在系统治疗的情况下，增加放疗也会对总体复发、局部区域复发和乳腺癌死亡率产生积极的影响。接受系统治疗患者的乳腺癌死亡率的 HR 为 0.78，具有 1~3 枚阳性淋巴结患者的 HR 为 0.80，具有 4 个或更多阳性淋巴结患者的 HR 为 0.87。值得注意的是，接受系统治疗和有较少淋巴结负担的患者在乳腺癌死亡率上的获益实际上更加显著，这与 Punglia 假设曲线 [15] 一致，该曲线描绘了远处转移风险或系统治疗的有效性和局部治疗获益的关系。在丹麦乳房切除术后试验 82b 和 82c 中，接受术后放疗患者的绝对获益较低 [53]，这些数据可能引起了一些关注。这项分析表明，三阴性乳腺癌患者的总生存（OS）获益不足（39% vs. 32%），局部复发（LR）率的绝对降低值为 17%。尽管这些患者接受了环磷酰胺、氨甲蝶呤和氟尿嘧啶（CMF）的化疗，但在这个以淋巴结阳性为主的人群中，这一令人沮丧的总生存（OS）率表明系统治疗并不是最佳的，这也限制了放疗对总生存率影响的作用。与该研究类似的分析 [54] 将患者分为以下亚组："良好"组是指 5 个有利标准中至少具有 4 个（阳性淋巴结 <3 个，肿瘤直径 <2cm，1 级恶性肿瘤，ER 或 PR 受体阳性，HER2 阴性）；"差"组是指 3 个不利标准中至少具有 2 个（阳性淋巴结 >3 个，肿瘤直径 >5cm，3 级恶性肿瘤）；"中间"组是介于两者之间。对患者的这种划分表明，对局部控制最差的患者实际上对放疗的生存获益最小（图 6.2）。由于 ER 阴性的 3 级患者（三阴性

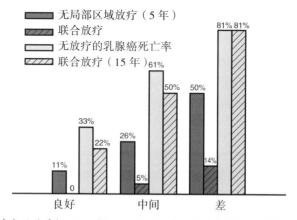

图6.2 乳腺癌术后放疗（PMRT）组和 CMF 化疗组的总生存（OS）率（较浅的灰色条）、局部复发（较深的灰色条）与预后之间的关系 [54]。值得注意的是，在这个今天被认为是低劣系统治疗的时代，PMRT 的 OS 获益主要见于预后较好的患者（经许可使用）

乳腺癌）属于"差"组，全身系统治疗占主导地位，因此局部治疗可能无法改善结果也就不足为奇了。对 12 项三阴性乳腺癌试验的荟萃分析将保乳手术（BCT）或术后放疗（PMRT）与单纯乳房切除术进行比较[55]。在这个试验中，尽管目前还没有观察到总体的生存获益，但术后放疗与单纯乳房切除术相比，局部复发 HR 为 0.62。随着现代系统治疗持续减少远处复发的进度，临床医生应注意避免治疗上的虚无主义，并继续为符合条件的三阴性乳腺癌患者提供术后放疗。

●○ 6.13 三阴性乳腺癌是乳腺癌切除术后放疗的单独指征吗？

考虑到该亚型乳腺癌较高的局部复发率，一些研究人员对通常不考虑术后放疗的三阴性乳腺癌患者进行了分析。对接受乳房切除术的 T1~2 N0 期患者的分析显示[56]，在仅接受乳房切除术而未接受术后放疗的患者中，局部复发率很低可以接受（1.9%），尽管他们指出，在切缘接近阳性或阳性的女性中，局部复发率为 12.5%。一项单中心的回顾性研究也分析了 T1~2 N0 期的三阴性乳腺癌患者[57]，发现局部无复发生存率在未接受放疗的情况下也很高（92.9%）。一项有趣的研究[58]分析了放疗对乳腺癌切除术后 I 期和 II 期三阴性乳腺癌患者的作用，其中 70% 的患者为 I 期，放疗后的 5 年 OS 率提高了近 12%。然而，这项研究中缺乏关于放疗方法的数据，也缺乏局部复发的详细信息，因此，这项研究对当前的实践指南几乎没有影响。

总 结

三阴性乳腺癌是乳腺癌治疗中的一个挑战，因为它不仅具有独特的自然病史，而且较其他亚型有很高的复发倾向。目前的数据还不支持仅根据乳腺癌亚型就修改局部治疗策略。对于主张根据当前的治疗标准进行放疗的研究者来说，在采用更新颖的治疗方法时应非常谨慎。

参考文献

[1] Fisher B, et al. Twenty-year follow-up of a randomized trial comparing total mastectomy, lumpectomy, and lumpectomy plus irradiation for the treatment of invasive breast cancer. N Engl J Med, 2002,347(16):1233–1241.

[2] Early Breast Cancer Trialists' Collaborative Group. Effect of radiotherapy after breastconserving surgery on 10–year recurrence and 15–year breast cancer death: metaanalysis of individual patient data for 10 801 women in 17 randomised trials. Lancet,2011,378(9804):1707–1716.

[3] McGale P, et al. Effect of radiotherapy after mastectomy and axillary surgery on 10–year recurrence and 20–year breast cancer mortality: meta-analysis of individual patient data for 8135 women in 22 randomised trials. Lancet, 2014,383(9935):2127–2135.

[4] Zaky SS, et al. The negative effect of triple-negative breast cancer on outcome after breastconserving therapy. Ann Surg Oncol, 2011,18(10):2858–2865.

[5] Gonzalez-Angulo AM, et al. Incidence and outcome of *BRCA* mutations in unselected patients with triple receptor-negative breast cancer. Clin Cancer Res,2011,17(5):1082–1089.

[6] Kwan ML, et al. Epidemiology of breast cancer subtypes in two prospective cohort studies of breast cancer survivors. Breast Cancer Res, 2009,11(3):R31.

[7] Carey LA, et al. Race, breast cancer subtypes, and survival in the Carolina Breast Cancer Study. JAMA, 2006,295(21):2492–2502.

[8] Lakhani SR, et al. The pathology of familial breast cancer: predictive value of immunohistochemical markers estrogen receptor, progesterone receptor, HER–2, and p53 in patients with mutations in *BRCA1* and *BRCA2*. J Clin Oncol, 2002,20(9):2310–2318.

[9] Moran MS, et al. Long-term outcomes and clinicopathologic differences of African-American versus white patients treated with breast conservation therapy for early-stage breast cancer. Cancer, 2008,113(9):2565–2574.

[10] Ray M, Polite BN. Triple-negative breast cancers: a view from 10,000 feet. Cancer J, 2010,16(1):17–22.

[11] Widschwendter P, et al. The influence of obesity on survival in early, high-risk breast cancer: results from the randomized SUCCESS A trial. Breast Cancer Res, 2015,17:129.

[12] Heitz F, et al. Triple-negative and HER2–overexpressing breast cancers exhibit an elevated risk and an earlier occurrence of cerebral metastases. Eur J Cancer, 2009,45(16):2792–2798.

[13] Dent R, et al. Triple-negative breast cancer: clinical features and patterns of recurrence. Clin Cancer Res, 2007,13(15 Pt 1):4429–4434.

[14] Elias AD. Triple-negative breast cancer: a short review. Am J Clin Oncol, 2010,33(6):637–645.

[15] Punglia, RS, et al. Local therapy and survival in breast cancer. N Engl J Med, 2007,356(23):2399–2405.

[16] Haffty BG, et al. Locoregional relapse and distant metastasis in conservatively managed triple negative early-stage breast cancer. J Clin Oncol, 2006,24(36):5652–5657.

[17] Nguyen PL, et al. Breast cancer subtype approximated by estrogen receptor, progesterone receptor, and HER-2 is associated with local and distant recurrence after breast-conserving therapy. J Clin Oncol, 2008,26(14):2373–2378.

[18] Millar EK, et al. Prediction of local recurrence, distant metastases, and death after breast conserving therapy in early-stage invasive breast cancer using a five-biomarker panel. J Clin Oncol, 2009,27(28):4701–4708.

[19] Lowery AJ, et al. Locoregional recurrence after breast cancer surgery: a systematic review by receptor phenotype. Breast Cancer Res Treat, 2012,133(3):831–841.

[20] Abdulkarim BS, et al. Increased risk of locoregional recurrence for women with T1–2N0 triple-negative breast cancer treated with modified radical mastectomy without adjuvant radiation therapy compared with breast-conserving therapy. J Clin Oncol, 2011,29(21):2852–2858.

[21] Kindts I, et al. Omitting radiation therapy in women with triple-negative breast cancer leads to worse breast cancer-specific survival. The Breast, 32:18–25.

[22] Moran MS, et al. Society of Surgical Oncology-American Society for Radiation Oncology Consensus Guideline on Margins for Breast-Conserving Surgery with Whole-Breast Irradiation in Stages I and II Invasive Breast Cancer. Ann Surg Oncol, 2014,21(3):704–716.

[23] Pilewskie M, et al. Effect of margin width on local recurrence in triple-negative breast cancer patients treated with breast-conserving therapy. Ann Surg Oncol, 2014,21(4):1209–1214.

[24] Punglia RS, et al. Impact of interval from breast conserving surgery to radiotherapy on local recurrence in older women with breast cancer: retrospective cohort analysis. BMJ, 2010:340.

[25] Huang J, et al. Does delay in starting treatment affect the outcomes of radiotherapy. A systematic review. J Clin Oncol, 2003,21(3):555–563.

[26] Gupta S, et al. The effect of waiting times for postoperative radiotherapy on outcomes for women receiving partial mastectomy for breast cancer: a systematic review and meta-analysis. Clinical Oncology, 28(12):739–749.

[27] Vrieling C, et al. Prognostic factors for local control in breast cancer after long-term follow-up in the EORTC boost vs no boost trial: a randomized clinical trial. JAMA Oncol, 2017,3(1):42–48.

[28] Bartelink H, et al. Whole-breast irradiation with or without a boost for patients treated with breast-conserving surgery for early breast cancer: 20-year follow-up of a randomised phase 3 trial. Lancet Oncol, 2015,16(1):47–56.

[29] Offersen BV, et al. ESTRO consensus guideline on target volume delineation for elective radiation therapy of early stage breast cancer. Radiother Oncol, 2015,114(1):3–10.

[30] The S.T.G, et al. The UK Standardisation of Breast Radiotherapy (START) TTrial B of

radiotherapy hypofractionation for treatment of early breast cancer: a randomised trial. Lancet,371(9618):1098–1107.

[31] Whelan TJ, et al. Long-term results of hypofractionated radiation therapy for breast cancer. N Engl J Med, 2010,362(6):513–520.

[32] Hypofractionated radiotherapy for breast cancer. N Engl J Med, 2010,362(19):1843–1844.

[33] Bane AL, et al. Tumor factors predictive of response to hypofractionated radiotherapy in a randomized trial following breast conserving therapy. Ann Oncol, 2014,25(5):992–998.

[34] Smith BD, et al. Fractionation for whole breast irradiation: an American Society for Radiation Oncology (ASTRO) evidence-based guideline. Int J Radiat Oncol Biol Phys, 2011,81(1):59–68.

[35] Anderson BM, et al. Locoregional recurrence by molecular subtype after multicatheter interstitial accelerated partial breast irradiation: results from the Pooled Registry of Multicatheter Interstitial Sites research group. Brachytherapy, 2016,15(6):788–795.

[36] Wilkinson JB, et al. Outcomes according to breast cancer subtype in patients treated with accelerated partial breast irradiation. Clin Breast Cancer, 2017,17(1):55–60.

[37] Strnad V, et al. 5-year results of accelerated partial breast irradiation using sole interstitial multicatheter brachytherapy versus whole-breast irradiation with boost after breast-conserving surgery for low-risk invasive and in-situ carcinoma of the female breast: a randomised, phase 3, non-inferiority trial. Lancet,387(10015):229–238.

[38] Ferlay J, et al. Estimates of worldwide burden of cancer in 2008: GLOBOCAN 2008. Int J Cancer, 2010,127(12):2893–2917.

[39] Konigsberg R, et al. Breast cancer subtypes in patients aged 70 years and older. Cancer Invest, 2016,34(5):197–204.

[40] Wildiers H, et al. Relationship between age and axillary lymph node involvement in women with breast cancer. J Clin Oncol, 2009,27(18):2931–2937.

[41] Bastiaannet E, et al. Lack of survival gain for elderly women with breast cancer. Oncologist, 2011,16(4):415–423.

[42] Barthelemy P, et al. Adjuvant chemotherapy in elderly patients with early breast cancer. Impact of age and comprehensive geriatric assessment on tumor board proposals. Crit Rev Oncol Hematol, 2011,79(2):196–204.

[43] Lin NU, et al. Clinicopathologic features, patterns of recurrence, and survival among women with triple-negative breast cancer in the National Comprehensive Cancer Network. Cancer, 2012,118(22):5463–5472.

[44] Gangi A, et al. Triple-negative breast cancer is not associated with increased likelihood of nodal metastases. Ann Surg Oncol, 2014,21(13):4098–4103.

[45] Giuliano AE, et al. Locoregional recurrence after sentinel lymph node dissection with or without axillary dissection in patients with sentinel lymph node metastases: long-term followup from the American College of Surgeons Oncology Group (Alliance) ACOSOG Z0011 Randomized Trial. Ann Surg, 2016,264(3):413–420.

[46] Donker M, et al. Radiotherapy or surgery of the axilla after a positive sentinel node in

breast cancer (EORTC 10981–22023 AMAROS): a randomised, multicentre, open-label, phase 3 non-inferiority trial. Lancet Oncol, 2014,15(12):1303–1310.

[47] Hennequin C, et al. Ten-year survival results of a randomized trial of irradiation of internal mammary nodes after mastectomy. Int J Radiat Oncol Biol Phys, 2013,86(5):860–866.

[48] Whelan TJ, et al. Regional nodal irradiation in early-stage breast cancer. N Engl J Med, 2015,373(4):307–316.

[49] Poortmans PM, et al. Internal mammary and medial supraclavicular irradiation in breast cancer. N Engl J Med, 2015,373(4):317–327.

[50] Liedtke C, et al. Response to neoadjuvant therapy and long-term survival in patients with triple-negative breast cancer. J Clin Oncol, 2008,26(8):1275–1281.

[51] Jwa E, et al. Locoregional recurrence by tumor biology in breast cancer patients after preoperative chemotherapy and breast conservation treatment. Cancer Res Treat, 2016,48(4):1363–1372.

[52] Mamounas EP, et al. Predictors of locoregional recurrence after neoadjuvant chemotherapy: results from combined analysis of National Surgical Adjuvant Breast and Bowel Project B–18 and B–27. J Clin Oncol, 2012,30(32):3960–3966.

[53] Kyndi M, et al. Estrogen receptor, progesterone receptor, HER–2, and response to postmastectomy radiotherapy in high-risk breast cancer: the Danish Breast Cancer Cooperative Group. J Clin Oncol, 2008,26(9):1419–1426.

[54] Kyndi M, et al. High local recurrence risk is not associated with large survival reduction after postmastectomy radiotherapy in high-risk breast cancer: a subgroup analysis of DBCG 82 b&c. Radiother Oncol, 2009,90(1):74–79.

[55] O' Rorke MA, et al. The value of adjuvant radiotherapy on survival and recurrence in triplenegative breast cancer: a systematic review and meta-analysis of 5507 patients. Cancer Treat Rev, 47:12–21.

[56] Truong PT, et al. Is biological subtype prognostic of locoregional recurrence risk in women with pT1-2N0 breast cancer treated with mastectomy? Int J Radiat Oncol Biol Phys, 2014,88(1):57–64.

[57] Chen X, et al. Radiotherapy can improve the disease-free survival rate in triple-negative breast cancer patients with T1-T2 disease and one to three positive lymph nodes after mastectomy. Oncologist,2013,18(2):141–147.

[58] Wang J, et al. Adjuvant chemotherapy and radiotherapy in triple-negative breast carcinoma: a prospective randomized controlled multi-center trial. Radiother Oncol, 2011,100(2):200–204.

第 **7** 章

三阴性乳腺癌的辅助与
新辅助化疗优化

Sonya Reid-Lawrence, Antoinette R. Tan, Ingrid A. Mayer

临床价值

- 对于高危、早期及局部晚期三阴性乳腺癌（TNBC），蒽环类、烷化剂、紫杉烷类化疗是目前的标准治疗方案。

- 对于低危、较小、淋巴结阴性的三阴性乳腺癌，可以考虑采用更短的化疗方案，如阿霉素与环磷酰胺（AC），多西紫杉醇或环磷酰胺（TC），或者环磷酰胺、氨甲蝶呤和 5- 氟尿嘧啶（CMF）。

- 对于 *BRCA* 突变的三阴性乳腺癌，考虑在新辅助化疗（NAC）中添加铂类制剂。

- 对于新辅助化疗后未达到病理完全缓解（pCR）的三阴性乳腺癌患者，可以考虑卡培他滨辅助治疗或者入组临床试验。

S. Reid-Lawrence, MBBS • I.A. Mayer, MD, MSCI (*)
Division of Hematology/Oncology, Vanderbilt University Medical Center,
Vanderbilt-Ingram Cancer Center, Nashville, TN, USA
e-mail: sonya.a.reid-lawrence@vanderbilt.edu; ingrid.mayer@vanderbilt.edu

A.R. Tan, MD, MHSc, FACP
Department of Solid Tumor Oncology and Investigational Therapeutics,
Levine Cancer Institute, Carolinas HealthCare System, Charlotte, NC, USA
e-mail: antoinette.tan@carolinashealthcare.org

© Springer International Publishing AG 2018
A.R. Tan (ed.), *Triple-Negative Breast Cancer*,
https://doi.org/10.1007/978-3-319-69980-6_7

7.1 引　言

三阴性乳腺癌是指雌激素受体（ER）、孕激素受体（PR）、人类表皮生长因子受体 2（HER2）均为阴性的乳腺癌亚型。三阴性乳腺癌约占所有浸润性乳腺癌的 15%~20%。大多数三阴性乳腺癌为高级别肿瘤，且它们中的大多数都具有基底样基因表达特征[1]。众所周知，三阴性乳腺癌是一种侵袭性的乳腺癌，其阶段性复发率高于 ER 或 PR 阳性及 HER2 扩增型乳腺癌[2]。三阴性乳腺癌的主要治疗方法为细胞毒性化疗。尽管该疾病具有异质性，而且没有已知的靶向生物标记，但相比于其他乳腺癌亚型，三阴性乳腺癌对新辅助化疗的应答率更高，这被称为三阴性乳腺癌悖论[3]。本章我们将回顾三阴性乳腺癌辅助与新辅助化疗中的治疗策略。

7.2 三阴性乳腺癌辅助化疗的考虑因素

乳腺癌的辅助治疗给患者带来了显著的无病生存（DFS）和总生存（OS）获益。目前，化疗是三阴性乳腺癌主要的辅助性治疗方法。很多回顾性研究评估了不同的辅助化疗方案，但并不是所有的研究都是针对三阴性亚型，主要是因为进行这些分析时，有关 HER2 状态的可用信息还非常少。

早期乳腺癌临床试验合作组（EBCTCG）表明，对于 ER 阴性或者 ER 缺乏乳腺癌，在辅助治疗中使用多种化疗能够显著降低其复发率、死亡率及全因死亡率[4]。在另一项荟萃分析中，ER 阴性、淋巴结阴性乳腺癌患者的总生存率达到了 16.7% 的获益，而 ER 阳性乳腺癌患者的总生存率仅为 4%[5]。从这些数据可以推断，辅助化疗能够对三阴性乳腺癌患者的预后产生显著的影响。

7.3 三阴性乳腺癌的辅助与新辅助化疗对比

由于各种原因，与特定患者的术前或新辅助化疗相比，初次手术后辅助化疗可能是目前的主要方案或首选方案[6]。据报道，新辅助与辅助治疗中使用化疗通常会产生相同的长期结果[7]。在三阴性乳腺癌的治疗中，常考虑新辅助治疗。其优点包括缩小肿瘤尺寸，以使选定的患者能够进行保乳手术，或者限制腋窝淋巴结取样的范围，将不可手术的肿瘤变得可以手术，并对肿瘤化疗敏感性进行体内评估。

尽管进行了最佳的全身化疗，但在接受蒽环类和紫杉烷类标准新辅助化疗的女性中，只有30%能够达到病理完全缓解（pCR），即乳房与腋窝均无残留病变[8]。一般认为，乳腺癌患者在新辅助治疗后获得pCR，具有较好的长期预后[9]。更具体地说，在接受蒽环类和以紫杉烷类为基础的新辅助化疗的三阴性乳腺癌患者中，约30%达到pCR，并且与上述数据一致，在这组患者中，对新辅助化疗达到pCR也被证明是一个强有力的积极预后因素[8]。另一方面，在给予新辅助化疗后依然有残留癌的患者有转移复发和死亡的风险[10,11]。

7.4 三阴性乳腺癌的辅助治疗方案

为了降低三阴性乳腺癌患者定性手术后的疾病复发风险，标准辅助疗法中包括含有蒽环类、烷化剂和紫杉烷类的方案。包括美国临床肿瘤学会（ASCO）、美国国立综合癌症网络（NCCN）在内的几个组织对HER阴性疾病有几种常用的辅助方案，其使用可以推演到三阴性乳腺癌的治疗上（表7.1）[12,13]。一般来说，对于淋巴结阳性（N1或者更高）的三阴性乳腺癌患者，不管原发肿瘤的大小如何，以及在淋巴结阴性且肿瘤尺寸>1cm的患者中，推荐行辅助化疗。这些方案也经常在新辅助方案中互换使用。

包括美国乳腺与肠道外科辅助治疗研究组（National Surgical Adjuvant Breast and Bowel Project, NSABP）B-30和东部肿瘤协作组（Eastern Cooperative Oncology Group, ECOG）1199在内的多项研究显示了蒽环和紫杉烷类序贯给药对ER阴性乳腺癌的益处（表7.2）[14,15]。在早期HER2阴性乳腺癌的治疗中序贯添加紫杉烷在其他研究中也得到了证实，包括癌症与白血病研究组B（CALGB）9344/INT1048，该研究比较了阿霉素和环磷酰胺（AC）联合（或不联合）紫杉醇，以及GEICAM

9906 研究，比较了 5- 氟尿嘧啶、表柔比星、环磷酰胺（FEC）联合（或不联合）紫杉醇[16,17]。在这些研究中，亚组分析表明添加紫杉烷有利于三阴性乳腺癌的治疗。此外，已经证明蒽环类和环磷酰胺联合紫杉烷的效果优于单独使用蒽环类与环磷酰胺。乳腺癌国际研究组（the Breast Cancer International Reasearch Group,BCIRG）001 辅助试验表明，在三阴性乳腺癌淋巴结阳性亚组中，多西紫杉醇、阿霉素和环磷酰胺（TAC）与 5- 氟尿嘧啶、阿霉素和环磷酰胺（FAC）相比，能够更好地改善无病生存（DFS）和总生存（OS）[18,19]。GEICAM 9805 研究表明在高危淋巴结阴性乳腺癌和三阴性乳腺癌亚组的辅助治疗中，TAC 疗法要优于 FAC 疗法[20]。序贯或同时使用紫杉烷是可以接受的。在大规模辅助 NSABP B-38 研究中，与剂量密集序贯形式的 AC 联合紫杉醇疗法相比，联合使用 TAC 疗法并未取得任何优势，而且每种方案的毒性特征也不同[21]。

也有证据表明，在辅助条件下使用 4 个疗程的 AC 之后，相比于每隔 3 周使用 4 个剂量的多西紫杉醇或者紫杉醇，每周使用 12 个剂量的紫杉醇能够改善三阴性亚组患者的 DFS 和 OS[15]。另一种常用的辅助治疗方案是剂量密集序贯方案，每隔两周使用一次紫杉醇，同时辅以生长因子支持。西南肿瘤研究组（the Southwestern Oncology Group,SWOG）

表 7.1　高危三阴性乳腺癌的辅助和新辅助治疗常用方案

序贯疗法

· 阿霉素 – 环磷酰胺 ×4→紫杉醇，每周 1 次 ×12 周

　第 1 天阿霉素 $60mg/m^2$ 静脉注射

　第 1 天环磷酰胺 $600mg/m^2$ 静脉注射

　每 21d 一个疗程，共 4 个疗程

　随后：

　静脉注射 $80mg/m^2$ 紫杉醇，每周 1 次，持续 12 周

· 剂量密集阿霉素 – 环磷酰胺 ×4→剂量密集紫杉醇 ×4

　第 1 天阿霉素 $60mg/m^2$ 静脉注射

　第 1 天环磷酰胺 $600mg/m^2$ 静脉注射

每 14d 一个疗程，共 4 个疗程，辅以骨髓生长因子支持

随后：

第 1 天紫杉醇 175mg/m² 静脉注射

每 14d 一个疗程，共 4 个疗程，辅以骨髓生长因子支持

· 阿霉素 – 环磷酰胺 ×4→多烯紫杉醇 ×4

第 1 天阿霉素 60mg/m² 静脉注射

第 1 天环磷酰胺 600mg/m² 静脉注射

每 21d 一个疗程，共 4 个疗程

随后：

第 1 天多西紫杉醇 100mg/m² 静脉注射

每 21d 一个疗程，共 4 个疗程

· 氟尿嘧啶 – 表柔比星 – 环磷酰胺 ×3→多西紫杉醇 ×3

第 1 天氟尿嘧啶 500mg/m² 静脉注射

第 1 天表柔比星 100mg/m² 静脉注射

每 21d 一个疗程，共 3 个疗程

随后：

第 1 天多西紫杉醇 100mg/m² 静脉注射

每 21d 一个疗程，共 3 个疗程

· 剂量密集表柔比星 – 环磷酰胺 ×4 个疗程→剂量密集紫杉醇 ×4 个周期

第 1 天表柔比星 90mg/m² 静脉注射

第 1 天环磷酰胺 600mg/m² 静脉注射

每 14d 一个疗程，共 4 个疗程，辅以骨髓生长因子支持

随后：

第 1 天紫杉醇 175mg/m² 静脉注射

每 14d 一个疗程，共 4 个疗程，辅以骨髓生长因子支持

（续表 7.1）

同期治疗

· 多西紫杉醇 – 阿霉素 – 环磷酰胺 ×6

第 1 天多西紫杉醇 75mg/m² 静脉注射

第 1 天阿霉素 50mg/m² 静脉注射

第 1 天环磷酰胺 500mg/m² 静脉注射

每 21d 一个疗程，共 6 个疗程，辅以骨髓生长因子支持

不含蒽环霉素的疗法

· 多西紫杉醇 – 环磷酰胺 ×4

第 1 天多西紫杉醇 75mg/m² 静脉注射

第 1 天环磷酰胺 600mg/m² 静脉注射

每 21d 一个疗程，共 4 个疗程，辅以骨髓生长因子支持

· 多西紫杉醇 – 卡铂 ×6

第 1 天多西紫杉醇 75mg/m² 静脉注射

第 1 天卡铂 AUC 6 静脉注射

每 21d 一个疗程，共 6 个疗程，辅以骨髓生长因子支持

· 环磷酰胺 – 氨甲蝶呤 – 氟尿嘧啶 ×6

第 1~14 天环磷酰胺 100mg/m² 静脉注射

第 1 天和第 8 天氨甲蝶呤 40mg/m² 静脉注射

第 1 天和第 8 天氟尿嘧啶 600mg/m² 静脉注射

每 18d 一个疗程，共 6 个疗程

表 7.2　评价紫杉烷类药物治疗乳腺癌的部分辅助性临床试验

研究	病例数	LN+	紫杉烷使用时机	分组	5 年 DFS 率	5 年 OS 率
ECOG 1199	4 950	88%	连续	Tw × 12	78%	86%
				T × 4	81%	87%
				Pw × 12	82%	90%
				P × 4	77%	87%

（续表 7.2）

CALGB 9344/ INT1048	3 121	100%	连续	AC×4	65%	77%
				AC×4→P×4	70%	80%
GEICAM 9906	1 246	100%	连续	FEC×6	72%	87%
				FEC×4→Pw×8	79%	90%
BCIRG 001	1 491	100%	同期	FAC×6	68%	81%
				TAC×6	75%	87%
GEICAM 9805	1 059	0	同期	FAC×6	86%	95%
				TAC×6	91%	97%
NSABP B-38	4 894	100%	同期与连续	TAC×6	80%	90%
				ddAC×4→ddP×4	82%	89%
				ddAC×4→ddPG×4	81%	91%

AC：每三周一次的阿霉素与环磷酰胺；BCIRG：乳腺癌国际研究组；CALGB：癌症与白血病研究组 B；ddAC：每两周一次的剂量密集阿霉素与环磷酰胺；DFS：无病生存；ddP：每两周一次的剂量密集紫杉醇；ddPG：每两周一次的剂量密集紫杉醇与吉西他滨；ECOG：东方肿瘤研究协作组；LN+：涉及腋窝淋巴结的患者比例；FAC：氟尿嘧啶、阿霉素、环磷酰胺；FEC：氟尿嘧啶、表柔比星、环磷酰胺；NSABP：美国乳腺与肠道外科辅助治疗研究组；OS：总生存；P：每三周一次的紫杉醇；Pw：每周一次的紫杉醇；T：每三周一次的多西紫杉醇；TAC：多西紫杉醇、阿霉素、环磷酰胺；Tw：每周一次的多西紫杉醇

S0221 研究表明，在三阴性乳腺癌亚组中，每两周的剂量密集型疗法与每周一次紫杉醇方案在疗效上并无差异，每两周一次的紫杉醇优于每三周一次的紫杉醇方案[22]。

目前已经尝试了多种方法来增强当前的标准疗法，以降低早期三阴性乳腺癌的复发风险。NSABP B-38 在淋巴结阳性、HER2 阴性乳腺癌的辅助治疗中，在蒽环类和紫杉烷基础上增加第四种药物–吉西他滨，并未获得任何益处[21]。在 BEATRICE 试验中，对于早期三阴性乳腺癌的标准辅助化疗方案中添加靶向药物贝伐单抗（一种针对血管内皮生长因子 A 的单克隆抗体）并未改善 OS[23]。NRG-BR003 Ⅲ期辅助临床试验评估了卡铂的作用，在该试验中，高危早期三阴性乳腺癌患者在接受

AC 治疗后，被随机分为紫杉醇联合或不联合卡铂组（NCT02488967）。

综上所述，对早期三阴性乳腺癌患者的常用治疗方法是序贯剂量密集 AC 方案、剂量密集紫杉醇方案及序贯的蒽环类或烷化剂，然后是每周一次的紫杉烷。蒽环类、烷化剂和紫杉烷同时使用也是可以接受的。在有些国家，对于早期三阴性乳腺癌患者，标准治疗方案是以表柔比星为基础的方案，包括表柔比星和环磷酰胺联合或不联合氟尿嘧啶，随后采用紫杉烷[24]。

7.5 小型淋巴结阴性三阴性乳腺癌

当三阴性乳腺癌病灶极小或者患者无法接受蒽环类或紫杉烷类药物时，不能采用多药物主导方案。对于 T1aN0 或者 T1bN0 三阴性肿瘤（≤ 1cm），关于化疗获益和最佳化疗方案的可用信息很少。临床医生在遇到直径 ≤ 1cm 的三阴性乳腺癌时，需要讨论风险 / 收益比。一项单中心回顾性研究报道了 194 例肿瘤直径 ≤ 1cm 的淋巴结阴性三阴性乳腺癌的临床治疗效果，发现预后较好，不论是否接受化疗，这些患者的 5 年远处无复发生存（RFS）率达到 95%[25]。

另外一个有关淋巴结阴性、小病灶的三阴性乳腺癌的问题是能否采用非蒽环类药物的化疗方案。当不推荐或无法使用蒽环类药物时，ASCO 指南为辅助治疗方案提供了一些指导意见，这些意见适用于 T1b 肿瘤和某些 T1c 肿瘤[12]。美国癌症研究（the US Oncology Research，USOR）试验 9735 显示，与 4 个周期的 AC 相比，4 个周期的多西紫杉醇和环磷酰胺（TC）有更高的无病生存（DFS）率[26]。此外，对于不适合使用蒽环类和紫杉烷类药物的患者，可考虑联合使用 6 个周期的环磷酰胺、氨甲蝶呤和氟尿嘧啶（CMF）。在使用 CMF 作为辅助化疗方案的回顾性分析中，证明 CMF 对早期三阴性乳腺癌患者是有效的[27, 28]。

由于认识到淋巴结阴性的小病灶三阴性乳腺癌 的 5 年复发风险较低（不足 10%）且治疗获益很小，因此当肿瘤直径 >1cm（T1c）或者医学上认为合适时，对于淋巴结阴性三阴性乳腺癌，合理的辅助治疗方案应该是化疗。对于 0.6~1cm（T1b）的三阴性乳腺癌，考虑进行化疗，并与患者就其收益和风险之间的平衡展开讨论。对于 ≤ 0.5cm（T1a）的三阴性乳腺癌，考虑临床观察。

7.6 蒽环类药物在三阴性乳腺癌治疗中的作用

正如之前所讨论的结果，一项研究表明在早期 HER2 阴性乳腺癌的治疗中，TC 疗法要优于 AC 疗法[26]。此外，Harbeck 与其同事比较了 TC 疗法与含有紫杉烷的 AC 疗法（AC-Tax），发现对于 ER 阳性乳腺癌和中等风险的三阴性乳腺癌患者来说，6 个周期的 TC 并不比 AC-Tax 疗法的效果差[29]。但是，在 4 130 例行乳房切除术的高危 HER2 阴性乳腺癌女性中展开的 TC 对比 AC-Tax 疗法的 ABC（早期乳腺癌蒽环霉素）Ⅲ 期辅助试验中，结果显示，加入蒽环类药物可以改善无侵袭性疾病生存率（invasive disease-free survival, IDFS）[TC 为 86.6%，AC-Tax 为 89.6%，HR 为 1.42(1.04~1.94)][30]。这些数据表明，对于低复发风险（最多有 3 个淋巴结受累，ER 阳性乳腺癌）女性和低风险三阴性乳腺癌（<T2 N0 肿瘤）女性，考虑采用 4~6 个周期的 TC 作为辅助化疗是合理的，而对于高危 HER2 阴性乳腺癌（≥ T2 N0 的三阴性乳腺癌，有淋巴结转移的高级别 ER 阳性乳腺癌）女性，化疗方案中加入蒽环类药物仍然很重要。

7.7 铂类药物在三阴性乳腺癌新辅助治疗中的作用

通过基因表达谱分析，很多三阴性乳腺癌都可按照 PAM50 内在亚型分类法划分为"基底样"[31, 32]。这些基底样三阴性乳腺癌与 *BRCA1* 突变携带者的肿瘤存在很多相似之处，包括级别更高，ER 阴性、PR 阴性和 HER2 阴性的概率更高，p53 突变频率更高，以及基底角蛋白的表达并通过基因表达谱聚类[33]。由于 *BRCA1* 突变性癌具有基因组不稳定性和对 DNA 交联剂的敏感性，因此针对 DNA 修复缺陷的药物，如 PARP 抑制剂和铂类药物，对这些肿瘤都有效[34-36]。这些观察结果激发了人们评估以铂剂为基础的化疗可使三阴性乳腺癌潜在获益的热情。

多项临床研究考察了铂类化合物（如卡铂与顺铂）在三阴性乳腺癌新辅助治疗中的作用。这些研究将病理完全缓解（pCR）作为终点，因为人们普遍认为，获得较高 pCR 的患者表现出更好的长期结果，而新辅助化疗后的高残留疾病负荷与高复发率和高死亡率相关[8,9]。在波兰由 Byrski 与其同事进行的一项研究中，*BRCA1* 突变的 I ~ Ⅲ 期乳腺癌患者在接受 4 个周期的顺铂新辅助治疗后，pCR 率达到了 61%（65/107）[37]。在一项小型单组研究中，28 例 Ⅱ 期和 Ⅲ 期三阴性乳腺癌女性患者接受了 4 个周期的新辅助单药顺铂治疗，pCR 率为 22%（6/28），其中包括 2 例 *BRCA1* 胚系突变患者；64%（18/28）的患者出现临床完全缓解（CR，50%）或者部分缓解（PR，14%）[34]。另外一项对 51 例早期三阴性乳腺癌患者的研究中，患者在手术前接受 4 个周期的新辅助顺铂治疗和 3 个周期的贝伐单抗治疗，pCR 率为 15%[39]。在早期三阴性乳腺癌患者中观察到铂剂的单药临床活性也支持将其纳入我们的标准新辅助治疗方案中。INFORM 试验（NCT01670500）是一项随机 Ⅱ 期研究，在新诊断的携带胚系 *BRCA* 突变的乳腺癌病例中，比较新辅助顺铂与 AC 方案的效果。该研究的结果应该会有助于我们进一步了解铂类药物对三阴性乳腺癌的临床效果。

GeparSixto 与 CALGB 40603 是两项大型随机 Ⅱ 期新辅助试验，它们用相似的设计评估了铂类药物对三阴性乳腺癌的治疗效果。由德国乳腺研究组开展的 GeparSixto Ⅱ 期试验比较了 315 例早期三阴性乳腺癌患者每周一次紫杉醇与非聚乙二醇化阿霉素脂质体 ×18 周方案以及每 3 周一次联合或不联合卡铂的贝伐单抗方案[40]。在这项研究中，加入卡铂能够将乳腺与腋窝淋巴结的 pCR 率从 37% 提高到 53%（*P*=0.005）。CALGB 40603（联盟）Ⅱ 期试验在每周紫杉醇 ×12 周的新辅助方案加上 4 个周期剂量密集阿霉素和环磷酰胺（ddAC）的基础上，评估了 443 例 Ⅱ 期或 Ⅲ 期三阴性乳腺癌患者增加每 3 周、4 个周期卡铂和（或）贝伐单抗的疗效[41]。在这项研究中，卡铂的加入能够将乳腺和淋巴结的 pCR 率从 41% 显著提升至 54%（*P*=0.002 9）。在 GeparSixto 试验中，3 年无事件生存率（event-free survival, EFS）从 76.1% 提高至 85.8%

（HR=0.56；P=0.035）；然而，CALGB 40603 试验没有显示出任何 EFS 改善。需要注意的是，这两项研究都不是为了解决向新辅助化疗中添加卡铂的 EFS 或 OS 获益的问题。样本规模较小引起的精确度不足可能是两项试验在 DFS 方面存在差异的原因[42]。pCR 率增高与 EFS 提高之间的关联并未得到证实。Cortazar 与其同事开展的一项汇总分析并未证实 pCR 可以作为改善 EFS 和 OS 的替代终点，因为一些达到 pCR 的患者会复发，而很多残留病灶的患者并未出现复发，而且 pCR 的微小差异可能永远不会转化为 EFS 的改善[43]。这两个试验中 pCR 率的提高都是以毒性增加为代价的，接近 50% 的患者在治疗过程中减少了剂量。

对于患有继发性心功能障碍而不是蒽环类药物候选者或者之前已经达到蒽环类药物最大剂量的早期三阴性乳腺癌患者，多项小型研究评估了新辅助无蒽环类药物的铂类联合紫杉烷方案。Sharma 与其同事表明在 *BRCA* 突变、*BRCA* 野生型 I ~ Ⅲ 期三阴性乳腺癌患者中，在每 3 周一次、总共 6 个周期的多西紫杉醇和卡铂治疗之后，pCR 率分别达到了 59% 和 56%[44]。该方案对于这一亚群的三阴性乳腺癌患者来说是合理的选择。

总之，对于患有高危 *BRCA* 突变的年轻三阴性乳腺癌患者来说，在三阴性乳腺癌新辅助治疗中添加铂类药物是最令人信服的选择，但是对于对系统治疗出现临床反应增加且能够改善局部控制的患者（如在诊断时患有炎性乳腺癌或者不可手术的三阴性乳腺癌患者）来说，采用这个方案也可能是合理的。在未经选择的患者中，在标准新辅助化疗方案中添加铂类药物仍然具有争议，因为尚不清楚它是否有助于改善长期结果。

7.8 新辅助治疗的结果

在完成新辅助治疗与手术后，不论残留病灶的负担如何，观察是手术切除肿瘤后无临床转移证据的三阴性乳腺癌患者的标准护理方案。但是，具有高残留率的三阴性乳腺癌患者在完成新辅助治疗后有非常高的复发风险。在完成新辅助化疗后，额外化疗是否会使有残留病灶的三阴性乳腺癌患者获益？这个问题能够从 3 项新辅助治疗后试验中得到的足够的数据来解答，它们分别为 CREATE-X、EA1131、S1418。

日本Ⅲ期 CREATE-X（JBCRG–04）试验选择了 910 例接受蒽环类、紫杉醇或两者联合的新辅助化疗方案但未达到 pCR 的 I~Ⅲb HER2 阴性乳腺癌患者，随机给予 8 个周期的卡培他滨辅助治疗或观察[45]。卡培他滨剂量为 2 500mg/（m^2·d），每 3 周为 1 个周期，第 1~14 天给药，口服，每天两次。在一项预先计划的亚组分析中，对于三阴性乳腺癌患者来说，卡培他滨组的 DFS 率为 69.8%，而对照组为 56.1%[复发、第二癌症、死亡的 HR 为 0.58，95% CI(0.39,0.87)]，而 OS 分别为 78.8% 和 70.3%[死亡的 HR 为 0.52，95%CI(0.30,0.90)]，对于接受卡培他滨治疗的患者来说，产生了近 9% 的绝对 OS 获益。

另外两项关于新辅助治疗后的大型研究，特别是针对接受新辅助化疗后有乳腺和淋巴结残留病灶的三阴性乳腺癌患者的研究仍在进行中。一项由东方协作肿瘤研究组–美国放射学会影像网（ECOG-ACRIN）展开的Ⅲ期随机试验 EA1131（NCT02445391）将评估新辅助蒽环联合紫杉醇化疗后有残留病灶的三阴性乳腺癌患者中，哪个亚组在添加顺铂、卡铂或卡培他滨之后会出现 DFS 获益。在缺乏已知的长期获益的情况下，这项试验的结果最终将有助于使未经选择的患者（其中很多患者永远也不会复发）避免暴露于毒性治疗中。S1418（NRG–BR006、NCT02954874）是另一项随机Ⅲ期临床试验，该试验入选了新辅助化疗后仍有残留病灶的三阴性乳腺癌患者，然后评估了针对程序性细胞死亡受体 1 的抗体——派姆单抗（Pembrolizumab）对这些患者为期 1 年的疗效和安全性。尽管 CREATE-X 试验获得了阳性结果，但这只是一个单次试验。此时，有必要讨论卡培他滨在符合 CREATE-X 试验标准的患者中的作用，或考虑纳入临床试验。值得注意的是，在卡培他滨代谢方面存在药代动力学和药物基因组学差异，这解释了为什么亚洲人群能够耐受更高剂量的卡培他滨[46]。可以考虑在每 3 周的第 1~14 天分次给予每天 2 000mg/m^2 的卡培他滨，然后根据患者的耐受程度调整剂量。

总　结

　　三阴性乳腺癌是一种复杂的异质性疾病。给予包含蒽环、烷化剂、紫杉烷的新辅助或辅助化疗方案是高危三阴性乳腺癌的标准治疗方案。亚厘米的较小三阴性乳腺癌可以采用短期化疗方案。在三阴性乳腺癌新辅助化疗中添加铂类药物依然是个体化治疗的一部分，尚未成为适用于所有患者的标准疗法。接受新辅助化疗后仍有残留病灶的三阴性患者是否采用额外的细胞毒性药物将取决于正在进行的临床试验的最终结果。目前正在进行多项临床试验，旨在评估新方案的效果，以期改善三阴性乳腺癌的临床疗效。

参考文献

[1] Dent R, Trudeau M, Pritchard KI, et al. Triple-negative breast cancer: clinical features and patterns of recurrence. Clin Cancer Res, 2007,13:4429-4434.

[2] Millikan RC, Newman B, Tse CK, et al. Epidemiology of basal-like breast cancer. Breast Cancer Res Treat, 2008,109:123-139.

[3] Carey LA, Dees EC, Sawyer L, et al. The triple negative paradox: primary tumor chemosensitivity of breast cancer subtypes. Clin Cancer Res, 2007,13:2329-2334.

[4] Early Breast Cancer Trialists' Collaborative G, Clarke M, Coates AS, et al. Adjuvant chemotherapy in oestrogen-receptor-poor breast cancer: patient-level meta-analysis of randomised trials.Lancet,2008,371:29-40.

[5] Berry DA, Cirrincione C, Henderson IC, et al. Estrogen-receptor status and outcomes of modern chemotherapy for patients with node-positive breast cancer. JAMA, 2006,295:1658-1667.

[6] Killelea BK, Yang VQ, Mougalian S, et al. Neoadjuvant chemotherapy for breast cancer increases the rate of breast conservation: results from the national cancer database. J Am Coll Surg, 2015,220:1063-1069.

[7] Rastogi P, Anderson SJ, Bear HD, et al. Preoperative chemotherapy: updates of National Surgical Adjuvant Breast and bowel project protocols B-18 and B-27. J Clin Oncol, 2008,26:778-785.

[8] von Minckwitz G, Untch M, Blohmer JU, et al. Definition and impact of pathologic complete response on prognosis after neoadjuvant chemotherapy in various intrinsic breast cancer subtypes. J Clin Oncol, 2012,30:1796-1804.

[9] Liedtke C, Mazouni C, Hess KR, et al. Response to neoadjuvant therapy and long-term survival in patients with triple-negative breast cancer. J Clin Oncol, 2008,26:1275-1281.

[10] Jones RL, Salter J, A'Hern R, et al. The prognostic significance of Ki67 before and after neoadjuvant chemotherapy in breast cancer. Breast Cancer Res Treat, 2009,116:53–68.

[11] Guarneri V, Piacentini F, Ficarra G, et al. A prognostic model based on nodal status and Ki–67 predicts the risk of recurrence and death in breast cancer patients with residual disease after preoperative chemotherapy. Ann Oncol, 2009, 20:1193–1198.

[12] Denduluri N, Somerfield MR, Eisen A, et al. Selection of optimal adjuvant chemotherapy regimens for human epidermal growth factor receptor 2 (HER2)–negative and adjuvant targeted therapy for HER2–positive breast cancers: an American Society of Clinical Oncology guideline adaptation of the cancer care Ontario clinical practice guideline. J Clin Oncol, 2016,34:2416–2427.

[13] National Comprehensive Cancer Network. Breast cancer (Version 2.2017–April 6, 2017). https://www.nccn.org/professionals/physician_gls/pdf/breast.pdf. Accessed 27 Aug 2017.

[14] Swain SM, Jeong JH, Geyer CE Jr, et al. Longer therapy, iatrogenic amenorrhea, and survival in early breast cancer. N Engl J Med, 2010,362:2053–2065.

[15] Sparano JA, Zhao F, Martino S, et al. Long-term follow-up of the E1199 phase III trial evaluating the role of taxane and schedule in operable breast cancer. J Clin Oncol, 2015,33:2353–2360.

[16] Hayes DF, Thor AD, Dressler LG, et al. HER2 and response to paclitaxel in node-positive breast cancer. N Engl J Med, 2007,357:1496–1506.

[17] Martin M, Rodriguez-Lescure A, Ruiz A, et al. Molecular predictors of efficacy of adjuvant weekly paclitaxel in early breast cancer. Breast Cancer Res Treat, 2010,123:149–157.

[18] Martin M, Pienkowski T, Mackey J, et al. Adjuvant docetaxel for node-positive breast cancer. N Engl J Med, 2005,352:2302–2313.

[19] Hugh J, Hanson J, Cheang MC, et al. Breast cancer subtypes and response to docetaxel in node-positive breast cancer: use of an immunohistochemical definition in the BCIRG 001 trial. J Clin Oncol, 2009,27:1168–1176.

[20] Martin M, Segui MA, Anton A, et al. Adjuvant docetaxel for high-risk, node-negative breast cancer. N Engl J Med, 2010,363:2200–2210.

[21] Swain SM, Tang G, Geyer CE Jr, et al. Definitive results of a phase III adjuvant trial comparing three chemotherapy regimens in women with operable, node-positive breast cancer: the NSABP B–38 trial. J Clin Oncol, 2013,31:3197–3204.

[22] Budd GT, Barlow WE, Moore HC, et al. SWOG S0221: a phase III trial comparing chemotherapy schedules in high-risk early-stage breast cancer. J Clin Oncol, 2015,33:58–64.

[23] Bell R, Brown J, Parmar M, et al. Final efficacy and updated safety results of the randomized phase III BEATRICE trial evaluating adjuvant bevacizumab-containing therapy in triple-negative early breast cancer. Ann Oncol, 2017,28:754–760.

[24] Martin M, Rodriguez-Lescure A, Ruiz A, et al. Randomized phase 3 trial of fluorouracil, epirubicin, and cyclophosphamide alone or followed by paclitaxel for early breast cancer.

J Natl Cancer Inst, 2008,100:805–814.

[25] Ho AY, Gupta G, King TA, et al. Favorable prognosis in patients with T1a/T1bN0 triple-negative breast cancers treated with multimodality therapy. Cancer, 2012,118:4944–4952.

[26] Jones SE, Savin MA, Holmes FA, et al. Phase III trial comparing doxorubicin plus cyclophosphamide with docetaxel plus cyclophosphamide as adjuvant therapy for operable breast cancer. J Clin Oncol, 2006,24:5381–5387.

[27] Cheang MC, Voduc KD, Tu D, et al. Responsiveness of intrinsic subtypes to adjuvant anthracycline substitution in the NCIC.CTG MA.5 randomized trial. Clin Cancer Res, 2012,18:2402–2412.

[28] Colleoni M, Cole BF, Viale G, et al. Classical cyclophosphamide, methotrexate, and fluorouracil chemotherapy is more effective in triple-negative, node-negative breast cancer: results from two randomized trials of adjuvant chemoendocrine therapy for node-negative breast cancer. J Clin Oncol, 2010,28:2966–2973.

[29] Harbeck N, Gluz O, Clemens MR, et al. Prospective WSG phase III PlanB trial: Final analysis of adjuvant $4 \times EC \rightarrow 4 \times$ docetaxel vs. $6 \times$ docetaxel/cyclophosphamide in patients with high clinical risk and intermediate-to-high genomic risk HER2–negative, early breast cancer. J Clin Oncol. 35 suppl (abstract 504), 2017.

[30] Blum JL, Flynn PJ, Yothers G, et al. Anthracyclines in early breast cancer: the ABC trials-USOR 06–090, NSABP B–46–I/USOR 07132, and NSABP B–49 (NRG oncology). J Clin Oncol, 2017,35:2647–2655.

[31] Perou CM, Sorlie T, Eisen MB, et al. Molecular portraits of human breast tumours. Nature, 2000,406:747–752.

[32] Bertucci F, Finetti P, Cervera N, et al. How basal are triple-negative breast cancers. Int J Cancer, 2008,123:236–240.

[33] Matros E, Wang ZC, Lodeiro G, et al. BRCA1 promoter methylation in sporadic breast tumors: relationship to gene expression profiles. Breast Cancer Res Treat, 2005,91:179–186.

[34] Turner N, Tutt A, Ashworth A. Hallmarks of 'BRCAness' in sporadic cancers. Nat Rev Cancer, 2004,4:814–819.

[35] Tutt A, Robson M, Garber JE, et al. Oral poly(ADP-ribose) polymerase inhibitor olaparib in patients with BRCA1 or BRCA2 mutations and advanced breast cancer: a proof-of-concept trial. Lancet, 2010,376:235–244.

[36] Byrski T, Huzarski T, Dent R, et al. Response to neoadjuvant therapy with cisplatin in BRCA1–positive breast cancer patients. Breast Cancer Res Treat, 2009,115:359–363.

[37] Byrski T, Huzarski T, Dent R, et al. Pathologic complete response to neoadjuvant cisplatin in BRCA1–positive breast cancer patients. Breast Cancer Res Treat, 2014,147:401–405.

[38] Silver DP, Richardson AL, Eklund AC, et al. Efficacy of neoadjuvant cisplatin in triple-negative breast cancer. J Clin Oncol, 2010,28:1145–1153.

[39] Ryan PD, Tung NM, Isakoff SJ, et al. Neoadjuvant cisplatin and bevacizumab in triple-

negative breast cancer: Safety and efficacy. J Clin Oncol, 2009,27 suppl (abstract 551).

[40] von Minckwitz G, Schneeweiss A, Loibl S, et al. Neoadjuvant carboplatin in patients with triple-negative and HER2-positive early breast cancer (GeparSixto; GBG 66): a randomised phase 2 trial. Lancet Oncol, 2014,15:747-756.

[41] Sikov WM, Berry DA, Perou CM, et al. Impact of the addition of carboplatin and/or bevacizumab to neoadjuvant once-per-week paclitaxel followed by dose-dense doxorubicin and cyclophosphamide on pathologic complete response rates in stage Ⅱ to Ⅲ triple-negative breast cancer: CALGB 40603 (alliance). J Clin Oncol, 2015,33:13-21.

[42] Prowell TM, Pazdur R. Pathological complete response and accelerated drug approval in early breast cancer. N Engl J Med, 2012,366:2438-2441.

[43] Cortazar P, Zhang L, Untch M, et al. Pathological complete response and long-term clinical benefit in breast cancer: the CTNeoBC pooled analysis. Lancet, 2014,384:164-172.

[44] Sharma P, Lopez-Tarruella S, Garcia-Saenz JA, et al. Efficacy of neoadjuvant carboplatin plus docetaxel in triple-negative breast cancer: combined analysis of two cohorts. Clin Cancer Res, 2017,23:649-657.

[45] Masuda N, Lee SJ, Ohtani S, et al. Adjuvant capecitabine for breast cancer after preoperative chemotherapy. N Engl J Med, 2017,376:2147-2159.

[46] Midgley R, Kerr DJ. Capecitabine: have we got the dose right. Nat Clin Pract Oncol,2009,6:17-24.

第8章

转移性三阴性乳腺癌的治疗

Anne P. O'Dea, Priyanka Sharma

临床价值

- 对有转移性乳腺癌临床证据的患者，应进行活检并重新评估激素和 HER2 的状态。

- 与非三阴性乳腺癌相比，三阴性乳腺癌的特点是内脏和软组织复发率较高，骨转移率较低。

- 对于大多数转移性三阴性乳腺癌患者推荐序贯单药化疗策略，直到病情进展或出现明显毒性。

- 在转移性三阴性乳腺癌的治疗中，胚系 *BRCA* 状态对于铂类药物的选择至关重要。

- 应鼓励转移性三阴性乳腺癌患者参与评估新药的临床试验。

8.1 诊断与临床表现

三阴性乳腺癌的诊断需要检测雌激素受体（ER）、孕激素受体（PR）和人类表皮生长因子受体2（HER2）的状态。对 ER、PR 和 HER2 状态的检测和临界值分别用于确定对内分泌治疗和 HER2 靶向治疗反应

A.P. O'Dea, MD • P. Sharma, MD (✉)
University of Kansas Medical Center, Westwood, KS, USA
e-mail: aodea@kumc.edu; psharma2@kumc.edu

© Springer International Publishing AG 2018
A.R. Tan (ed.), *Triple-Negative Breast Cancer*,
https://doi.org/10.1007/978-3-319-69980-6_8

的可能性，而不是专门确定三阴性表型。因此，在过去的 10 年中，用于描述三阴性乳腺癌的 ER、PR 和 HER2 临界值已经发生了变化。现在，大多数当代研究都使用美国临床肿瘤学会或美国病理学家学院 (ASCO / CAP) 指南，通过免疫组化（IHC）确定 ER、PR 和 HER2 阴性（通过 IHC 进行的 ER 和 PR 核染色不足 1%，如果 IHC 2 阳性或 IHC 未执行，HER2 IHC 染色 0~1 阳性或 FISH 比率 <2.0）[2, 3]。

所有具有转移性三阴性乳腺癌临床证据的患者都应接受完整的评估，以确定疾病程度，包括影像学评估和可疑病变的确认性活检，并检测 ER、PR 和 HER2 状态。大多数专业指南都推荐活检与重新评估激素和 HER2 受体状态 [2,8]。由于 ER 或 HER2 状态的改变对治疗具有重要的意义，因此临床意义显著。在一项针对 184 例患者的观察性研究中，原发性和复发性疾病的 ER、PR 和 HER2 状态的不一致率分别为 13%、28% 和 3%，导致 31% 的患者的治疗计划（基于转移性癌的表型）发生改变 [9]。这些发现加强了对转移瘤进行确认性活检以优化治疗的重要性。在认为可行和安全的情况下，骨外部位的活检优于骨转移灶活检。有研究报道，骨切片中的脱钙剂可能影响蛋白质的抗原性，从而影响对 ER、PR 和 HER2 的评估 [10,11]。在解释骨活检中 ER、PR 和 HER2 状态的结果时，应该记住这一点。

三阴性乳腺癌不仅与较高的复发风险相关，而且与较早的复发风险相关。在诊断后的前 2 年，三阴性乳腺癌的远处复发风险最高，5 年后的复发非常罕见 [6,12]。与激素受体阳性乳腺癌相比，三阴性乳腺癌具有较高的内脏和软组织复发率和较低的骨转移率 [6,7]。转移性三阴性乳腺癌患者的生存期短 [7,13]。中位生存期仅为 12~18 个月，而转移性 HER2 阳性乳腺癌患者的中位生存期为 5 年，这表明迫切需要为该亚组确定更有效的系统疗法 [14]。此外，对于转移性三阴性乳腺癌，一线化疗后的中位无进展生存（progressive-free survival, PFS）期非常低，为 3~4 个月，因此，迫切需要研究出更好的治疗转移性三阴性乳腺癌的策略 [15,16]。

8.2 三阴性乳腺癌与胚系 *BRCA* 突变

与其他亚型乳腺癌相比，三阴性乳腺癌患者的胚系 *BRCA* 突变发生率更高[17-20]。各种研究表明，有 15%~20% 的三阴性乳腺癌女性携带胚系 *BRCA1* 或 *BRCA2* 突变。大多数基因检测指南将三阴性乳腺癌亚型作为遗传性乳腺癌和（或）卵巢癌综合征（hereditary ovarian cancer syndrome，HBOC）咨询和检测建议的独立标准。NCCN 指南建议：无论患者的家族史如何，应对所有三阴性乳腺癌患者进行遗传风险评估，并对所有满 60 岁的三阴性乳腺癌患者进行 HBOC 检测。尽管有这些建议，但受到资金、保险覆盖范围及获得遗传咨询和检测机会的限制，在临床环境中应用 HBOC 检测仍然面临很大的挑战[19]。

◦。8.3 基本治疗原则

转移性乳腺癌系统治疗的主要目标是延长生存期，减轻症状或延迟症状的出现时间，以及提高生活质量。这些目标必须与治疗相关的毒性相平衡[21-23]。大多数适用于其他表型晚期乳腺癌的一般治疗原则也适用于三阴性乳腺癌。由于缺乏内分泌治疗、抗 HER2 治疗等靶向治疗，细胞毒性化疗仍是转移性三阴性乳腺癌系统治疗的基础。序贯单药化疗是转移性三阴性乳腺癌最广泛使用的治疗策略，通常的治疗方法是达到最大反应或无法耐受毒性时[22]。常用的单药化疗包括紫杉烷类、铂盐、蒽环类、抗代谢物、吉西他滨、长春花生物碱和非紫杉烷类微管蛋白聚合剂，如伊沙匹隆和艾瑞布林（表 8.1）。就个别患者而言，化疗药物的类型和顺序通常基于先前的化疗史（即使用的药物和与上次化疗的时间间隔），先前化疗中曾发生或持续的化疗毒性，以及患者的偏好。转移性三阴性乳腺癌的化疗通常持续到病情进展或出现明显毒性时。关于维持或持续治疗的概念，2011 年的一项荟萃分析对 11 项试验进行了分析，这些试验的对象是 2 300 例初次接受治疗的转移性乳腺癌患者，其中一些患者为三阴性乳腺癌。荟萃分析表明，与间歇性治疗相比，连续化疗与转移性乳腺癌的无进展生存（PFS）和总生存（OS）改善相关[24]。一项随机试验进一步评估了化疗持续时间在转移性乳腺癌中的作用。在这项研究中，324 例接受紫杉醇和吉西他滨（PG）治疗后病情至少稳定的转移性乳腺癌患者（其中 25% 为三阴性乳腺癌）被随机分配到观察组或维持 PG 化疗组直至疾病进展。维持化疗可改善 6 个月 PFS 率（60%

表 8.1 转移性三阴性乳腺癌的常用单药化疗方案

药物	剂量	频率
多西他赛	$75\sim100mg/m^2$	21d 周期的第 1 天
紫杉醇	$80mg/m^2$	每周一次
白蛋白紫杉醇	$100\sim150mg/m^2$	28d 周期的第 1 天，第 8 天，第 15 天
多柔比星	$60mg/m^2$	21d 周期的第 1 天
表柔比星	$60mg/m^2$	21d 周期的第 1 天
	$90mg/m^2$	21d 周期的第 1 天
脂质卡铂体多柔比星	$40\sim50mg/m^2$	28d 周期的第 1 天
顺铂	$60\sim75mg/m^2$	21d 周期的第 1 天
卡铂	AUC 6	21~28d 周期的第 1 天
	AUC 2	21d 周期的第 1 天，第 8 天，第 15 天
卡培他滨 [a]	$1\,000\sim1\,250mg/m^2$	21d 周期的第 1~14 天，每天两次
吉西他滨	$800\sim1\,250mg/m^2$	28d 周期的第 1 天，第 8 天，第 15 天
长春瑞滨	$20\sim30mg/m^2$	21d 周期的第 1 天，第 8 天，第 15 天
艾瑞布林	$1.4mg/m^2$	21d 周期的第 1 天，第 8 天
伊沙匹隆	$40mg/m^2$	21d 周期的第 1 天
环磷酰胺	$600mg/m^2$	21d 周期的第 1 天

a：orally administered, 口头管理；AUC：曲线下面积

vs. 36%）和 OS（32 个月 *vs.* 24 个月），但不良事件发生率更高[25]。在 post-hoc 子集分析中，维持化疗的改善结果主要见于年轻患者（<50 岁）和先前对化疗反应良好且主要是内脏转移的 ER 或 PR 阴性患者。根据这些观察结果，一般建议对化疗有反应的转移性三阴性乳腺癌患者在最佳反应之后继续治疗，特别是在治疗相关毒性可耐受且有限的情况下。

我们简要讨论了转移性三阴性乳腺癌治疗中常用的各种化疗方案。鉴于临床上对转移性三阴性乳腺癌的可用化疗方案缺乏令人满意的结果，我们鼓励患者在可行的情况下参与临床试验。目前，除了铂类药物的胚系 *BRCA* 状态外，临床上尚无可用的预测指标有助于选择转移性三

阴性乳腺癌的特异性化疗药物 (下文讨论)。

8.4 紫杉烷类药物

　　紫杉烷类药物通常用于大多数转移性三阴性乳腺癌患者的一线治疗，尤其是在新辅助或辅助紫杉烷治疗与转移性癌发展的间隔时间 >12 个月时。紫杉烷类药物是治疗乳腺癌最有效的药物之一。多西紫杉醇、紫杉醇和白蛋白紫杉醇对转移性三阴性乳腺癌通常有效。在比较紫杉烷类药物时，可以基于安全性和毒性特征及患者的用药偏好来进行选择。对于多西紫杉醇，每 3 周给药是首选的佐剂设置。事实证明，每 3 周给药的效果要优于每周给药[26]。对转移性乳腺癌，多西紫杉醇每 3 周的剂量范围为 80~100mg/m^2。与其他紫杉烷类药物每周给药相比，多西紫杉醇每 3 周给药对骨髓的抑制作用更强。但是，使用这种药物可以减少神经病变的风险。

　　紫杉醇可以每周或每 3 周给药一次。但是，建议乳腺癌患者每周用药，因为荟萃分析显示，与转移组和佐剂组每 3 周给药的方案相比，每周给药的方案疗效更好[27]。紫杉醇的首选给药剂量和方案是在 28 天周期的第 1 天、第 8 天和第 15 天按 80~100mg/m^2 给药。紫杉醇的一个重要毒性是其溶解所需的蓖麻油可能导致过敏反应。因此，使用该药前至少需要预防性使用 3~4 剂类固醇激素。与多西紫杉醇不同的是，紫杉醇在调整剂量后可安全地用于轻度至中度肝功能障碍患者，而在这种情况下应避免使用多西紫杉醇。

　　已经证明白蛋白紫杉醇在转移性乳腺癌中具有与紫杉醇相似的活性[28-30]。与紫杉醇或多西紫杉醇相比，白蛋白紫杉醇的输液反应风险较低，因此不需要预防性使用类固醇激素，这可能对存在明显高血糖风险或不能耐受全身性类固醇激素的患者具有吸引力。

8.5 蒽环类药物

　　蒽环类药物是三阴性乳腺癌新辅助化疗和辅助化疗的主要成分，这使得它们在转移性乳腺癌治疗中的应用受到一定的限制，特别是考虑到累积的心脏毒性风险。但是，对于早期未接受过此类药物治疗或伴有新转移灶的三阴性乳腺癌患者，蒽环类药物有一定的作用。多柔比星、表柔比星和脂质体多柔比星是可用于治疗转移性乳腺癌的3种蒽环类药物。对阿霉素和表柔比星在转移性乳腺癌中的应用效果还没有进行正面比较，两者之间的选择通常是基于机构偏好和成本。在未经选择的转移性乳腺癌中，与每3周给药的阿霉素相比，每4周给药的脂质体阿霉素具有同样的活性和更低的毒性[31]。脂质体阿霉素单药治疗转移性三阴性乳腺癌的活性尚不清楚。累积心脏毒性风险限制了转移性环境下基于蒽环类药物治疗的持续时间。当需要长期治疗时，如右雷佐生类药物可将与蒽环类药物相关的心脏毒性风险降至最低。但是考虑到大多数化疗药物的反应时间较短，这种情况在转移性三阴性乳腺癌中并不常见。

8.6 铂类药物

偶发的和胚系 *BRCA* 突变相关的三阴性乳腺癌在病理和分子上存在一些相似性[30-32]。*BRCA1* 突变相关的和偶发的三阴性乳腺癌之间的表型和分子相似性表明，很大比例的野生型 *BRCA* 三阴性乳腺癌可能通过替代机制参与了 *BRCA1* 通路功能障碍。因此，研究者们正在探索针对一般三阴性乳腺癌人群的 *BRCA1* 导向治疗途径，如铂类药物，人们对铂类药物治疗乳腺癌并不陌生。20 世纪 80 年代，在两项 Ⅱ 期研究中对顺铂作用于晚期乳腺癌的疗效进行了评估，发现其具有显著的单药一线活性，反应率为 50%~54%[33, 34]。由于其毒性，顺铂随后被弃用，并被毒副作用更小的其他药物替代，例如紫杉烷类和氟嘧啶类。最近，人们对三阴性乳腺癌和 *BRCA* 突变相关乳腺癌中铂类药物的应用产生了新的兴趣。

铂诱导的链间交联的修复激活了 *BRCA1* 介导的同源重组（homologous recombination，HR），并且有大量临床和体外证据表明，*BRCA1* 缺陷细胞对铂剂敏感[35-37]。观察性研究及小型新辅助和转移性研究表明，*BRCA* 突变相关的乳腺癌对铂类药物非常敏感[36-41]。在一项 Ⅱ 期研究中，顺铂单药在 *BRCA1* 突变相关的转移性乳腺癌中的应答率高达 80%[37]。一项非随机研究 (TBCRC009) 也表明，在转移性三阴性乳腺癌的一线或二线治疗中，胚系 *BRCA* 突变携带者对铂剂的应答率明显高于非携带者（54% *vs*.19%）。

最近的随机Ⅲ期三阴性乳腺癌试验（TNT）比较了卡铂与多西紫杉醇一线治疗对未经选择的转移性三阴性乳腺癌的疗效[41]。TNT 试验随机选取 376 例转移性三阴性乳腺癌患者，随机分为两组，分别给予卡铂（AUC 6/21 天）或多西紫杉醇（每 21 天 100mg/m²）治疗。卡铂和多西紫杉醇在未经选择的患者中疗效相同。但是，与多西紫杉醇相比，在胚系 *BRCA1* 或 *BRCA2* 突变患者中，卡铂的反应率和无进展生存（PFS）更高。与多西紫杉醇相比，有胚系 *BRCA1* 或 *BRCA2* 突变的患者对卡铂的反应是前者的两倍（68% *vs*. 33%），并且卡铂的中位 PFS 为 6.8 个月，而多西紫杉醇的中位 PFS 为 4.8 个月。综上所述，TNT 试验证明铂类单药化疗对胚系 *BRCA* 突变患者的疗效优于紫杉烷，强调了胚系 *BRCA* 状态对转移性三阴性乳腺癌患者治疗决策的重要性。除了胚系 *BRCA* 状态，在转移性环境中，还没有其他生物标志物选择组从铂类药物中获得优于紫杉烷的优势[43]。考虑到三阴性乳腺癌的分子异质性，铂类药物很可能只对三阴性乳腺癌患者的一个亚组有益。正在进行和未来转化研究（在下一节中描述）的重点是确定最有可能从铂类药物治疗中获益的三阴性乳腺癌患者。

8.7 抗代谢药物

8.7.1 卡培他滨

目前尚无前瞻性研究探索卡培他滨单药治疗转移性三阴性乳腺癌的疗效，但从前瞻性试验的亚组分析中可以观察到它的一些疗效。在转移性环境中，两项随机Ⅲ期试验比较了 1 712 例接受过蒽环类药物和紫杉烷治疗的患者接受卡培他滨联合伊沙匹隆与卡培他滨单药治疗的情况。在联合亚组分析中，857 例患者仅接受卡培他滨治疗，其中 208 例为三阴性乳腺癌。卡培他滨单药治疗组的总缓解率（overall response rate, ORR）为 25%，中位 PFS 为 4.2 个月，而三阴性乳腺癌亚组的 ORR 仅为 15%，中位 PFS 为 1.7 个月[32]。卡培他滨联合贝伐单抗的单组Ⅱ期研究表明，与三阴性乳腺癌相比，ER 阳性亚组的疗效更好。ER 阳性患者的总缓解率（ORR）为 47%，而三阴性乳腺癌为 27%；ER 阳性患者的进展时间为 8.9 个月，而三阴性乳腺癌为 4.0 个月[33]。这些观察结果表明，在先前接受紫杉烷和蒽环类药物治疗的患者中，卡培他滨单药治疗的活性非常低。当然，还需要更多的数据支持卡培他滨在三阴性乳腺癌治疗中活性有限的结论。卡培他滨仍然是治疗转移性三阴性乳腺癌时医生可选择的药物之一，尤其是在二线治疗及之后的治疗中。

8.7.2 吉西他滨

吉西他滨(嘧啶抗代谢物)单药治疗在转移性三阴性乳腺癌预处理中表现出一定的活性，ORR 范围为 16%~37%[34-36]。虽然吉西他滨单药在转移性三阴性乳腺癌中的疗效的研究数据有限，但其仍是蒽环类、紫杉烷和铂类药物治疗失败后可用的治疗方法之一。吉西他滨与其他化疗药物（包括紫杉烷或铂化合物）的组合对转移性三阴性乳腺癌的效果已经进行了研究，这些化疗方案在联合化疗部分将进行讨论。

8.8 靶向微管药物

8.8.1 长春瑞滨

长春瑞滨为半合成长春花生物碱，是另一种常用的转移性乳腺癌化疗药物，在重度预处理患者中表现出适度的单药活性（ORR 范围为 25%~45%）[37,39]。尚未在转移性三阴性乳腺癌人群中对此药进行专门的研究。

8.8.2 甲磺酸艾瑞布林

甲磺酸艾瑞布林是一种非紫杉烷类微管动力抑制剂，属于抑菌素类抗肿瘤药[40,41]。艾瑞布林从海绵 Halichondria okadai 中分离得到，是一种海藻酸钠 B 的合成类似物。它的作用是抑制微管聚合，从而通过 G2-M 期不可逆的有丝分裂阻滞导致细胞凋亡[42]。在转移性乳腺癌的Ⅲ期试验（EMBRACE）中，有 762 例经过预处理的患者被随机分配到使用艾瑞布林组和由医生选择组，从而证明了艾瑞布林的活性[43]。使用艾瑞布林治疗可显著改善 OS（中位值分别为 13.1 个月 vs.10.6 个月）。但随后的随机试验未能证明对于先前蒽环类药物和紫杉烷治疗的转移性乳腺癌患者，艾瑞布林作为一线、二线或三线疗法优于卡培他滨[44]。研究者将这两项艾瑞布林的 III 期临床试验数据进行汇总，以评估曾接受蒽环类药物和紫杉烷治疗的特定患者亚组能否从艾瑞布林中受益[45]。亚组分析表明，HER2 阴性和三阴性乳腺癌患者可以从艾瑞布林中获益。转移性三阴性乳腺癌患者在接受艾瑞布林治疗后的 OS 为 12.9 个月，而标准化疗药物的 OS 为 8.2 个月（HR = 0.74；P = 0.0006）。因此，艾瑞布林是治疗转移性三阴性乳腺癌的一种有价值的化疗药物。

8.8.3 埃博霉素

埃博霉素可以引起细胞周期停滞和凋亡，并通过与紫杉醇结合部位的结合稳定微管发挥作用[46]，但埃博霉素与微管的结合方式不同于紫杉烷，结构上也有所不同[47]。因此，这些化合物已显示出治疗紫杉醇耐药肿瘤的潜力，包括对多种药物耐药的肿瘤。两项随机 III 期临床试验（BMS 046 和 BMS 048）评估了伊沙匹隆和卡培他滨联合用药与卡培他滨单药的疗效和安全性。在 BMS 046 和 BMS 048 试验中，纳入了接受过蒽环类药物预处理和对紫杉烷类药物耐药的转移性乳腺癌患者[15, 48, 49]。在这两项试验中，在卡培他滨中加用伊沙匹隆可改善 PFS 和 ORR。

在两项试验的预先计划汇总分析中，对于 443 例转移性三阴性乳腺癌患者，与卡培他滨单药治疗相比，在卡培他滨中加用伊沙匹隆可改善 ORR（31% vs.15%）和中位 PFS（4.2 vs. 1.7 个月）[50]。在一项单组试验中对伊沙匹隆单药治疗进行了评估，该试验对 126 例转移性或局部晚期乳腺癌患者进行了评估，这些患者之前曾接受过蒽环类药物、紫杉烷和卡培他滨治疗，并且病情进展或已接受最低所需累积剂量。在这种高度预处理的环境中，单药 ORR 为 12.4%。伊沙匹隆于 2007 年被美国食品药品监督管理局（FDA）批准用于治疗对蒽环类、紫杉烷类和卡培他滨产生耐药或难治性转移性乳腺癌患者，或当肿瘤对蒽环类和紫杉烷类药物耐药或禁忌时与卡培他滨联合用药。虽然该药已被批准用于此类后期的临床治疗中，但临床有效性通常受到其毒性的限制，包括神经病变、血液毒性和疲劳。伊沙匹隆的其他给药方案也已在单组试验中进行了研究，似乎毒性更低[51, 52]。但是，目前还没有更大规模的研究结论来支持这种替代剂量表的常规临床使用。

● 8.9 联合化疗

虽然在大多数转移性三阴性乳腺癌病例中首选单药化疗，但在病情迅速恶化和即将发生内脏危象的情况下，可能需要双药联合化疗。联合化疗方案已被广泛用于转移性乳腺癌的研究，但很少有专门针对三阴性乳腺癌亚型的研究[53-57]。测试的大多数双药化疗方案都使用紫杉烷或铂类作为化疗药物之一。在一线和二线转移环境下，一些小型的双药化疗方案的I期和II期临床试验的ORR范围为20%~85%[53, 56, 58-61]。在蒽环类预处理的转移性乳腺癌患者中，对于未经选择的乳腺癌亚型患者，卡培他滨联合多西紫杉醇优于多西紫杉醇单药治疗，ORR为42%，中位PFS为6.1个月[62]。一项小型的II期研究表明，白蛋白紫杉醇联合每周卡铂和贝伐单抗一线治疗，ORR为85%，中位PFS为9.2个月[60]。卡铂联合吉西他滨在一线治疗中的ORR范围为32%~34%，中位PFS范围为5.5~6.5个月（这些试验中约2/3的患者接受过新辅助或紫杉烷辅助治疗）[55, 56]。在以往使用紫杉烷类药物治疗转移性癌或使用紫杉烷类行新辅助或辅助治疗两年内复发的情况下，卡铂联合吉西他滨方案的ORR为25%，中位PFS为4.4个月[55]。最近，一项随机II期试验(tnAcity)比较了转移性三阴性乳腺癌[57]一线治疗中使用的3种双药化疗方案（紫杉醇/吉西他滨，紫杉醇/卡铂，卡铂/吉西他滨）[57]。该随机II期试验显示，与白蛋白紫杉醇/吉西他滨（39%）或吉西他滨/卡铂（44%）相比，白蛋白紫杉醇/卡铂组（72%）的ORR更好。与ORR结果相似，与白蛋白紫杉醇/吉西他滨组相比（PFS中位数为7.4个月 vs. 5.4个月；$P = 0.03$）或使用吉西他滨/卡铂（PFS中位数为7.4个月 vs. 6.0个月；$P = 0.02$），白蛋白紫杉醇/卡铂组的PFS显著延长[57]。TnAcity试验中超过60%的患者曾接受过紫杉烷类药物新辅助或辅助治疗，2/3的患者曾接受过蒽环类药物新辅助或辅助治疗。TnAcity 试验的结果显示，紫杉醇 – 铂联合一线治疗转移性三阴性乳腺癌的疗效显著，尤其是在新辅助或辅助紫杉烷给药 12 个月后，或之前从未接触过新辅助或辅助紫杉烷时。在我们看来，在需要双重态的情况下，如出现快速进展的症状性疾病时，铂 – 紫杉烷的组合应该是首选。TnAcity 试验结果还显示，紫杉醇 – 铂联合一线治疗转移性三阴性乳腺癌的疗效显著，尤其是在新辅助或辅助紫杉烷给药 12 个月后，或之前从未接触过新辅助或辅助紫杉烷时。我们认为，在需要双药治疗的情况下，例如快速进展的症状性疾病，铂 / 紫杉烷组合应是首选。

8.10 PARP 抑制剂

多聚 [二磷酸腺苷（ADP ）– 核糖] 聚合酶（PARP）能够识别 DNA 损伤并促进 DNA 修复以维持基因组的稳定性。临床前研究表明，在 BRCA 缺乏的情况下抑制 PARP 会导致合成致死 [63-65]。PARP 抑制剂已显示出针对存在 DNA 修复缺陷的肿瘤的临床前和临床活性，特别是 BRCA1 和 BRCA2 缺陷的晚期乳腺癌和卵巢癌 [64-71]。PARP 抑制剂奥拉帕尼已被美国 FDA 批准作为单药疗法，可用于治疗与胚系 BRCA 突变相关的晚期难治性卵巢癌的首创药物。数项研究正在评估 PARP 抑制剂在单药或与化疗联合治疗胚系 BRCA 相关性早期和转移性乳腺癌的活性。OlympiAD 是一项随机、开放标签的 III 期临床试验，该研究比较了以往接受过 <3 种转移性癌化疗且携带胚系 BRCA 突变的 HER2 阴性转移性乳腺癌患者行奥拉帕尼单药治疗与医生选择的化疗方案 (卡培他滨、艾瑞布林或长春瑞滨) 的疗效 [72]。该试验证明了奥拉帕尼优于非铂化疗。奥拉帕尼组的中位 PFS 明显长于化疗组（7.0 个月 vs. 4.2 个月；$P<0.001$）；奥拉帕尼组的缓解率（RR）约为化疗组的两倍（59.9% vs. 28.8%）。两组间的 OS 没有显著差异，但该试验并不能评估 OS 的差异。反应开始的中位时间与奥拉帕尼相似。对于有症状或病情进展迅速的患者，化疗是一个重要的考虑因素。该试验无法检测亚组的治疗效果是否存在差异（即激素受体阳性乳腺癌 vs. 三阴性乳腺癌，先前使用铂金 vs. 未使用，BRCA1 vs. BRCA2 突变）。由于对照组的治疗方案中不包括铂类药物，因此该试验无法解决与 BRCA 突变相关

的乳腺癌患者中奥拉帕尼相对于铂类化疗方案的相对获益。值得注意的是，在 OlympiAD 研究中观察到的应答率为 59.9%，中位 PFS 为 7.0 个月，这与 TNT 研究中带有 *BRCA* 突变的 TNBC 患者在一线卡铂治疗中观察到的应答率 68.0% 和中位 PFS 为 6.8 个月相似 [73]。总而言之，OlympiAD 是第一个证明 PARP 抑制剂对 *BRCA* 突变相关转移性乳腺癌患者的疗效优于非铂类化疗的随机试验。在不同研究之间进行比较时，包括维利帕尼、奥拉帕尼、卢卡帕尼和他拉唑帕尼在内的各种 PARP 抑制剂在与胚系 *BRCA* 突变相关的转移性乳腺癌的单药治疗中，ORR 通常为 26%~40% [67, 69, 71, 74, 75]。反应率（RR）的变异性可能是由于基于先前治疗的程度和试验期间铂暴露的患者群体的异质性所致。最近发表了一项他拉唑帕尼的 II 期临床研究结果，该研究采用铂或多种细胞毒性方案对具有胚系 *BRCA1* 或 *BRCA2* 突变 (ABRAZO) 的晚期乳腺癌患者进行治疗 [76]。他拉唑帕尼单药治疗的 ORR 在先前接受过铂治疗的患者中为 21%，在之前接受过 3 种或以上化疗但没有铂剂的患者中为 37%。

　　PARP 抑制剂是一类重要的 *BRCA* 突变相关转移性乳腺癌的治疗药物，特别是对治疗选择有限的三阴性乳腺癌亚群。为了改进与 *BRCA* 突变相关的转移性三阴性乳腺癌患者的治疗策略，还需要进行其他的研究，这些研究需要基于激素和 HER2 状态观察 PARP 抑制剂对乳腺癌亚型的治疗效果，以及这些药物与铂类药物或以往曾使用过铂类药物患者的效果间的差异。

8.11 肝功能障碍患者的化疗方案

　　肝功能障碍化疗方案的选择对医生来说是一个挑战，因为许多化疗药物都要经过肝脏代谢。对存在肝功能障碍的患者，医生在选择化疗方案时应谨慎，因为许多化学制剂是经肝脏代谢。此外，由于肝脏是乳腺癌的常见累及部位之一，因此肝功能障碍通常可继发于广泛的肝转移。不幸的是，大多数临床试验招募时通常排除肝功能受损患者，关于肝功能障碍患者的个体化化疗药物的现有知识都是基于小型的回顾性研究。卡培他滨、环磷酰胺、卡铂和顺铂在轻度至中度肝功能障碍的设置中通常不需要调整剂量即可使用。紫杉烷类、蒽环类、长春瑞滨和吉西他滨在存在轻度至中度肝功能障碍患者中应用时，通常需要减少剂量，但白蛋白紫杉醇除外。我们建议肝功能障碍患者在接受化疗时，应密切监测化疗的特异性副作用。

8.12 局部病变或局部复发的系统治疗

具有同侧局部和区域复发（ipsilateral local and regional recurrences，ILRR）的三阴性乳腺癌患者发生远处转移和死于乳腺癌的风险很高。据报道，局部区域复发后的 5 年生存率为 45%～80%[77]。对于能够成功得到局部治疗且没有其他系统性疾病证据的患者，系统治疗方面的建议缺乏数据支持。国际乳腺癌研究小组（International Breast Cancer Study Group，IBCSG）与乳腺癌国际小组（Breast International Group，BIG）和 NSABP（IBCSG 27–02，BIG 1–02，NSABP B–37）合作进行了采用化疗辅助治疗局部复发性乳腺癌（CALOR）的试验，以确定化疗能否改善接受局部复发性乳腺癌手术切除的 ILRR 患者的预后[78]。CALOR 试验随机选择了 162 例局部复发性乳腺癌术后化疗（由医生选择）或不接受化疗的患者，结果发现化疗可以减少远处转移和二次局部转移。化疗组的 5 年 DFS 为 69%，而对照组为 57%。这种化疗效果在 ER 阴性组更为显著，相对复发风险降低约 2/3（5 年 DFS 67% vs. 35%；HR=0.32），死亡风险降低近 60%（5 年 OS 79% vs. 69%；HR=0.43）。这些发现表明孤立性乳腺癌复发可能是并发隐匿性全身疾病的一个标志，对这一人群，特别是三阴性乳腺癌患者，应该推荐第二个辅助化疗疗程。

8.13 脑转移的系统治疗

与其他乳腺癌亚型患者相比，在三阴性乳腺癌患者中，脑转移作为初次复发部位的风险更高。据报道，大脑作为初次复发部位在 I、Ⅱ 和 Ⅲ 期三阴性乳腺癌患者中的 5 年累积发生率分别为 3%、5% 和 10%[79]。一项研究发现，在诊断为转移性乳腺癌时或之后，脑转移的发生率为

46%[80]。

回顾性分析表明，乳腺癌脑转移患者的预后总体上正在改善，这可能主要归功于系统治疗的进展，使中枢神经系统（CNS）以外的病变可以得到更好的控制。然而，转移性三阴性乳腺癌和 CNS 转移患者的预后仍然很差。在 53 例患者中，转移性三阴性乳腺癌患者 CNS 复发后的中位生存期为 4.9 个月[80]。其他已发表的系列报道中，转移性三阴性乳腺癌患者的中位生存期为 2.9~4.0 个月[81-84]。

无论乳腺癌类型如何，脑转移患者的治疗方法都是标准的，治疗方案一般根据预后和对全身疾病的控制水平来制订。局部治疗方案包括手术切除、立体定向放疗和全脑放疗。全身用药治疗颅内疾病受到药物在 CNS 中达到足够浓度的能力的限制，显然需要新的方法以解决这个问题。一项关于卡铂和 PARP 抑制剂维利帕尼在脑转移三阴性乳腺癌小鼠模型中的临床前研究表明，两种药物均可到达 CNS 病灶，这可通过评估基因表达和颅内肿瘤 PARP 水平的动态变化进行证明[85]。这一治疗方案目前正在一项随机 II 期 SWOG 1416 试验中进行研究，其中特别包括一个三阴性乳腺癌进展性脑转移队列。该试验的患者将被随机分配为接受或不接受维利巴利的顺铂治疗。另一种有前景的药物是 etirinotecan pegol，是一种长效拓扑异构酶抑制剂，与伊立替康相比，能将活性代谢物 SN38 的半衰期从 2d 延长到 50d。Etirinotecan pegol 通过血—肿瘤屏障，在脑肿瘤中优先积累和保留，并且动物研究证明了该药物在治疗脑转移中的功效[86]。这项开放的 III 期 BEACON 试验在经过治疗的 HER2 阴性转移性乳腺癌患者人群中比较了 Etirinotecan pegol 和医生选择的单药化疗方案。该研究未达到改善 OS 的主要终点[87]。BEACON 试验中计划的亚组分析表明，在有脑转移史的患者中，依立替康聚乙二醇比单药化疗显著延长了 OS（10.0 个月 vs. 4.8 个月；P = 0.0099）。正在进行中的 III 期试验正在将 Etirinotecan pegol 与医生选择的化疗方案对转移性乳腺癌患者的疗效进行比较，这些患者的脑转移瘤较为稳定，此前曾接受过蒽环类、紫杉烷和卡培他滨治疗（NCT02915744）。

8.14 骨改良药物的应用

骨转移可导致转移性乳腺癌的发病率显著升高[88]。美国临床肿瘤学会（ASCO）指南建议在治疗包括乳腺癌在内的实体肿瘤导致的骨转移时加入骨改良药物，并建议持续进行这种治疗，直至患者的健康状况下降，认为该治疗不再对患者有实质性益处为止[89]。

乳腺癌骨转移患者常用的破骨细胞抑制剂有两种：双膦酸盐（唑来膦酸）和核因子 κB 配体（RANKL）受体激活抑制剂（狄诺塞麦）。可以通过患者对给药途径、耐受性和价格的偏好来选择药物。这两种药物通常每 4 周服用一次。对于唑来膦酸，现在已有来自 OPTIMIZE-2 和 ZOOM 试验的数据支持接受双膦酸盐治疗 9~12 个月的转移性乳腺癌患者每 12 周减少一次给药频率[90]。如果使用唑来膦酸，我们建议从每 4 周给药开始，特别是在有症状和（或）广泛骨病的情况下，然后在 9~12 个月的治疗后，将延长间隔至每 12 周。目前关于狄诺塞麦减少给药剂量的数据有限，但正在进行的试验正在解决这个问题。

8.15 新型靶向药物的鉴定和开发——前景广阔

近年来，在揭示三阴性乳腺癌的生物学多样性及将基因表达模式与具有潜在治疗关联的不同分子亚型的联系方面已经取得了重大进展[91-94]。Lehmann 及同事利用公开数据集的基因表达，最初将三阴性乳腺癌分为 7 个分子亚型，最近又将其细化为 4 个分子亚型：基底样 1 型（BL1）、基底样 2 型（BL2）、间充质型（M）和管腔雄激素受体型（luminal androgen receptor-like, LAR）[92, 95]。基于对每种亚型相对应的细胞系的鉴定，他们也证明了每种亚型可能对不同的靶向治疗有反应[92]。Lehmann 等的分子分类方法最近被简化为 RNA-seq 平台，以更好地适合单个临床样本[96]。下一代基因测序的发展和完善加深了我们对各种癌症中体细胞突变发生率的了解。但是，三阴性乳腺癌中缺乏高频、可靶向致癌驱动因子，阻碍了成功的治疗策略的发展[18, 94]。据报道，在三阴性乳腺癌中，*TP53* 突变是最常见的克隆事件（53.8%），其次是 *PIK3CA* 突变[94, 97]。迄今为止，尚无针对 *TP53* 突变的有效药物，尽管开发此类药物的工作仍在进行中。在全身化疗的压力下，三阴性乳腺癌中多种基因组改变的频率和共存情况也发生了进化。例如，与癌症基因组图谱中配对的基底样原发性乳腺癌相比，新辅助化疗后对残留的三阴性乳腺癌肿瘤组织的分析显示，几种潜在靶点的改变频率更高。这些变化包括 PTEN/PI3K/mTOR 通路的改变（40% 的样本中发现），以及 *JAK*2、*CDK*6、*CCND*1、*CCND*2 和 *CCND*3 的扩增。

随着更深入地了解三阴性乳腺癌的多样性，我们有可能识别出各种靶向治疗方法的候选分子亚型。许多正在进行的研究正在评估作为三阴性乳腺癌单药或联合用药的靶向药物（表 8.2）。

表 8.2　新型药物治疗转移性三阴性乳腺癌（TNBC）的临床试验

类别	试验内容	阶段	NCT 编号
免疫检查点抑制剂			
	白蛋白紫杉醇 ± 阿特珠单抗（MPDL3280A）治疗早期未经治疗的 TNBC（IMpassion130）	Ⅲ	NCT02425891
	派姆单抗联合多柔比星治疗转移性 TNBC	Ⅱ	NCT02648477
	纳武单抗联合各种化疗药物治疗晚期 TNBC（TONIC 试验）	Ⅱ	NCT02499367
	PDR001 在晚期恶性肿瘤患者中的 Ⅰ 或 Ⅱ 期研究	Ⅰ 或 Ⅱ	NCT02404441
	派姆单抗单药 *vs.* 化疗单药治疗转移性 TNBC 的研究（MK-3475-119/KEYNOTE-119）	Ⅲ	NCT02555657
	度伐单抗联合紫杉醇治疗转移性 TNBC 的安全性和有效性研究	Ⅰ 或 Ⅱ	NCT02628132
	顺铂联合罗米地辛和纳武单抗在转移性 TNBC 或 *BRCA* 突变相关性局部复发或转移性乳腺癌中应用的 Ⅰ 或 Ⅱ 期研究	Ⅰ 或 Ⅱ	NCT02393794
	巴文西亚联合其他肿瘤免疫疗法治疗晚期恶性肿瘤的研究（JAVELIN Medley）	Ⅱ	NCT02554812
	晚期 TNBC 患者中阿特珠单抗和恩替诺特的随机 Ⅱ 期研究（Ib 期导联）	Ⅰ 或 Ⅱ	NCT02708680

（续表 8.2）

女性晚期癌症中德鲁单抗的初步研究与监测	Ⅱ	NCT02725489

PARP 抑制剂

卡铂和紫杉醇联合或不联合维利帕尼（ABT-888) 治疗 *BRCA* 突变相关的晚期乳腺癌	Ⅱ	NCT01506609
在有胚系 *BRCA1* 或 *BRCA2* 突变的转移性乳腺癌患者中，他拉唑帕尼（BMN673）单药治疗 *vs.* 医生选择的化疗方案的研究（EMBRACA 研究）	Ⅲ	NCT01945775
顺铂 ± ABT888(维利帕尼）在 *BRCA* 相关的 HER2 阴性转移性乳腺癌和 *BRCA* 表型的转移性 TNBC 中的研究（SWOG1416)	Ⅱ	NCT02595905
他拉唑帕尼（BMN673) 单药治疗经 HRD 试验（Myraid）评估有同源重组缺陷的 *BRCA1* 或 *BRCA2* 野生型晚期 TNBC，或同源重组通路基因中胚系或体细胞突变	Ⅱ	NCT02401347

雄激素靶向疗法

比卡鲁胺治疗雄激素受体阳性、雌激素受体阴性和孕激素受体阴性的转移性乳腺癌	Ⅱ	NCT00468715
比卡鲁胺治疗雄激素受体阳性转移性 TNBC	Ⅱ	NCT02353988
CR1447(4- 羟基 - 睾酮）经皮给药用于有内分泌反应、HER2 阴性、三阴性或雄激素受体阳性的转移性或局部晚期乳腺癌	Ⅱ	NCT02067741
比卡鲁胺 *vs.* 一线化疗方法治疗雄激素受体阳性转移性 TNBC	Ⅲ	NCT03055312
CDK 4/6 抑制剂瑞博西尼与比卡鲁胺联合治疗晚期雄激素受体阳性 TNBC（BRE15-024）	Ⅰ 或 Ⅱ	NCT03090165

（续表 8.2）

恩杂鲁胺在晚期雄激素受体阳性 TNBC 中的应用	Ⅱ	NCT01889238
派姆单抗和 enobosarm 在治疗雄激素受体阳性转移性 TNBC 中的作用	Ⅱ	NCT02971761

PI3K-AKT-mTOR 通路抑制剂

紫杉醇 ± AZD5363 用于转移性 TNBC 的一线治疗（PAKT)	Ⅱ	NCT02423603
BYL719 单药治疗晚期转移性乳腺癌 (二线方案)	Ⅱ	NCT02506556
BYL719 联合白蛋白紫杉醇治疗 HER2 阴性转移性乳腺癌	Ⅰ 或 Ⅱ	NCT02379247
BKM120 联合 PARP 抑制剂奥拉帕尼治疗转移性 TNBC	Ⅰ	NCT01623349

抗体偶联药物

Glembatumumab vedotin（CDX–011）vs. 卡培他滨应用于转移性、gpNMB 过表达型 TNBC（METRIC）	Ⅱ	NCT01307891
随机 Ⅲ 期试验的 sacituzumab govitecan（IMMU–132）vs. 先前至少接受了两次医生选择的治疗方案的转移性 TNBC 的疗效	Ⅲ	NCT02574455
Mirvetuximab soravtansin 和吉西他滨用于 FRa 阳性复发性卵巢癌、原发性腹膜癌、输卵管癌、子宫内膜癌或 TNBC	Ⅰ	NCT02996825

热休克蛋白 90 (HSP90) 和组蛋白去乙酰化酶 (HDAC) 抑制剂

AT13387 (HSP90 抑制剂) 加紫杉醇治疗晚期 TNBC	Ⅰ	NCT02474173
恩替诺司他 (HDAC 抑制剂) 联合阿扎替丁治疗晚期乳腺癌	Ⅱ	NCT01349959

（续表 8.2）

Aurora 激酶抑制剂	ENMD-2076（Aurora + 血管激酶抑制剂）用于早期局部进度或转移性 TNBC	II	NCT01639248
死亡受体	白蛋白紫杉醇联合或不联合替加珠单抗治疗转移性 TNBC	II	NCT01307891
CSF1 抑制剂	PLX3397 和艾瑞布林在 II 期转移性 TNBC 中的应用	Ib或II	NCT01596751

总　结

三阴性乳腺癌是一种异质性乳腺癌亚型。这类肿瘤具有遗传和分子异质性，从复发到死亡的中位时间较短，目前尚未确定治疗靶点，使得转移性三阴性乳腺癌的治疗具有挑战性。由于缺乏美国 FDA 批准的靶向疗法，化疗仍然是晚期三阴性乳腺癌的主要治疗手段。序贯单药化疗是转移性三阴性乳腺癌应用最广泛的治疗策略，该方法可应用至直至疾病进展或无法耐受的毒性出现时，是常规的治疗方法。常用的化疗药物包括紫杉烷类、蒽环类、铂盐、抗代谢物、长春碱类和非紫杉烷微管蛋白聚合剂，如伊沙匹隆和艾瑞布林。目前，临床试验中正在研究几种有前景的药物，例如免疫检查点抑制剂、抗体药物偶联剂、PARP 抑制剂、雄激素受体拮抗剂和 PI3K 或 AKT 抑制剂。今后的工作应集中于研究三阴性乳腺癌的生物学和分子学水平可识别亚群中的靶向药物，正是通过这一过程，才能取得有意义的进步，改善三阴性转移性癌患者的预后。

参考文献

[1] Bauer KR, Brown M, Cress RD, et al. Descriptive analysis of estrogen receptor (ER)-negative, progesterone receptor (PR)-negative, and HER2-negative invasive breast cancer, the so-called triple-negative phenotype: a population-based study from the California Cancer Registry. Cancer, 2007,109(9):1721–1728.

[2] Hammond ME, Hayes DF, Wolff AC, et al. American Society of Clinical Oncology/College of American Pathologists guideline recommendations for immunohistochemical testing of estrogen and progesterone receptors in breast cancer. J Oncol Pract, 2010,6(4):195–197.

[3] Wolff AC, Hammond MEH, Hicks DG, et al. Recommendations for human epidermal

growth factor receptor 2 testing in breast cancer: American Society of Clinical Oncology/ College of American Pathologists clinical practice guideline update. J Clin Oncol, 2013,31(31):3997–4013.

[4] Kohler BA, Sherman RL, Howlader N, et al. Annual report to the nation on the status of cancer, 1975–2011, featuring incidence of breast cancer subtypes by race/ethnicity, poverty, and state. J Natl Cancer Inst, 2015,107(6):djv048.

[5] Carey LA, Dees EC, Sawyer L, et al. The triple negative paradox: primary tumor chemosensitivity of breast cancer subtypes. Clin Cancer Res,2007,13(8):2329–2234.

[6] Dent R, Trudeau M, Pritchard KI, et al. Triple-negative breast cancer: clinical features and patterns of recurrence. Clin Cancer Res, 2007,13(15 Pt 1):4429–4434.

[7] Liedtke C, Mazouni C, Hess KR, et al. Response to neoadjuvant therapy and long-term survival in patients with triple-negative breast cancer. J Clin Oncol, 2008,26(8):1275–1281.

[8] Carlson RW, Allred DC, Anderson BO, et al. Metastatic breast cancer, version 1.2012: featured updates to the NCCN guidelines. J Natl Compr Cancer Netw, 2012,10(7):821–829.

[9] de Duenas EM, Hernandez AL, Zotano AG, et al. Prospective evaluation of the conversion rate in the receptor status between primary breast cancer and metastasis: results from the GEICAM 2009–03 ConvertHER study. Breast Cancer Res Treat, 2014,143(3):507–515.

[10] Bussolati G, Leonardo E. Technical pitfalls potentially affecting diagnoses in immunohistochemistry. J Clin Pathol, 2008,61(11):1184–1192.

[11] Gruchy JR, Barnes PJ, Dakin Hache KA. CytoLyt(R) fixation and decalcification pretreatments alter antigenicity in normal tissues compared with standard formalin fixation. Appl Immunohistochem Mol Morphol, 2015,23(4):297–302.

[12] Cheang MC, Voduc D, Bajdik C, et al. Basal-like breast cancer defined by five biomarkers has superior prognostic value than triple-negative phenotype. Clin Cancer Res, 2008,14(5):1368–1376.

[13] Dent R, Hanna WM, Trudeau M, et al. Pattern of metastatic spread in triple-negative breast cancer. Breast Cancer Res Treat, 2009,115(2):423–428.

[14] Swain SM, Baselga J, Kim SB, et al. Pertuzumab, trastuzumab, and docetaxel in HER2-positive metastatic breast cancer. N Engl J Med,2015,372(8):724–734.

[15] Thomas ES, Gomez HL, Li RK, et al. Ixabepilone plus capecitabine for metastatic breast cancer progressing after anthracycline and taxane treatment. J Clin Oncol, 2007,25(33):5210–5217.

[16] Bunnell C, Vahdat L, Schwartzberg L, et al. Phase I/II study of ixabepilone plus capecitabine in anthracycline-pretreated/resistant and taxane-resistant metastatic breast cancer. Clin Breast Cancer, 2008,8(3):234–241.

[17] Gonzalez-Angulo AM, Timms KM, Liu S, et al. Incidence and outcome of *BRCA* mutations in unselected patients with triple receptor-negative breast cancer. Clin Cancer Res, 2011,17(5):1082–1089.

[18] Hartman AR, Kaldate RR, Sailer LM, et al. Prevalence of *BRCA* mutations in an unselected population of triple-negative breast cancer. Cancer, 2012,118(11):2787–2795.

[19] Sharma P, Klemp JR, Kimler BF, et al. Germline *BRCA* mutation evaluation in a prospective triple-negative breast cancer registry: implications for hereditary breast and/or ovarian cancer syndrome testing. Breast Cancer Res Treat,2014,145(3):707–714.

[20] Couch FJ, Hart SN, Sharma P, et al. Inherited mutations in 17 breast cancer susceptibility genes among a large triple-negative breast cancer cohort unselected for family history of breast cancer. J Clin Oncol, 2015,33(4):304–311.

[21] Fossati R, Confalonieri C, Torri V, et al. Cytotoxic and hormonal treatment for metastatic breast cancer: a systematic review of published randomized trials involving 31510 women. J Clin Oncol, 1998,16(10):3439–3460.

[22] Dear RF, McGeechan K, Jenkins MC, et al. Combination versus sequential single agent chemotherapy for metastatic breast cancer. Cochrane Database Syst Rev, 2013,12:CD008792.

[23] Carrick S, Parker S, Thornton CE, er al. Single agent versus combination chemotherapy for metastatic breast cancer. Cochrane Database Syst Rev, 2009(2):Cd003372.

[24] Gennari A, Stockler M, Puntoni M, et al. Duration of chemotherapy for metastatic breast cancer: a systematic review and meta-analysis of randomized clinical trials. J Clin Oncol, 2011,29(16):2144–2149.

[25] Park YH, Jung KH, Im SA, et al. Phase III, multicenter, randomized trial of maintenance chemotherapy versus observation in patients with metastatic breast cancer after achieving disease control with six cycles of gemcitabine plus paclitaxel as first-line chemotherapy: KCSG–BR07–02. J Clin Oncol, 2013,31(14):1732–1739.

[26] Sparano JA, Wang M, Martino S, et al. Weekly paclitaxel in the adjuvant treatment of breast cancer. N Engl J Med, 2008,358(16):1663–1671.

[27] Mauri D, Kamposioras K, Tsali L, et al. Overall survival benefit for weekly *vs.* three-weekly taxanes regimens in advanced breast cancer: a meta-analysis. Cancer Treat Rev,2010,36(1):69–74.

[28] Ibrahim NK, Samuels B, Page R, et al. Multicenter phase II trial of ABI–007, an albumin-bound paclitaxel, in women with metastatic breast cancer. J Clin Oncol, 2005,23(25):6019–6026.

[29] Gradishar WJ, Krasnojon D, Cheporov S, et al. Significantly longer progression-free survival with nab-paclitaxel compared with docetaxel as first-line therapy for metastatic breast cancer. J Cin Oncol, 2009,27(22):3611–3619.

[30] Rugo HS, Barry WT, Moreno-Aspitia A, et al. Randomized phase III trial of paclitaxel once per week compared with nanoparticle albumin-bound Nabpaclitaxel once per week or ixabepilone with bevacizumab as first-line chemotherapy for locally recurrent or metastatic breast cancer: CALGB 40502/NCCTG N063H (Alliance). J Clin Oncol, 2015,33(21):2361–2369.

[31] O'Brien ME, Wigler N, Inbar M, et al. Reduced cardiotoxicity and comparable efficacy in a phase III trial of pegylated liposomal doxorubicin HCl (CAELYX/Doxil) versus conventional doxorubicin for first-line treatment of metastatic breast cancer. Ann Oncol,

2004,15(3):440–449.

[32] Rugo H, Roche H, Thomas E, et al. Ixabepilone plus capecitabine vs capecitabine in patients with triple negative tumors: a pooled analysis of patients from two large phase III clinical studies. Cancer Res, 2009,69(2 Supplement):3057.

[33] Sledge G, Miller K, Moisa C, et al. Safety and efficacy of capecitabine (C) plus bevacizumab (B) as first-line in metastatic breast cancer. J Clin Oncol, 2007,25(18_ suppl):1013.

[34] Rha SY, Moon YH, Jeung HC, et al. Gemcitabine monotherapy as salvage chemotherapy in heavily pretreated metastatic breast cancer. Breast Cancer Res Treat, 2005,90(3):215–221.

[35] Blackstein M, Vogel CL, Ambinder R, et al. Gemcitabine as firstline therapy in patients with metastatic breast cancer: a phase II trial. Oncology, 2002,62(1):2–8.

[36] Feher O, Vodvarka P, Jassem J, et al. First-line gemcitabine versus epirubicin in postmenopausal women aged 60 or older with metastatic breast cancer: a multicenter, randomized, phase III study. Ann Oncol, 2005,16(6):899–908.

[37] Vogel C, O'Rourke M, Winer E, et al. Vinorelbine as first-line chemotherapy for advanced breast cancer in women 60 years of age or older. Ann Oncol, 1999,10(4):397–402.

[38] Martin M, Ruiz A, Munoz M, et al. Gemcitabine plus vinorelbine versus vinorelbine monotherapy in patients with metastatic breast cancer previously treated with anthracyclines and taxanes: final results of the phase III Spanish Breast Cancer Research Group (GEICAM) trial. Lancet Oncol, 2007,8(3):219–225.

[39] Jones S, Winer E, Vogel C, et al. Randomized comparison of vinorelbine and melphalan in anthracycline-refractory advanced breast cancer. J Clin Oncol, 1995,13(10):2567–2574.

[40] Jordan MA, Kamath K, Manna T, et al. The primary antimitotic mechanism of action of the synthetic halichondrin E7389 is suppression of microtubule growth. Mol Cancer Ther, 2005,4(7):1086–1095.

[41] Towle MJ, Salvato KA, Budrow J, et al. In vitro and in vivo anticancer activities of synthetic macrocyclic ketone analogues of halichondrin B. Cancer Res, 2001,61(3):1013–1021.

[42] Okouneva T, Azarenko O, Wilson L, et al. Inhibition of centromere dynamics by eribulin (E7389) during mitotic metaphase. Mol Cancer Ther, 2008,7(7):2003–2011.

[43] Cortes J, O'Shaughnessy J, Loesch D, et al. Eribulin monotherapy versus treatment of physician's choice in patients with metastatic breast cancer (EMBRACE): a phase 3 open-label randomised study. Lancet (London, England), 2011,377(9769):914–923.

[44] Kaufman PA, Awada A, Twelves C, et al. Phase III open-label randomized study of eribulin mesylate versus capecitabine in patients with locally advanced or metastatic breast cancer previously treated with an anthracycline and a taxane. J Clin Oncol, 2015,33(6):594–601.

[45] Twelves C, Cortes J, Vahdat L, et al. Efficacy of eribulin in women with metastatic breast cancer: a pooled analysis of two phase 3 studies. Breast Cancer Res Treat,

2014,148(3):553–561.

[46] Altmann K-H, Wartmann M, O'Reilly T. Epothilones and related structures – a new class of microtubule inhibitors with potent in vivo antitumor activity. Biochim Biophys Acta, 2000,1470(3):M79–91.

[47] Giannakakou P, Gussio R, Nogales E, et al. A common pharmacophore for epothilone and taxanes: molecular basis for drug resistance conferred by tubulin mutations in human cancer cells. Proc Natl Acad Sci, 2000,97(6):2904–2909.

[48] Hortobagyi GN, Gomez HL, Li RK, et al. Analysis of overall survival from a phase III study of ixabepilone plus capecitabine versus capecitabine in patients with MBC resistant to anthracyclines and taxanes. Breast Cancer Res Treat, 2010,122(2):409–418.

[49] Sparano JA, Vrdoljak E, Rixe O, et al. Randomized phase III trial of ixabepilone plus capecitabine versus capecitabine in patients with metastatic breast cancer previously treated with an anthracycline and a taxane. J Clin Oncol, 2010,28(20):3256–3263.

[50] Perez EA, Patel T, Moreno-Aspitia A. Efficacy of ixabepilone in ER/PR/HER2–negative (triple-negative) breast cancer. Breast Cancer Res Treat, 2010,121(2):261–271.

[51] Denduluri N, Low JA, Lee JJ, et al. Phase II trial of ixabepilone, an epothilone B analog, in patients with metastatic breast cancer previously untreated with taxanes. J Clin Oncol, 2007,25(23):3421–3427.

[52] Low JA, Wedam SB, Lee JJ, et al. Phase II clinical trial of ixabepilone (BMS–247550), an epothilone B analog, in metastatic and locally advanced breast cancer. J Clin Oncol, 2005,23(12):2726–2734.

[53] Chew HK, Doroshow JH, Frankel P, et al. Phase II studies of gemcitabine and cisplatin in heavily and minimally pretreated metastatic breast cancer. J Clin Oncol, 2009, 27(13): 2163–2169.

[54] Delord JP, Puozzo C, Lefresne F,et al. Combination chemotherapy of vinorelbine and cisplatin: a phase I pharmacokinetic study in patients with metastatic solid tumors. Anticancer Res, 2009,29(2):553–560.

[55] Loesch D, Asmar L, McIntyre K, et al. Phase II trial of gemcitabine/carboplatin (plus trastuzumab in HER2–positive disease) in patients with metastatic breast cancer. Clin Breast Cancer,2008,8(2):178–186.

[56] Yardley DA, Burris HA, Simons L, et al. A phase II trial of gemcitabine/carboplatin with or without trastuzumab in the first-line treatment of patients with metastatic breast cancer. Clin Breast Cancer, 2008,8(5):425–431.

[57] Yardley D, Coleman R, Conte P, et al. nab-paclitaxel + carboplatin or gemcitabine vs gemcitabine/carboplatin as first-line treatment for patients with triple-negative metastatic breast cancer: Results from the randomized phase 2 portion of the tnAcity trial [abstract]. Cancer Res, 2017,77(4 Suppl):P5–15–03.

[58] Rodler ET, Kurland BF, Griffin M, et al. Phase I study of veliparib (ABT–888) combined with cisplatin and vinorelbine in advanced triple-negative breast cancer and/or BRCA mutation-associated breast cancer. Clin Cancer Res, 2016,22(12):2855–2864.

[59] Lobo C, Lopes G, Baez O, et al. Final results of a phase II study of nab-paclitaxel, bevacizumab, and gemcitabine as first-line therapy for patients with HER2-negative metastatic breast cancer. Breast Cancer Res Treat, 2010,123(2):427-435.

[60] Hamilton E, Kimmick G, Hopkins J, et al. Nab-paclitaxel/ bevacizumab/carboplatin chemotherapy in first-line triple negative metastatic breast cancer. Clin Breast Cancer, 2013,13(6):416-420.

[61] Roy V, LaPlant BR, Gross GG, et al. Phase II trial of weekly nab (nanoparticle albumin-bound)-paclitaxel (nab-paclitaxel) (Abraxane) in combination with gemcitabine in patients with metastatic breast cancer (N0531). Ann Oncol, 2009,20(3):449-453.

[62] O'Shaughnessy J, Miles D, Vukelja S, et al. Superior survival with capecitabine plus docetaxel combination therapy in anthracycline-pretreated patients with advanced breast cancer: Phase III trial results. J Clin Oncol, 2002,20(12):2812-2823.

[63] McCabe N, Turner NC, Lord CJ, et al. Deficiency in the repair of DNA damage by homologous recombination and sensitivity to poly(ADP-ribose) polymerase inhibition. Cancer Res, 2006,66(16):8109-8115.

[64] Farmer H, McCabe N, Lord CJ, et al. Targeting the DNA repair defect in *BRCA* mutant cells as a therapeutic strategy. Nature, 2005,434(7035):917-921.

[65] Bryant HE, Schultz N, Thomas HD, et al. Specific killing of *BRCA2*-deficient tumours with inhibitors of poly(ADP-ribose) polymerase. Nature, 2005,434(7035):913-917.

[66] Fong PC, Boss DS, Yap TA, et al. Inhibition of poly(ADP-ribose) polymerase in tumors from *BRCA* mutation carriers. N Engl J Med, 2009,361(2):123-134.

[67] Audeh MW, Carmichael J, Penson RT, et al. Oral poly(ADP-ribose) polymerase inhibitor olaparib in patients with *BRCA1* or *BRCA2* mutations and recurrent ovarian cancer: a proof-of-concept trial. Lancet (London, England), 2010,376(9737):245-251.

[68] Tutt A, Robson M, Garber JE, et al. Oral poly(ADP-ribose) polymerase inhibitor olaparib in patients with *BRCA1* or *BRCA2* mutations and advanced breast cancer: a proof-of-concept trial. Lancet (London, England), 2010,376(9737):235-244.

[69] Mina LA, Ramanathan RK, Wainberg ZA, et al. BMN673 is a PARP inhibitor in clinical development for the treatment of breast cancer patients with deleterious germline *BRCA1* and 2 mutations [abstract]. Cancer Res, 2013,73(24 Suppl):P2-09-02

[70] Sandhu SK, Schelman WR, Wilding G, et al. The poly(ADPribose) polymerase inhibitor niraparib (MK4827) in *BRCA* mutation carriers and patients with sporadic cancer: a phase 1 dose-escalation trial. Lancet Oncol, 2013,14(9):882-892.

[71] Kaufman B, Shapira-Frommer R, Schmutzler RK, et al. Olaparib monotherapy in patients with advanced cancer and a germline *BRCA1*/2 mutation. J Clin Oncol, 2015,33(3):244-250.

[72] Robson M, Im SA, Senkus E, et al. Olaparib for metastatic breast cancer in patients with a germline *BRCA* mutation. N Engl J Med, 2017,377:523-533.

[73] Tutt A, Cheang M, Kilburn L, et al. *BRCA1* methylation status, silencing and treatment effect in the TNT trial: A randomized phase III trial of carboplatin compared with

docetaxel for patients with metastatic or recurrent locally advanced triple negative or *BRCA1/2* breast cancer (CRUK/07/012) [abstract]. Cancer Res, 2017,77(4 Suppl):S6–01.

[74] Shen Y, Rehman FL, Feng Y, et al. BMN 673, a novel and highly potent PARP1/2 inhibitor for the treatment of human cancers with DNA repair deficiency. Clin Cancer Res, 2013,19(18):5003–5015.

[75] Somlo G, Frankel PH, Luu TH, et al. Phase II trial of single agent PARP inhibitor ABT-888 (veliparib [vel]) followed by postprogression therapy of vel with carboplatin (carb) in patients (pts) with stage *BRCA*-associated metastatic breast cancer (MBC): California Cancer Consortium trial PHII–96. J Clin Oncol,2014,32(15_suppl):1021.

[76] Turner N, Telli ML, Rugo HS, et al., editors. Final results of a phase 2 study of talazoparib (TALA) following platinum or multiple cytotoxic regimens in advanced breast cancer patients (pts) with germline *BRCA1/2* mutations (ABRAZO). ASCO Annual Meeting 2017. Chicago, IL.

[77] Wapnir IL, Aebi S, Geyer CE, et al. A randomized clinical trial of adjuvant chemotherapy for radically resected locoregional relapse of breast cancer: IBCSG 27–02, BIG 1–02, and NSABP B–37. Clin Breast Cancer, 2008,8(3):287–292.

[78] Aebi S, Gelber S, Anderson SJ, et al. Chemotherapy for isolated locoregional recurrence of breast cancer (CALOR): a randomised trial. Lancet Oncol, 2014,15(2):156–163.

[79] Dawood S, Lei X, Litton JK, et al. Incidence of brain metastases as a first site of recurrence among women with triple receptor-negative breast cancer. Cancer, 2012,118(19):4652–4659.

[80] Lin NU, Claus E, Sohl J, et al. Sites of distant recurrence and clinical outcomes in patients with metastatic triple-negative breast cancer: high incidence of central nervous system metastases. Cancer,2008,113(10):2638–2645.

[81] Dawood S, Broglio K, Esteva FJ, et al. Survival among women with triple receptor–negative breast cancer and brain metastases. Ann Oncol,2009,20(4):621–627.

[82] Eichler AF, Kuter I, Ryan P, et al. Survival in patients with brain metastases from breast cancer: the importance of HER-2 status. Cancer,2008,112(11):2359–2367.

[83] Nam BH, Kim SY, Han HS, et al. Breast cancer subtypes and survival in patients with brain metastases. Breast Cancer Res, 2008,10(1):R20.

[84] Anders C, Deal AM, Abramson V, et al. TBCRC 018: phase II study of iniparib in combination with irinotecan to treat progressive triple negative breast cancer brain metastases. Breast Cancer Res Treat, 2014, 146(3):557–566.

[85] Karginova O, Siegel MB, Van Swearingen AE, et al. Efficacy of carboplatin alone and in combination with ABT888 in intracranial murine models of *BRCA*-mutated and *BRCA*-wild-type triple-negative breast cancer. Mol Cancer Ther, 2015,14(4):920–930.

[86] Hoch U, Staschen CM, Johnson RK, et al. Nonclinical pharmacokinetics and activity of etirinotecan pegol (NKTR–102), a long-acting topoisomerase 1 inhibitor, in multiple cancer models. Cancer Chemother Pharmacol, 2014,74(6):1125–1137.

[87] Perez EA, Awada A, O'Shaughnessy J, et al. Etirinotecan pegol (NKTR-102) versus

treatment of physician's choice in women with advanced breast cancer previously treated with an anthracycline, a taxane, and capecitabine (BEACON): a randomised, open-label, multicentre, phase 3 trial. Lancet Oncol, 2015,16(15):1556-1568.

[88] Roodman GD. Mechanisms of bone metastasis. N Engl J Med, 2004,350(16):1655-1664.

[89] Van Poznak CH, Temin S, Yee GC, et al. American Society of Clinical Oncology executive summary of the clinical practice guideline update on the role of bone-modifying agents in metastatic breast cancer. J Clin Oncol, 2011,29(9):1221-1227.

[90] Hortobagyi GN, Van Poznak C, Harker WG, et al. Continued treatment effect of zoledronic acid dosing every 12 *vs.* 4 weeks in women with breast cancer metastatic to bone: the OPTIMIZE-2 randomized clinical trial. JAMA Oncol, 2017,3(7):906-912.

[91] Perou CM, Sorlie T, Eisen MB, et al. Molecular portraits of human breast tumours. Nature, 2000,406(6797):747-752.

[92] Lehmann BD, Bauer JA, Chen X, et al. Identification of human triple-negative breast cancer subtypes and preclinical models for selection of targeted therapies. J Clin Invest, 2011,121(7):2750-2767.

[93] Prat A, Perou CM. Deconstructing the molecular portraits of breast cancer. Mol Oncol, 2011,5(1):5-23.

[94] Shah SP, Roth A, Goya R, et al. The clonal and mutational evolution spectrum of primary triple-negative breast cancers. Nature,2012,486(7403):395-399.

[95] Lehmann BD, Jovanovic B, Chen X, et al. Refinement of triple-negative breast cancer molecular subtypes: implications for neoadjuvant chemotherapy selection. PLoS One, 2016,11(6):e0157368.

[96] Ring BZ, Hout DR, Morris SW, et al. Generation of an algorithm based on minimal gene sets to clinically subtype triple negative breast cancer patients. BMC Cancer, 2016,16(1):1-8.

[97] The Cancer Genome Atlas Network. Comprehensive molecular portraits of human breast tumours. Nature, 2012,490(7418):61-70.

第9章

三阴性乳腺癌的分子谱分析和靶向治疗

April T.Swoboda, Rita Nanda

临床价值

- 三阴性乳腺癌是一种异质性疾病，具有与治疗反应和临床结果相关的不同分子亚型。

- 多聚 [二磷酸腺苷（ADP）- 核糖] 聚合酶（PARP）抑制剂作为单一药剂，对与 *BRCA1* 或 *BRCA2* 突变相关的转移性三阴性乳腺癌的治疗有效。

- 抗雄激素疗法对三阴性乳腺癌的雄激素受体亚型有效。

- 检查点抑制剂（包括 PD-1 抗体和 PD-L1 抗体）对转移性三阴性乳腺癌有效，且目前正在开展多项研究，以评估其疗效和识别反应的生物标记物。

9.1 三阴性乳腺癌的分子谱分析

三阴性乳腺癌是一种具有不同组织学和分子亚型的异质性疾病。最

A.T. Swoboda, MD • R. Nanda, MD(✉)
Section of Hematology/Oncology, The University of Chicago Medicine,
Chicago, IL, USA
e-mail: april.swoboda@uchospitals.edu; rnanda@medicine.bsd.uchicago.edu

© Springer International Publishing AG 2018
A.R. Tan (ed.), *Triple-Negative Breast Cancer*,
https://doi.org/10.1007/978-3-319-69980-6_9

初的基因表达研究表明，三阴性乳腺癌主要表现为基底样基因表达[1,2]。当分析时不考虑激素受体阳性（HR 阳性）和人类表皮生长因子受体 2（HER2）阳性乳腺癌，三阴性乳腺癌呈现出不同的基因表达形式，可用于识别不同的三阴性乳腺癌亚型[3]。

9.2 三阴性乳腺癌的分子亚型（TNBCtype）分类

曾有多名研究人员试图对三阴性乳腺癌进行分子亚型分类。Lehmann 与其同事对 386 种不同的肿瘤进行了基因表达分析，初步明确了具有不同生物学特征和不同化疗反应的 6 种三阴性乳腺癌分子亚型（TNBCtype）[3]。这些亚型包括基底样亚型 1 和基底样亚型 2（BL1 和 BL2）、免疫调节亚型（immunomodulatory, IM）、间充质样细胞亚型（mesenchymal, M）、间充质干细胞亚型（mesenchymal stem-like, MSL）和管腔雄激素受体亚型（luminal androgen receptor, LAR）。BL1 亚型表现为细胞周期和 DNA 损伤应答基因表达增高，而 BL2 亚型则表现为生长因子信号传递和肌上皮标记物增加。因为基因参与免疫细胞信号的传递，包括免疫抗原和细胞因子及核心免疫信号转导途径，以及 IM 亚型富集。对于 M 亚型和 MSL 亚型，参与上皮间质转化（epithelial-mesenchymal transition, EMT）和生长因子途径的基因表达增高，而 MSL 亚型的增殖基因表达减少。LAR 亚型表现为雄激素受体（AR）基因标签和高水平管腔细胞角蛋白表达[3]。

9.3 TNBCtype-4 分类

研究者通过含大量正常组织、基质与免疫成分的手术肿瘤标本对 TNBCtype 分子亚型进行了识别。为了进一步研究这些非肿瘤细胞对三阴性乳腺癌亚型的影响，Lehmann 及其同事通过对一组三阴性乳腺癌进行组织病理学定量、激光捕获显微切割、RNA 分离和基因表达的分析，确认之前提到的 IM 和 MSL 亚型中的转录物分别主要来自浸润淋巴细胞和肿瘤相关基质细胞。这促使原先的 TNBCtype（BL1、BL2、IM、M、MSL 和 LAR）被细化为了 TNBCtype-4 分类（BL1、BL2、M 和 LAR）[4]。

Lehmann 及其同事通过 TNBCtype-4 分类对 587 例具有公开基因表达数据的三阴性乳腺癌 [3] 和癌症基因组图谱（the Cancer Genome Atlas，TCGA）显示的其他 180 个病例进行了分析 [5]。采用微阵列 50 预测分析法（PAM50，通过 Prosigna，一种通过内在亚型 [6] 表征肿瘤的 50 基因测试）进行分析后发现，大多数 BL1、BL2 和 M 肿瘤为基底样，LAR 亚型富集在 HER2 和管腔亚型中。

BL1 肿瘤在组织学上主要为导管癌，而小叶癌几乎只属于 LAR 亚型，这表明 AR 信号传递对小叶癌的治疗有一定的效果。髓样癌表现为推挤性边界受限、周围密集淋巴细胞浸润和相对有利的结局，且髓样癌不存在于 M 亚型中，这与所观察到的缺乏肿瘤浸润淋巴细胞（tumor-infiltrating lymphocytes，TIL）一致。化生性乳腺癌在形态学上具有显著的多样性，并具有上皮间质转化（epithelial-mesenchymal transition，EMT）为梭形、软骨样、骨质和横纹肌样细胞类型的组织学证据。尽管 PAM50 将所有化生性肿瘤划分为基底样，但 TNBCtype-4 亚型仍可以捕捉更细微的分子差异，并区分 BL2 和 M 化生性肿瘤。

TNBCtype-4 分子亚型与各种临床病例特征相关。LAR 肿瘤与 BL1 肿瘤的下一级相关（$P = 0.0003$）。与 BL2 和 LAR 肿瘤相比，BL1 肿瘤与诊断时的上一级和下一临床阶段有关（分别为 6%、30%、22%，第 3 阶段；$P = 0.0003$）。区域淋巴结扩散在 LAR 亚型（47%；$P=0.0278$）中较为普遍，而其他所有亚型（34%）和 M 亚型（21%）的区域淋巴扩散率最低。

转移模式也因 TNBCtype-4 而异。LAR 亚型显示了比其他所有亚型更高的骨转移发生率（46% 和 16%；$P = 0.0456$），而 M 亚型显示了比其他亚型更高的肺转移发生率（46% 和 25%；$P = 0.0388$）。LAR 亚型的骨转移趋向与在其他激素调节性癌中观察到的组织嗜性一致，并可能反映了独特的肿瘤生物学 [7]。总生存（OS）期和无复发生存（RFS）期明显高于 BL1 患者，且 10 年内的无复发生存（RFS）率接近 60%。

9.4 分子亚型和新辅助化疗反应

Masuda 等证明了 TNBCtype 与蒽环霉素和紫杉烷类新辅助化疗

（neoadjuvant chemotherapy，NACT）反应之间具有相关性[8]。病理完全缓解（pCR）被定义为在接受 NACT（ypT0 或 ypTis 和 ypN0）后进行组织学评估时，乳腺和腋窝淋巴结中无残留的浸润性癌。本研究中，BL1 的 pCR 率最高（50%），而 BL2 和 LAR 最低（分别为 0 和 10%）。

Lehmann 与其同事通过细化的 TNBCtype-4 对同一患者群体进行了审查，发现亚型化并未使两组的 pCR 出现显著差异（$P = 0.1074$）[4]。但与其他所有三阴性乳腺癌亚型相比，BL1 患者的 pCR 率显著较高（49% 和 31%；$P = 0.0441$）。各亚型的 pCR 率显示出与之前研究类似的趋势，其中 BL1 亚型的 pCR 率最高，BL2 和 LAR 最低。

通过 TNBCtype-4 分层评估无远处复发生存（distant relapse-free survival，DRFS）具有统计学意义（$P = 0.09$）。pCR 率最高的 BL1 亚型具有最长的 DRFS 间隔，且在 7 年随访期间患者的复发率为 28%。相比之下，BL2 亚型的预后最差，平均生存期为 2.4 年，而所有三阴性乳腺癌患者均超过了 7 年。

为进一步研究 TNBCtype-4 亚型如何与患者的预后相关，Lehmann 与其同事[4]结合了多个数据集和相当类别的 NACT。结合后的患者达到 306 例，总 pCR 率为 21%。三阴性乳腺癌患者的 pCR 率可能会显著高于非三阴性乳腺癌患者（33% 和 16%；$P = 0.0001$）；PAM50 基底样三阴性乳腺癌患者的 pCR 率比非基底样三阴性乳腺癌患者更高（36% 和 20%；$P = 0.0175$）。BL2 亚型的 pCR 率（18%）显著低于未经选择的三阴性乳腺癌人群（33%），并略低于 PAM50 非基底样三阴性乳腺癌亚型（20%）。与之相比，BL1 亚型的 pCR 率（41%）高于未经选择的三阴性乳腺癌（33%）和 PAM50 基底样三阴性乳腺癌（36%）。

虽然需要开展前瞻性研究来验证这些发现，但这些结果表明，使用 TNBCtype-4 对三阴性乳腺癌患者进行分子谱分析可以识别出不太可能对标准新辅助化疗有反应并因此可能受益于新治疗方法的患者。

9.5 其他分子分类

Burstein 及其同事对 84 例患者进行了类似的基因表达分析，

并识别出了 4 种稳定的三阴性乳腺癌分子表型：管腔雄激素受体（AR；LAR）、间充质干细胞（MES）、基底样免疫抑制（basal-like immunosuppressed，BLIS）和基底样免疫活性（basal-like immune-activated，BLIA）[9]。这些亚型表现为明显的分子谱和临床结果。如原先 TNBCtype 分类 [3] 中所示，富含免疫相关基因的三阴性乳腺癌患者的预后最佳 [9]。BL1 亚型与 BLIA 之间、M 亚型与 BLIS 之间，以及两个 LAR 亚型之间均有重叠。虽然所有三阴性乳腺癌均会发生基因组改变，但个别分子亚型可能会富集于可靶向的细胞突变中，进而为临床前和临床研究提供了机会。

。9.6 三阴性乳腺癌的靶向治疗

在新辅助、辅助或转移性环境下，三阴性乳腺癌的标准治疗方法为化疗。目前美国 FDA 尚未批准用于三阴性乳腺癌的靶向疗法，多种新型靶向疗法和免疫疗法正在研究中。

9.6.1 PAPR 抑制剂

BRCA1 和 *BRCA2* 作为肿瘤抑制基因，主要对参与同源重组修复途径中 DNA 双链断裂的蛋白质进行编码 [10, 11]。相比之下，PARP 酶家族的成员主要为 PARP1 和 PARP2，其在修复碱基切除修复途径 [12, 13] 中 DNA 单链断裂起着关键性作用。抑制无功能性 *BRCA1* 或 *BRCA2* 表达的细胞中的 PARP 会导致 DNA 单链断裂无法被修复，同时，复制叉也会因此发生堵塞和塌陷，进而导致 DNA 双链断裂，最终导致细胞死亡 [14]，即所谓的"合成致死"。通常在两个非致死事件存在致死性的协同作用时发生这种情况 [15]。

9.6.1.1 *BRCA* 相关乳腺癌

PARP 抑制剂临床试验的主要受试者为胚系 *BRCA1* 或 *BRCA2* 突变患者，试验效果良好 [16]。奥拉帕尼是经美国 FDA 批准用于治疗 *BRCA1* 或 *BRCA2* 相关复发性卵巢癌患者的口服 PARP 抑制剂。在一项使用奥拉帕尼单药治疗两组 *BRCA* 突变晚期三阴性乳腺癌人群的 Ⅱ 期试验中，一组在每天两次、每次 100mg、口服给药后的 ORR 为 25%（16 例患者

中有 4 例），而另一组在每天两次、每次 400mg、口服给药后的 ORR
为 54%（13 例患者中有 7 例）[17]。在另一项使用奥拉帕尼单药治疗
BRCA 突变晚期乳腺癌的 II 期试验中，雌激素受体阴性患者（30 例患者
中有 4 例）的 ORR 为 13.3%[95%CI（3.8，30.7）]，该结果可能归因于
纳入了需要提前接受至少 3 种化疗而接受了更高程度化疗方案的预处理
的人群[18]。OlympiAD 试验是一项随机、开放标签、III 期试验，旨在对
302 例 HER2 阴性转移性乳腺癌和胚系 *BRCA* 突变患者在分别接受奥拉
帕尼单药治疗（每天两次，每次 300mg，口服）和医生选择的（卡培他滨、
艾日布林或长春瑞滨，21d）标准单药化疗后的效果进行比较[19]。奥拉
帕尼组的 ORR 约是标准治疗组的两倍（59.9% 和 28.8%），且前者的
中位 PFS 显著大于标准治疗组 [7.0 个月和 4.2 个月；HR=0.58；95%CI
（0.43，0.80）；$P < 0.001$]。 反应发生时间对有症状患者或快速进展
性患者来说是一个重要的考虑因素，其中两组的反应发生时间相似。
奥拉帕尼耐受性良好，与标准疗法相比，3 级和以上不良事件（adverse
events，AE）及导致停药的不良事件均较少。奥拉帕尼组最常见的治疗
相关不良事件为 1 级或 2 级的恶心，3 级及以上最常见的不良事件是贫
血。目前正通过一项名为 OlympiA 的随机、双盲、安慰剂对照 III 期试验，
研究奥拉帕里作为辅助单药疗法对已经确诊的行局部治疗和至少 6 个周
期新辅助或辅助化疗的胚系 *BRCA1* 或 *BRCA2* 高危三阴性乳腺癌患者的
应用效果（长达 12 个月）[20]。

　　另一种用于治疗 *BRCA* 突变性乳腺癌的口服 PARP 抑制剂维利帕尼
显示出单药活性，以及与卡铂或替莫唑胺（temozolomide，TMZ）联合
使用时的活性[21, 22]。在一项使用 TMZ 和维利帕尼治疗 41 例转移性乳
腺癌患者的 II 期研究中，患者在第 1~7 天每天口服两次维利帕尼（每次
40mg），在第 1~5 天每天口服一次 TMZ（150mg/m^2），共服用 28d。
在发现 4 级以上的血小板减少症后，维利帕尼的剂量应减少至 30mg，
每天两次。仅在已知发生 *BRCA1* 或 *BRCA2* 突变的患者中观察到活性，
缓解率（RR）为 50%（4/8）。基于这一发现，研究人员又额外招募了
20 例 *BRCA1* 或 *BRCA2* 突变患者，以扩大人群。结合最初 41 例患者中
的 8 例已知突变携带者组，总反应率为 25%（7/28），临床受益率（clinical

benefit rate, CBR）为 50%（7 例 PR，7 例 SD）[23]。在 2016 年圣安东尼奥乳腺癌研讨会（San Antonio Breast Cancer Symposium，SABCS）上，报道了分别使用维利帕尼联合替莫唑胺或卡铂/紫杉醇和使用安慰剂联合卡铂/紫杉醇治疗 BRCA1 或 BRCA2 突变转移性乳腺癌的两项大型随机 II 期试验的结果[24-26]。与安慰剂和卡铂/紫杉醇（Plc+C/P）组相比，维利帕尼和卡铂/紫杉醇（V+C/P）组的 ORR 在统计学上明显较高（61.3% 和 77.8%；P = 0.027）。V+C/P 和 Plc+C/P 组的 PFS（14.1 个月和 12.3 个月）和 OS（28.5 个月和 25.0 个月）均有所提高，但无统计学意义。两个治疗组最常见的治疗相关不良事件（TRAE）分别为中性粒细胞减少症、血小板减少症和恶心，但与 Plc+C/P 组相比，V+C/P 组患者的疲劳、疼痛和失眠症状均有所改善（P 均 <0.05）。在分析维利帕尼和 TMZ（V+TMZ）及 Plc+C/P 的过程中，V+TMZ 组的中位 PFS、中位 OS（期中）和 ORR 较高（PFS 为 7.4 个月和 12.3 个月，OS 为 19.1 个月和 25.0 个月，ORR 为 28.6% 和 61.3%）[25]。V+TMZ 组的耐受性良好，与 Plc+C/P 组相比，其中性粒细胞减少症、脱发和周围神经病变发生均较少，3 级和以上最常见的不良事件为血小板减少症和中性粒细胞减少症。目前正在开展 III 期试验，以评估其他 PARP 抑制剂治疗 BRCA 突变转移性乳腺癌的效果，包括尼拉帕尼在 BRAVO[27] 和他拉唑帕尼在 EMBRACA[28] 中的效果。

9.6.1.2 散发性三阴性乳腺癌和 BRCAness

携带胚系 BRCA1 和 BRCA2 突变的患者最有力地证明了 PARP 抑制剂在治疗乳腺癌中的功效。三阴性乳腺癌患者的 BRCA1 和 BRCA2 突变率约为 10%。一些散发性三阴性乳腺癌具有 BRCA 突变肿瘤的分子特征，即所谓的 "BRCAness"[29,30]。如 Lord 和 Ashworth 所描述的，基于我们当前对癌症遗传学、基因组学和 DNA 修复机制的了解，BRCAness 代表了 BRCA1 或 BRCA2 突变的拟表型。它描述了一种拟表型，其中在没有胚系 BRCA1 或 BRCA2 突变的情况下，肿瘤中存在同源重组修复缺陷[31]。因此，这些偶发性三阴性乳腺癌可能会对类似的治疗方法产生反应，包括 PARP 抑制剂。

正在开展一项新辅助、II 期、多中心 I-SPY2 试验（通过影像和分

子分析来预测治疗反应的系列研究调查 2），评估由第Ⅱ～Ⅲ期乳腺癌
患者（无论 *BRCA* 突变状态如何）参与的多个试验组，包括将维利帕尼
和卡铂添加至每周的标准紫杉醇治疗中，然后加入阿霉素和环磷酰胺[32]。
该试验采用了一种基于生物标记物"标签"的自适应随机算法，将患者
分配至对共用其生物标记物标签的患者效果良好的治疗组中；主要研究
终点是 pCR（ypT0/N0 或 ypTis/N0）。维利帕尼 / 卡铂和对照组三阴性
乳腺癌人群的 pCR 率估计分别为 51%[95%PI*（36~66）和 26%[95%PI
（9~43）]。基于这些结果，维利帕尼 / 卡铂组"逐步进入"随机Ⅲ期试验。
I-SPY2 试验的目的不是评估维利帕尼和卡铂的单独功效，但这在后续
Ⅲ期 Brightness 试验中进行了研究，其中 Brightness 试验还比较了卡铂
或维利帕尼和卡铂联合标准新辅助化疗对早期三阴性乳腺癌患者的治
疗效果[33]。本试验结果在 2017 年的美国临床肿瘤学会年会上公布，且
Geyer 与其同事发现，虽然与对照组相比，同时加入维利帕尼和卡铂确
实可以提高 pCR 率（53.2% 和 31.0%；*P*<0.001），但与单独加入卡铂
相比，pCR 率却未提高（53.2% 和 57.5%；*P* = 0.36），这表明 pCR 率
的提高是卡铂的作用，而与维利帕尼无关。

9.7 雄激素受体拮抗剂

在将雄激素受体（AR）靶向三阴性乳腺癌的研究中，最初一组被
称为管腔雄激素受体（LAR）亚型的三阴性乳腺癌表现为高 AR 表达、
管腔基因表达模式和激素信号依赖性[3]。虽然 AR 可在三阴性乳腺癌的
其他分子亚型中表达，但 LAR 亚型的 AR 表达水平最高[34]，且临床特
征和结果不同。Loibl 与其同事报告称，相对于 AR 阳性肿瘤，AR 阴性
肿瘤更能通过新辅助多西紫杉醇、阿霉素或环磷酰胺（TAC）实现 pCR
率（12.8% 和 25.4%；*P* ≤ 0.0001）[35]。然而，尽管他们对新辅助化疗
的反应性降低，但 AR 阳性三阴性乳腺癌患者的 DFS 和 OS 明显优于
AR 阴性三阴性乳腺癌患者。Masuda 与其同事报告了类似的结果，其中
与三阴性乳腺癌的总 pCR 率（28%）[8]相比，LAR 亚型三阴性乳腺癌

*：PI 指贝叶斯概率区间

（10%）的 pCR 率降低。这些发现表明，与 AR 阴性三阴性乳腺癌不同，AR 阳性三阴性乳腺癌不通过标准化疗治疗。

9.7.1 比卡鲁胺

比卡鲁胺是经美国 FDA 批准的口服非甾体抗炎药，用于与黄体生成素释放激素（luteinizing hormone-releasing hormone，LHRH）类似物联合治疗转移性前列腺癌。乳腺癌转化研究联合会（Translational Breast Cancer Research Consortium，TBCRC）011 是一项开放标签、单组、Ⅱ 期比卡鲁胺研究，也是首个报道在晚期 AR 阳性三阴性乳腺癌中 AR 靶向活性的临床试验[36]。值得注意的是，ASCO/CAP 准则中尚未将 ER 和 PR 活性的定义阈值降低至当前水平，即 ≥ 1%[37]。在筛选的 424 例患者中，有 51 例（12%）表现为 AR 阳性，这被定义为免疫组化（IHC）>10% 的核着色，且最终研究人群纳入 26 例患者。在使用比卡鲁胺（每天一次，每次 150mg，口服）治疗后，CBR 达到 19% [95%CI（7，39）]，这被定义为 6 个月以上的完全缓解（CR）、部分缓解（PR）或疾病稳定（SD）。中位 PFS 为 12 周 [95%CI（11，22）]，治疗周期数为 2~84。比卡鲁胺耐受性较好。最常见的 TRAEs 为疲劳、热潮、四肢肿胀、谷草转氨酶（AST）升高和谷丙转氨酶（ALT）升高。本研究达到了其主要疗效终点，并将雄激素受体作为 AR 阳性三阴性乳腺癌的相关靶点。

9.7.2 醋酸阿比特龙

醋酸阿比特龙（abiraterone acetate，AA）是 17-[α]- 羟化酶 /17，20- 裂合酶（CYP17）酶活性的选择性、不可逆性和强效抑制剂，常用于治疗去势抵抗性前列腺癌（castration-resistant prostate cancer，CRPC）。醋酸阿比特龙开放标签、单组、Ⅱ 期 UCBG 12-1 试验的结果与 TBCRC 011 试验相似，其中 37.6% 的三阴性乳腺癌患者显示 AR 阳性（IHC ≥ 10%），6 个月的 CBR 为 20%[95%CI（7.7，38.6）][38]。患者每天服用一次，每次 1 000mg，即每次 4 片（每片 250mg）。在 30 例可评估的患者中，ORR 为 6.7%[95%CI（0.8，22.1）]，中位 PFS 为 2.8 个月 [95%CI（1.7，5.4）]。最常见的 TRAEs 为疲劳、高血压、低钾

血症和恶心，且大多数症状均为 1 或 2 级。

9.7.3 恩杂鲁胺

　　在有关 AR 抑制剂治疗三阴性乳腺癌的一项最大规模的研究中，Traina 与其同事通过开放标签 Ⅱ 期试验评估了恩杂鲁胺的功效，这是一种被批准用于转移性 CRPC 男性患者的强效口服抑制剂[39]。在 118 例晚期 AR 阳性三阴性乳腺癌患者意向治疗（intent-to-treat，ITT）人群中测试了恩杂鲁胺的功效（每天一次，每次 160mg，口服），并在本研究中定义其为通过 IHC 表达任一 AR（>0）。可评估人群（n=75）包括 AR IHC 表达 ≥ 10% 且至少接受了一次用药后肿瘤评估的一组患者。可评估患者在 16 周（CBR16）的主要终点为临床受益率（CR、PR 或 SD）。在可评估人群中，CBR16 为 35%，中位 PFS 为 14.7 周。本试验报告了首次采用雄激素导向疗法治疗三阴性乳腺癌后的客观反应，并确认 CR 或 PR 率为 8%。最常见的 TRAEs 为疲劳、恶心、食欲下降、腹泻和潮热。有 ≥ 5% 的患者出现的 3 级及以上不良事件仅为疲劳。

　　Traina 与其同事开发了一种由雄激素驱动的基因组标签（PREDICT AR，现被称为 Dx），将患者分为 Dx 阳性（Dx+）或 Dx 阴性（Dx–）[40]。与 Dx 阴性患者相比，47% 的 Dx 阳性患者的 PFS 增加了 1 倍（16 周和 8 周）。在对所有患者中位随访 28 个月后发现，未经选择人群的中位 OS 为 13 个月 [95%CI（8，18）][41]。在 Dx 阳性小组中，中位 OS 为 20 个月 [95%CI（13，29）]，而 Dx 阴性小组则为 8 个月 [95%CI（5，11）]。在之前仅接受一次治疗的患者中，Dx 阳性小组的中位 OS 为 29 个月，长于未经选择的历史对照组，而 Dx 阴性小组则为 10 个月。

9.8 糖皮质激素受体拮抗剂

　　糖皮质激素受体（glucocorticoid receptor，GR）在多达 50% 的浸润性乳腺癌中过度表达[42]。通过调节凋亡途径编码基因的转录，GR 活性在促进细胞在其他诱导凋亡条件下的存活中起着关键性作用，例如化疗[43, 44]。与 GR 表达和预后改善相关的 ER 阳性乳腺癌不同，早期 ER

阴性乳腺癌中的高肿瘤 GR mRNA 表达与较短的 RFS 相关，无论患者是否接受了化疗，这表明其在化疗耐药性中起到了一定的作用[45]。

基于表明使用 GR 拮抗剂或米非司酮对 GR 阳性（GR+）三阴性乳腺癌[44]进行预处理可以增加化疗的细胞毒性的临床前数据，随机 I 期试验评估了白蛋白结合型紫杉醇单独或联合米非司酮治疗晚期乳腺癌患者的疗效[46]。患者分别在第 1、8 和 15 天（一周一次）静脉注射白蛋白结合型紫杉醇，28d 为一个疗程，起始剂量为 $100mg/m^2$。连续口服两天米非司酮，从注射白蛋白结合型紫杉醇的前一天开始，起始剂量为每天 300mg（口服）。在登记的 9 例患者中，有 6 例通过 IHC 发现为 GR 阳性（>10% 的核 GR 着色），且均为三阴性乳腺癌。需注意，有 2 例患者最初表现为 ER 阳性肿瘤，但肿瘤在疾病复发时转化为三阴性乳腺癌。在 GR 阳性小组的 6 例患者中，出现了 2 例 CR、2 例 PR、1 例 SD 和 1 例 PD；GR 阴性小组中出现了 1 例 PR 和 2 例 PD。这两个研究组中使用的白蛋白结合型紫杉醇剂量均导致发生中性粒细胞减少症，但通过减少剂量和（或）给予生长因子便可控制。目前人们正基于这些良好的结果开展了一项随机 II 期试验，以研究白蛋白结合型紫杉醇单独或联合米非司酮治疗 GR 阳性 三阴性乳腺癌的效果。

另一项 I 期临床试验确定了米非司酮联合卡铂和吉西他滨治疗晚期乳腺癌和卵巢癌时的安全性和耐受性[47]。登记的 31 例患者中有 18 例患有乳腺癌。在可评估反应的 13 例三阴性乳腺癌患者中，有 2 例表现为 CR，1 例表现为 PR，6 例表现为 SD，4 例表现为 PD。此外，最常见的剂量限制性毒性（dose-limiting toxicity，DLT）为中性粒细胞减少症，但通过预防性粒细胞集落刺激因子（G-CSF）机制便可控制。人们正在开展相关研究，来识别患者对这种联合用药反应的预测性生物标记物。

9.9 免疫治疗

PD-1 是一种在 T 细胞、B 细胞和 NK 细胞上表达的抑制性跨膜蛋白；其配体为 PD-L1（又称为 B7-H1）和 PD-L2（又称为 B7-H2）[48]。

PD-L1 可在多种细胞的表面表达，包括多种肿瘤和造血细胞，PD-L2 主要在造血细胞上表达[49]。PD-1、PD-L1 和 PD-L2 之间的相互作用直接抑制了肿瘤细胞的凋亡，促进了外周 T 效应细胞的衰竭，并促进了 T 效应细胞向 T 调节（Treg）细胞的转化[50, 51]。PD-1、PD-L1 和 PD-L2 通常在由 CD8+ 肿瘤浸润淋巴细胞（TIL）分泌的促效应细胞因子（例如干扰素 - γ）的作用下上调，突出了它们作为"免疫检查点"的作用，即作用于不受限制的细胞毒性 T 效应功能的生理制动器[52, 53]。因此，通过免疫检查点阻断靶向 PD-1 或 PD-L1 轴应该能够增强抗癌免疫性。

9.9.1 派姆单抗

派姆单抗（MK-3475）是一种 PD-1 特异性的高选择性人源化免疫球蛋白（Ig）G4-κ 单克隆抗体，目前已经美国 FDA 批准用于治疗转移性黑素瘤、非小细胞肺癌、头颈部鳞状细胞癌（SCCHN）、尿路上皮癌和经典型霍奇金淋巴瘤。该药物被加速批准用于患有不可切除或转移性高微卫星不稳定性（metastatic microsatellite instability-high，MSI-H）或错配修复缺陷型（dMMR）实体瘤（在既往治疗后取得进展），以及未找到匹配的替代治疗方案的成人和儿童患者。这一批准具有里程碑式的意义，是由美国 FDA 授予的首个肿瘤组织或部位不确定型的适应证，且是基于肿瘤起源部位的共同生物标记物而非其位置。

KEYNOTE-012 是一项针对晚期 PD-L1 阳性实体瘤患者（包括三阴性乳腺癌、胃癌、尿路上皮癌和头颈癌）开展的单剂量派姆单抗（每两周静脉注射一次，每次 10mg/kg 体重）Ib 期多队列研究[54]。使用默克 22C3 抗体，通过 IHC 将 PD-L1 阳性定义为 PD-L1 在肿瘤细胞间质或 ≥ 1% 的肿瘤细胞中表达。三阴性乳腺癌组招募了 32 例复发性或转移性 PD-L1 阳性三阴性乳腺癌女性患者，其中在筛选的 111 例 PD-L1 表达患者中，有 58.6% 存在 PD-L1 肿瘤。较高程度的预处理人群的中位年龄为 50.5 岁。患者之前接受转移性疾病全身治疗的中位次数为 2 次，其中 46.9% 的患者至少接受过 3 次治疗。在抗肿瘤活性可评估的 27 例患者中，ORR 主要终点为 18.5%（1 例 CR，4 例 PR），中位反应时间为 17.9 周（范围为 7.3~32.4 周）。观察到持久反应，但尚未达到反应中位期限（范围为 15.0 周至 ≥ 47.3 周），包括 3 例仍在治疗中

（≥ 12 个月）的反应者。最常见的 TRAEs 为关节痛、疲劳、肌痛和恶心。这些症状均比较轻微且与在其他肿瘤组中观察到的症状相似。5 例患者（15.6%）出现了 3 级及以上不良事件（adverse event, AE），且出现了 1 例因弥散性血管内凝血（disseminated intravascular coagulation, DIC）导致的治疗相关死亡。

Ⅱ 期 KEYNOTE–086 试验评估了两组的派姆单抗单药疗法：之前治疗的转移性三阴性乳腺癌，不考虑 PD-L1 表达（A 组）和一线 PD-L1 阳性转移性三阴性乳腺癌（B 组）[55,56]。A 组登记了 170 例患者（中位年龄为 53.5 岁；范围为 28~85 岁）；43.5% 的患者接受过 3 种及以上治疗；61.8% 的患者为 PD-L1 阳性肿瘤[55]。患者每 3 周静脉注射一次派姆单抗，每次 200mg。中位随访 10.9 个月后，有 9 例患者（5.3%）仍在使用派姆单抗。总 ORR 的主要终点为 4.7%[95%CI（2.3%，9.2%）]。不考虑 PD-L1 表达，ORR 均相同（PD-L1 阳性患者为 4.8%；PD-L1 阴性患者为 4.7%）。中位反应时间（duration of response, DOR）为 6.3 个月（范围为 1.2+ 至 10.3+ 个月）。中位 PFS 和 OS 分别为 2.0 个月 [95%CI（1.9，2.0）] 和 8.9 个月 [95%CI（7.2，11.2）]，且 6 个月的概率分别为 12.3% 和 69%。分别有 60% 和 12.4% 的患者出现了任何级别和 ≥ 3 级的 TRAEs。AEs 未导致死亡，但有 4% 的患者因 TRAEs 停用派姆单抗。

在用于转移性三阴性乳腺癌一线治疗的 KEYNOTE–086 B 组中首先登记的 52 例患者（中位年龄为 53 岁，范围为 26~80 岁）中，87% 之前接受过（新）辅助治疗[56]。中位随访 7.0 个月（范围为 4.4~12.5 个月）后，有 15 例（29%）患者仍在接受派姆单抗治疗。主要研究终点为安全性。有 37 例（71%）患者出现了 TRAEs，最常见的症状是疲劳（31%）、恶心（15%）和腹泻（13%）。4 例（8%）患者出现了 ≥ 3 级的 TRAEs，分别为背痛、疲劳、低钠血症、低血压和偏头痛（各 1 例）。无患者因 AE 死亡或停止服用派姆单抗。ORR 为 23.1%[95%CI（14%，36）]。总缓解的最佳结果为：4% 为 CR，19% 为 PR，17% 为 SD，58% 为 PD，2% 未进行评估。中位反应时间为 8.7 周（范围为 8.1~17.7 周）；中位 DOR 为 8.4 个月（范围为 2.1+ 至 8.4 个月）；8 例患者（87%）在数据截止时仍处于反应阶段。中位 PFS 为 2.1 个月 [95%CI（2.0，3.9）]，且预计 6 个月 PFS 率为 28%。目前正在开展一项随机Ⅲ期试验，比较派姆单抗单药疗法与医生选择的单药化疗（卡培他滨、艾日布林、吉西他滨或长春瑞滨）治疗转移性三阴性乳腺癌的功效（KEYNOTE-119；NCT02555657）[57]。

通过一项 Ib 或Ⅱ期研究评估了派姆单抗联合艾日布林治疗未进行 PD-L1 表达选择的转移性三阴性乳腺癌患者的效果[58]。Ib 期包含安全试验小组，其中有 ≥ 6 例患者在第 1 天和第 8 天静脉注射了甲磺酸艾日布林（$1.4mg/m^2$）并在第 1 天（21d 为一个周期）静脉注射了 200mg 派姆单抗，作为推荐的Ⅱ期剂量（RP2D）。研究者在 2016 年圣安东尼奥乳腺癌研讨会上对首先登记的 39 例患者（$n=7$，Ib 期；$n=32$，Ⅱ期）进行了期中分析，中位年龄为 53 岁（范围为 32~80 岁），且本研究中包括因转移性疾病而接受过 0~2 次化疗的患者。主要研究终点为确定安全性和耐受性（Ib 期）及评估 ORR（Ⅱ期）。次要终点包括评估 PFS、OS 和 DOR。在 Ib 期中未观察到 DLT。最常见的 TRAEs 为疲劳、恶心、周围神经病变、中性粒细胞减少症和脱发，其中最常见的 ≥ 3 级 AEs 为中性粒细胞减少症和疲劳。艾日布林的中位治疗期为 3.9 个月（范围为 1.08~3 个月）；派姆单抗的中位治疗期为 3.7 个月（范围为 0.8~9.0 个月）。ORR 为 33.3%（1 例 CR，12 例 PR）。第 1 层患者由未接受任何治疗的转移患者组成，其 ORR 为 41.2%[95%CI（19.3，62.8）]，而第 2 层患者（接受过 1~2 次治疗）的 ORR 为 27.3%[95%CI（11.3，6.4）]。PD-L1 状态未预测治疗反应。PD-L1 阳性患者的 ORR 为 29.4% [95%CI（11.1，51.1）]，PD-L1 阴性患者的 ORR 为 33.3% [95%CI（14.1，54.6）]。总体而言，派姆单抗联合艾日布林在治疗转移性三阴性乳腺癌方面表现出活性，这种联合治疗中产生的 AEs 与使用任意一种单药疗法观察到的结果相当。目前正在开展Ⅲ期临床研究，评估派姆单抗联合化疗（紫杉醇、白蛋白结合型紫杉醇或卡铂 / 吉西他滨）在转移性三阴性乳腺癌一线治疗中的安全性和疗效（KEYNOTE-355；NCT02819518）。

在 I-SPY2 试验中针对新辅助疗法研究派姆单抗的疗效，其中 69 例患者采用自适应随机化分组法被分配至派姆单抗组（派姆单抗联合紫杉醇治疗，随后为阿霉素和环磷酰胺治疗），180 例患者被随机分配至对照组中[59]。化疗过程中加入派姆单抗显著增加了研究中所有生物标记物标签（HR 阳性或 HER2 阴性、三阴性乳腺癌和所有 HER2 阴性）的 pCR 估计率。派姆单抗组中三阴性乳腺癌人群的 pCR 估计率为 60%[95%PI（43%，78%）]，对照组中为 20.0%[95%PI（6，33）]。在 HR 阳性组中，派姆单抗组的 pCR 估计率为 34%[95%CI（19，48）]，对照组为 13%[95%CI（3，24）]。接受派姆单抗的 6 例患者出现了 3 级原发性或继发性肾上腺功能障碍，其中 5 例患者是在完成 AC 后（完成后 10~12 周）出现了该症状，另外 1 例是在开始接受派姆单抗治疗后 37d 出现。9 例患者出现了 1~2 级甲状腺功能异常；1 例患者出现了 3 级甲状腺功能减退症。派姆单抗组最常见的 ≥ 3 级 AEs 为腹泻、发热性中性粒细胞减少症、疲劳、贫血和恶心。基于验证性Ⅲ期试验中的贝叶斯预测成功概率，派姆单抗"通过了"Ⅰ-SPY2 试验的所有测试性标签（三阴性乳腺癌、所有 HER2 阴性和 HR 阳性 /HER2 阴性）。随机Ⅲ期新辅助试验是可能接受手术治疗的三阴性乳腺癌患者从Ⅱa 临床阶段向Ⅲb 阶段过渡的过程。随机化旨在使用派姆单抗或安慰剂，以及每周服用紫杉醇和卡铂（每周或每 3 周）治疗 4 个周期，之后使用派姆单抗或安慰剂加阿霉素（可替代表柔比星）及环磷酰胺治疗 4 个周期，作为术前新辅助治疗方案，随后每 3 周进行 9 个周期的派姆单抗或安慰剂治疗，作为术后辅助疗法（KEYNOTE-522；NCT03036488）。主要研究终点是 pCR。

9.9.2 阿特珠单抗

阿特珠单抗（MPDL3280A）是一种高亲和力工程化全人源化 IgG$_1$ 单克隆抗体，能够抑制 PD-L1 与 PD-1 和 B7.1（CD80）之间的相互作用，它们均为 T 淋巴细胞激活的负调节因子[60]。由于 PD-L1 在激活的 T 细胞上表达，所以对阿特珠单抗进行了工程化，并对其 Fc 结构域进行了修改，消除了临床相关剂量的抗体依赖性细胞毒性（antibody-dependent cellular cytotoxicity，ADCC），从而防止了表达 PD-L1 的 T 细胞的耗竭[61]。该药经美国 FDA 批准用于治疗转移性尿路上皮癌和非小细胞肺癌。

Ia 期研究评估了阿特珠单抗单药疗法在治疗多组疾病特异性人群时的安全性和有效性，包括 115 例转移性三阴性乳腺癌患者[62]。三阴性乳腺癌组最初招募了 PD-L1 阳性患者，但之后改为纳入 PD-L1 阴性患者。在预筛选的患者中，有 63% 患有 PD-L1 肿瘤，且通过 SP142 抗体确认含有 ≥ 5% 的 PD-L1 阳性肿瘤浸润淋巴细胞。中位年龄为 53 岁（范围为 29~82 岁）。该人群接受了较高程度的预处理，其中 58% 因转移性疾病接受了 ≥ 3 次全身性治疗。患者每 3 周静脉注射 15mg/kg 体重、20mg/kg 体重或 1 200mg 阿特珠单抗。112 例可评估患者的 ORR 为 10%[95%CI（5，17）]，中位 DOR 为 21.1 个月（范围为 2.8~26.5+ 个月），中位 PFS 为 1.4 个月 [95%CI（1.3，1.6）]。最初被归类为 PD 的 3 例患者似乎出现了假性进展，但有证据表明，即使出现了新病变，患者依旧存在临床效益和靶样病变持久消退的现象[63]。ORR 因治疗方案的不同而存在显著差异。未治疗的转移性疾病患者的 ORR 为 26%[95%CI（9，51）]，而二线治疗患者的 ORR 为 4%[95%CI（0，18）]，接受 ≥ 3 次治疗患者的 ORR 为 8%[95%CI（3，17）]。所有患者在中位随访 15.2 个月后的中位 OS 为 9.3 个月 [95%CI（7.0，12.6）]。第 1 年的 OS 率为 41%[95%CI（31，51）]，第 2 年和第 3 年的 OS 率为 22%[95%CI（12，32）]。需注意，11 例出现客观反应（CR 或 PR）的患者第 2 年的 OS 为 100%。TRAE 非常常见（有 63% 的患者出现了 TRAE），最常见的症状是发热、疲劳和恶心，通常为 1~2 级，且易于控制。约 11% 的患者出现了 ≥ 3 级的 TRAEs，并有 2 例经研究人员评估为治疗相关死亡（住院患者中未另行明确说明的肺动脉高压和死亡）。

在 Ib 期研究中，评估了阿特珠单抗（在第 1 天和第 15 天分别静脉注射 800mg）联合白蛋白结合型紫杉醇（在第 1 天、第 8 天和第 15 天分别服用 125mg/m²，28d 为一个周期）治疗未经 PD-L1 表达选择的转移性三阴性乳腺癌患者时的安全性和临床活性[64]。研究共登记了 32 例患者，中位年龄为 55.5 岁（范围为 32~84 岁），所有患者均接受了 0~3 次治疗。在数据截止时，经确认，效果可评估的 32 例患者的 ORR 为 38%[95%CI（21，56）]。其他 2 例患者均表现为假性进展，他们出现了新病变，且基于 RECIST（实体瘤反应评价标准）被归类为 PD，但其目标病变为部分缓解（PR），并在治疗过程中保持长期生物反应。在 PD-L1 阳性组中，ORR 为 36%[95%CI（11，69）]，而 PD-L1 阴性组的 ORR 为 30%[95%CI（7，65）]。观察发现 56% 的患者出现了 3~4 级疲劳症状，但这些都是可以控制的，无须终止治疗。未出现 DLT，且未出现治疗相关死亡案例。基于这些结果，正在开展的 IMpassion130 试验（NCT02425891）是Ⅲ期、随机、双盲、安慰剂对照研究，研究阿特珠单抗联合白蛋白结合型紫杉醇在转移性三阴性乳腺癌患者一线治疗中的疗效 [65]。

9.9.3 巴文西亚

巴文西亚（MSB0010718C）是一种可以静脉注射的全人源化抗 PD-L1 IgG1-κ 单克隆抗体，目前已经美国 FDA 批准用于治疗晚期尿路上皮癌和梅克尔细胞癌。在 Ib 期 JAVELIN 实体瘤试验中，研究了巴文西亚（每 2 周静脉注射 10mg/kg 体重）在治疗标准疗法难治的局部晚期或转移性乳腺癌方面的效果 [66]。患者未进行 PD-L1 表达或乳腺癌亚型选择，共纳入 168 例患者，中位年龄为 55 岁（范围为 31~81 岁）。该人群接受了较大程度的预处理，其中 52.4% 接受了 ≥ 3 次治疗，且有 58 例（34.5%）患有三阴性乳腺癌。全组的 ORR 为 4.8%[95%CI（2.1%，9.2%）]，出现了 1 例 CR 和 7 例 PR；8 例反应患者中有 5 例在数据截止时仍处于反应阶段。39 例患者（23.2%）的病情稳定（SD），总疾病控制率（disease control rate, DCR）为 28%。在三阴性乳腺癌组中（n=58）出现了 5 例 PR，其中 ORR 为 8.6%[95%CI（2.9%，19.0%）]。在肿瘤内含有 ≥ 10% 的 PD-L1 阳性免疫细胞（即所谓的免疫细胞"热点"）的三阴性乳腺癌患者中，44.4%（9 例患者中的 4 名）出现了治疗反应（PR）。71.4% 的患者出现了 TRAEs，最常见的症状有疲劳、恶心和输液相关反应。14.3% 的患者出现了 ≥ 3 级的 TRAEs，包括疲劳、贫血、γ - 谷氨酰转移酶（GGT）增多、自身免疫性肝炎和关节痛等症状。有 2 例患者因急性肝功能衰竭和呼吸窘迫出现了治疗相关死亡。

目前人们正在大量开展其他研究，评估 PD-1 或 PD-L1 抑制剂联合化疗、靶向疗法、放疗和其他免疫检查点抑制剂治疗转移性三阴性乳腺癌的疗效。

9.10 PI3K-AKT-mTOR 抑制剂

PI3K（磷脂酰肌醇 -4，5- 二磷酸 3- 激酶）-AKT-mTOR（雷帕霉素机制性靶标）途径是一种重要的细胞内信号通路，其通过促进细胞生存和生长而在癌变过程中发挥着关键性的作用[67, 68]。激活的 PI3K 可磷酸化和激活 AKT——通路的中心节点，然后转移至细胞膜并产生下游效应，例如磷酸化和调节各种细胞蛋白质，包括 mTOR 复合物 1（mTORC1）[68, 69]。在三阴性乳腺癌基因组分析过程中，通过多个机制明确了 PI3K/AKT 途径基因激活的一小组人群，包括 *PTEN* 改变和 *PIK3CA* 或 *AKT*1 激活突变[5]。因此，该途径的 3 个主要节点表明靶向治疗效果良好。

作为新辅助 I-SPY2 临床试验的一部分，试验评估了 AKT 变构抑制剂 MK-2206 联合每周服用 80mg/m^2 紫杉醇（持续 12 周）且之后每 2~3 周给予 600mg/m^2 环磷酰胺治疗的效果，并将此效果与仅进行化疗的效果进行了对比[70]。I-SPY2 试验使用了一种基于贝叶斯预测概率的新型自适应试验设计，即通过一项由 300 例同样随机选取的患者参与的验证试验，表明生物疗法在统计学上优于标准疗法。如果方案的 10 个预先确定的标签中至少有 1 个具有高优越性贝叶斯预测概率，则试验中必须通过这些方案。如果方案的 10 个标签相对于标准疗法的优越性预测概率均较低，则可因无效性而放弃这些方案。MK-2206 通过了三阴性乳腺癌标签，其中联合治疗组的估计 pCR 率为 46.7%，而同期对照组为 26.1%。研究发现，MK-2206 联合标准新辅助化疗的疗效比对照组高 98.6%，且在Ⅲ期试验中的成功率为 82.7%，因此，符合三阴性乳腺癌标签的通过标准。

Ⅱ期、随机、双盲、安慰剂对照的 LOTUS 试验评估了单独使用紫杉醇或联合使用帕他色替对转移性三阴性乳腺癌一线治疗的效果[71]。患者在第 1 天、第 8 天和第 15 天静脉注射了，紫杉醇 80mg/m^2，在第 1~21 天口服帕他色替 400mg 或安慰剂（每天 1 次，28d 为一个疗程）。帕他色替和安慰剂组各有 62 例患者，且基于 *PTEN* 低表达肿瘤（通过 Ventana IHC 试验发现，50% 以上的肿瘤细胞中均无 IHC，克隆 SP218）或 Foundation One 下一代测序（NGS）评估的 *PIK3CA*、

AKT1、PTEN 改变，将患者分为预先确定组。在 101 份可评估的 IHC 样品中，48 份（48%）被归类为 PTEN 低水平，而经 NGS 评估发现 103 份样品中的 42 份（41%）出现了 PIK3CA、AKT1、PTEN 变化。帕他色替组的中位随访期为 10.4 个月（IQR* 6.5~14.1 个月），而安慰剂组为 10.2 个月（IQR 6.0~13.6 个月）。帕他色替组的意向性治疗（intention-to-treal, ITT）人群的中位 PFS 为 6.2 个月 [95%CI（3.8，9.0）]，而安慰剂组 [分层心率 0.60，95%CI（0.37，0.98）；P = 0.037]。在 48 例 PTEN 低水平肿瘤患者中，帕他色替组的中位 PFS 为 6.2 个月 [95%CI，（3.6，9.1）]，而安慰剂组 [分层心率 0.59，95%CI（0.26，1.32）；P = 0.18] 为 3.7 个月 [95%CI (1.9，7.3）]。通过对预先确定的 PIK3CA、AKT1、PTEN 突变肿瘤组进行的分析显示，帕他色替组的中位 PFS 为 9.0 个月 [95%CI(4.6，不可评估）]，而安慰剂组 [未分层 HR=0.44，95%CI（0.20，0.99）；对数秩 P = 0.041] 为 4.9 个月 [95%CI（3.6，6.3）]。帕他色替组和安慰剂组中最常见的 ≥ 3 级的 TRAEs 分别为腹泻（23% vs. 0）、中性粒细胞计数下降（8% 和 6%）和中性粒细胞减少症（10% vs. 2%）。总的来说，不良事件可控且可逆。帕他色替组中未出现治疗相关死亡，而安慰剂组出现了 1 例。据报告，帕他色替组和安慰剂组中分别有 28% 和 15% 的患者出现了严重的 AEs。虽然 ITT 和 PTEN 低表达人群的中位 PFS 适度增加，但在预先确定的 PIK3CA、AKT1、PTEN 突变肿瘤组中，中位 PFS 显著升高。一项 II 期随机、安慰剂对照研究（FAIRLANE 试验；NCT02301988）正在评估将帕他色替加入紫杉醇新辅助治疗方案对三阴性乳腺癌的治疗效果。

9.11 抗体药物偶联物

9.11.1 IMMU-132

Trop-2 是一种在三阴性乳腺癌等许多癌症中过度表达的糖蛋白，其形成与预后不良有关 [72]。它具有多种细胞功能，包括作为钙信号传递

---

*IQR，interquartile range，指四分位数范围

器促进肿瘤生长。Sacituzumab govitecan（IMMU-132）是一种抗 Trop-2 或 SN-38 抗体药物偶联物（antibody-drug conjugate, ADC），由一种人源化抗 Trop-2 单克隆抗体（hRS7）与 SN-38（伊立替康有效活性代谢物）[73-76] 偶联而成，其中 SN-38 是一种导致 DNA 双链断裂进而导致细胞凋亡的拓扑异构酶 I 抑制剂 [77]。

　　Bardia 与其同事通过开展单组、多中心、Ⅱ期试验评估了 IMMU-132 对曾接受转移性三阴性乳腺癌治疗患者的疗效 [78]。登记时无需行 Trop-2 表达检测，但发现通过 IHC 试验着色的 88% 的肿瘤样本均为中强度阳性。患者在第 1 天和第 8 天分别静脉注射 10mg/kg 体重，21d 为一个疗程。主要研究终点为安全性和 ORR。69 例在转移性诊断后接受 5 次（中位值，范围为 1~12 次）治疗的患者中，确认 ORR 为 30%（PR，n=19；CR，n=2），CBR（CR+PR+SD ≥ 6 个月）为 46%。中位 PFS 为 6.0 个月 [95%CI（5.0，7.3）]，中位 OS 为 16.6 个月 [95%CI（11.1，20.6）]。41% 的患者出现了 ≥ 3 级的 AEs，最常见的症状是中性粒细胞减少症（39%）、白细胞减少症（16%）、贫血（14%）和腹泻（13%）；发热性中性粒细胞减少症的发病率为 7%。IMMU-132 的耐受性良好，经高程度预处理的转移性三阴性乳腺癌患者的活性良好。将 IMMU-132 与 PARP 抑制剂和紫杉烷结合的临床前研究显示出合成致死性，需要开展进一步研究 [79, 80]。

9.11.2　Glembatumumab Vedotin

　　糖蛋白非转移性黑素瘤蛋白 B（gpNMB）是一种 I 型跨膜蛋白，在 40%~60% 的乳腺癌中过度表达 [81, 82]。gpNMB 因基底样亚型和不良预后而过度表达，促进了浸润和转移，降低了肿瘤细胞凋亡，并促进了临床前模型中的血管生成 [81, 83]。Glembatumumab vedotin（CDX-011；之前被称为 CR011-vcMMAE）是一种由素瘤蛋白 B 全人源化 IgG_2 单克隆抗体 CDX-011 和强效微管抑制剂—甲基奥瑞他汀 E（MMAE）组成的 ADC[84, 85]。Glembatumumab vedotin 旨在与 gpNMB 结合，然后通过内化和蛋白酶敏感性缬氨酸 – 瓜氨酸肽连接蛋白的分解释放 MMAE，进而通过微管抑制使肿瘤细胞死亡 [86]。

　　在经较高程度预处理的晚期乳腺癌患者 [之前的 7 个（中位值）方案]

的 Ⅰ 或 Ⅱ 期临床试验中，glembatumumab vedotin（剂量为 1.88mg/kg 体重，每 3 周静脉注射一次）具有可接受的安全谱，其中 ORR 为 12%（33 例患者中有 4 例），中位 PFS 为 9.1 周 [87]。本研究已经实现其 Ⅱ 期的主要疗效终点 [12 周无进展生存期（PFS12 周）为 27 例患者中有 9 例；33%]。最常见的治疗相关 AEs 为疲劳、皮疹、恶心、周围感觉神经病变和中性粒细胞减少症。在三阴性乳腺癌患者中，ORR 为 20%（10 例患者中有 2 例），中位 PFS 为 17.9 周，而在一组 gpNMB 表达肿瘤（≥ 5% 的上皮或基质细胞阳性）三阴性乳腺癌患者中，ORR 为 25%（4 例患者中有 1 例），中位 PFS 为 5.1 个月。

基于这些结果，研究者们开展了一项开放标签、随机、Ⅱ 期 EMERGE 研究，评估 glembatumumab vedotin 在治疗表达 gpNMB 的晚期乳腺癌中的活性（CDX011-03；Glembatumumab Vedotin 治疗表达 GPNMB 的晚期乳腺癌的研究）[88]。本研究中，针对 124 例患有 ≥ 5% 的上皮或基质细胞中表达 gpNMB 的难治性乳腺癌患者，随机进行 glembatumumab vedotin（n=83）或研究者选择的化疗（IC；n=41）。患者曾因晚期或转移性疾病而接受过 4 次（中位值）全身治疗。主要终点是检测 glembatumumab vedotin 组的 ORR 值范围是否为 10%~22.5%。本研究未达到其主要终点，其中 glembatumumab vedotin 组的 ORR 为 6%，IC 组为 7%，且无证据表明两组间在 3 个定义层的 ORR 方面存在差异（gpNMB 在肿瘤上皮细胞中的表达或在基质细胞中的低、高强度表达）。然而，glembatumumab vedotin 组中 gpNMB 在 ≥ 25% 的肿瘤上皮细胞中表达的患者的缓解率（RR）为 30%（23 例患者中的 7 例），IC 组为 9%（11 例患者中的 1 例）。此外，非计划性分析显示，三阴性乳腺癌患者的缓解率为 18%（28 例患者中的 5 例）和 0（11 例患者中无），gpNMB 过表达的三阴性乳腺癌患者的缓解率为 40%（10 例患者中的 4 例）和 0（6 例患者中无）。最常见的 TRAEs 为红疹、中性粒细胞减少症、周围神经病变、脱发和瘙痒症。研究者总结出，尽管登记的所有患者均未达到 gpNMB 表达性晚期乳腺癌的主要终点，但 gpNMB 过表达性乳腺癌和（或）三阴性乳腺癌患者的活性也可能会增加。转移性三阴性乳腺癌（the Metastatic Triple-Negative Breast Cancer，METRIC）研究是一项国际性随机 II 期试验，比较了 glembatumumab vedotin 与卡培他滨治疗 gpNMB 过表达转移性三阴性乳腺癌患者的效果（NCT00071942）[89]。

9.11.3 SGN-LIV1A

LIV-1 是一种具有锌转运体和金属蛋白酶活性的多次跨膜蛋白，在三阴性乳腺癌中上调[90-92]。LIV-1 表达通过与转录因子 STAT3 和 Snail 相互作用，下调了上皮细胞钙黏蛋白的表达，促进了上皮间质转化（epthelial-mesenchymal transition，EMT），从而促进了恶性进展和转移[93-96]。SGN-LIV1A 是一种抗体药物偶联物，是通过蛋白水解可分裂性连接蛋白将人源化抗 LIV-1 抗体（hLIV22）偶联至一甲基奥瑞他汀 E（MMAE）（一种强效微管抑制剂）形成的。一旦与细胞表面的 LIV-1 结合，SGN-LIV1A 便会被内化并释放 MMAE，释放的 MMAE 再与微管蛋白结合并诱导 G2/M 期阻滞和凋亡[84, 92]。

在一项评估 SGN-LIV1A 治疗经较高程度预处理的晚期或转移性女性乳腺癌的效果的一期剂量递增研究中，有 39 例患者（21 例为三阴性乳腺癌，18 例为 HR 阳性或 HER2 阴性乳腺癌）接受了 3 个疗程（中位值，范围为 1~10）的 SGN-LIV1A 单药治疗，剂量为 0.5~2.8mg/kg 体重，每 3 周静脉注射一次[97]。在 17 例效果可评估（efficacy evaluable，EE）的三阴性乳腺癌患者中，客观缓解率（ORR*=CR+PR）为 41%（7 例 PR），疾病控制率（DCR=CR+PR+SD）为 82%（7 例 PR，7 例 SD），临床受益率 [CBR=（ORR+SD）≥ 24 周] 为 53%（9 例患者）。三阴性乳腺癌患者的中位 PFS 为 17.1 周 [95%CI（6.0，18.4）]。在用于评估 LIV-1 表达的 281 例转移性乳腺癌样品中，93% 显示为阳性，81% 为中高程度表达（H 评分≥ 100 分）。在 19 例 DLT 可评估的患者中，未发生 DLT，最高耐受剂量不超过 2.8mg/kg 体重。≥ 30% 的患者所报告的最常见的质量相关 AEs 为疲劳、恶心、脱发、食欲下降、便秘、中性粒细胞减少症和呕吐，9 例患者（23%）出现了周围神经病变。反应持续时间的数据不断变化，三阴性乳腺癌单药治疗扩展组的人数也在不断增加。

---

*ORR：objective response rate，ORR

总 结

三阴性乳腺癌是一种分子多样性异质性疾病。识别三阴性乳腺癌的几种特异性亚型是提供三阴性乳腺癌个性化治疗的关键。对不同的三阴性乳腺癌小组持续开展临床试验，以及在未来开展临床研究均有利于验证这种新治疗策略的有效性。

参考文献

[1] Perou CM, Sorlie T, Eisen MB, et al. Molecular portraits of human breast tumours. Nature, 2000,406(6797):747-752.

[2] Sorlie T, Perou CM, Tibshirani R, et al. Gene expression patterns of breast carcinomas distinguish tumor subclasses with clinical implications. Proc Natl Acad Sci U.S.A., 2001,98(19):10869-10874.

[3] Lehmann BD, Bauer JA, Chen X, et al. Identification of human triple-negative breast cancer subtypes and preclinical models for selection of targeted therapies. J Clin Invest, 2011,121(7):2750-2767.

[4] Lehmann BD, Jovanovic B, Chen X, et al. Refinement of triple-negative breast cancer molecular subtypes: implications for neoadjuvant chemotherapy selection. PLoS One,2016,11(6):e0157368.

[5] Cancer Genome Atlas N. Comprehensive molecular portraits of human breast tumours. Nature, 2012,490(7418):61-70.

[6] Parker JS, Mullins M, Cheang MC, et al. Supervised risk predictor of breast cancer based on intrinsic subtypes. J Clin Oncol, 2009,27(8):1160-1167.

[7] Rahim F, Hajizamani S, Mortaz E, et al. Molecular regulation of bone marrow metastasis in prostate and breast cancer. Bone marrow Res, 2014,2014:405920.

[8] Masuda H, Baggerly KA, Wang Y, et al. Differential response to neoadjuvant chemotherapy among 7 triple-negative breast cancer molecular subtypes. Clin Cancer Res, 2013,19(19):5533-5540.

[9] Burstein MD, Tsimelzon A, Poage GM, et al. Comprehensive genomic analysis identifies novel subtypes and targets of triple-negative breast cancer. Clin Cancer Res,2015,21(7):1688-1698.

[10] Tutt A, Ashworth A. The relationship between the roles of *BRCA* genes in DNA repair and cancer predisposition. Trends Mol Med, 2002,8(12):571-576.

[11] Venkitaraman AR. Cancer susceptibility and the functions of *BRCA1* and *BRCA2*. Cell, 2002,108(2):171-182.

[12] Donawho CK, Luo Y, Luo Y, et al. ABT-888, an orally active poly(ADP-ribose) polymerase inhibitor that potentiates DNA-damaging agents in preclinical tumor models. Clin Cancer

Res,2007,13(9):2728–2737.

[13] Pommier Y, O'Connor MJ, de Bono J. Laying a trap to kill cancer cells: PARP inhibitors and their mechanisms of action. Sci Transl Med, 2016,8(362):362ps17.

[14] Farmer H, McCabe N, Lord CJ, et al. Targeting the DNA repair defect in *BRCA* mutant cells as a therapeutic strategy. Nature, 2005,434(7035):917–921.

[15] Kaelin WG Jr. The concept of synthetic lethality in the context of anticancer therapy. Nat Rev Cancer. 2005;5(9):689–698.

[16] Fong PC, Boss DS, Yap TA, et al. Inhibition of poly(ADP-ribose) polymerase in tumors from *BRCA* mutation carriers. N Engl J Med, 2009,361(2):123–134.

[17] Tutt A, Robson M, Garber JE, et al. Oral poly(ADP-ribose) polymerase inhibitor olaparib in patients with *BRCA1* or *BRCA2* mutations and advanced breast cancer: a proof-of-concept trial. Lancet (Lond Engl),2010,376(9737):235–244.

[18] Kaufman B, Shapira-Frommer R, Schmutzler RK, et al. Olaparib monotherapy in patients with advanced cancer and a germline *BRCA1/BRCA2* mutation. J Clin Oncol, 2015,33(3):244–250.

[19] Robson M, Im SA, Senkus E, et al. Olaparib for metastatic breast cancer in patients with a germline *BRCA* mutation. N Engl J Med, 2017.

[20] Tutt ANJ, Kaufman B, Gelber RD, et al. OlympiA: a randomized phase III trial of olaparib as adjuvant therapy in patients with high-risk HER2– negative breast cancer (BC) and a germline *BRCA1/BRCA2* mutation (g*BRCA*m). J Clin Oncol, 2015,33(15_suppl):TPS1109–TPS.

[21] Isakoff SJ, Overmoyer B, Tung NM, et al. A phase Ⅱ trial of the PARP inhibitor veliparib (ABT888) and temozolomide for metastatic breast cancer. J Clin Oncol. 2010;28(15_suppl):1019.

[22] Somlo G, Frankel PH, Arun BK, et al. Efficacy of the PARP inhibitor veliparib with carboplatin or as a single agent in patients with germline *BRCA1*-or *BRCA2*-associated metastatic breast cancer: California Cancer Consortium Trial NCT01149083. Clin Cancer Res, 2017.

[23] Isakoff S, Overmoyer B, Tung N, et al. P3–16–05: a phase Ⅱ trial expansion cohort of the PARP inhibitor veliparib (ABT888) and temozolomide in *BRCA1/BRCA2* associated metastatic breast cancer. Cancer Res, 2011, 71(24 Supplement):P3–16–05–P3–16–05.

[24] Isakoff SJ, Puhalla S, Domchek SM, et al. A randomized phase Ⅱ study of veliparib with temozolomide or carboplatin/paclitaxel versus placebo with carboplatin/paclitaxel in *BRCA1/BRCA2* metastatic breast cancer: design and rationale. Future Oncol (Lond Engl), 2017,13(4):307–320.

[25] Di é ras V, Han H, Robson M, et al. Abstract P4–22–02: evaluation of veliparib (V) and temozolomide (TMZ) in a phase 2 randomized study of the efficacy and tolerability of V+TMZ or carboplatin (C) and paclitaxel (P) vs placebo (Plc)+C/P in patients (pts) with *BRCA1* or *BRCA2* mutations and metastatic breast cancer. Cancer Res, 2017,77(4 Supplement):P4–22–02–P4–22–02.

[26] Han H, Di é ras V, Robson M, et al. Abstract S2–05: efficacy and tolerability of veliparib

(V; ABT-888) in combination with carboplatin (C) and paclitaxel (P) vs placebo (Plc)+C/P in patients (pts) with *BRCA1* or *BRCA2* mutations and metastatic breast cancer: a randomized, phase 2 study. Cancer Res, 2017,77(4 Suppl):S2-05-S2-05.

[27] Balmana J, Tryfonidis K, Audeh W, et al. Abstract OT1-03-05: a phase III, randomized, open label, multicenter, controlled trial of niraparib versus physician's choice in previously treated, HER2 negative, germline *BRCA* mutation-positive breast cancer patients. An EORTC-BIG intergroup study (BRAVO study). Cancer Res,2016,76(4 Suppl):OT1-03-5-OT1-03-5.

[28] Litton J, Ettl J, Hurvitz S, et al. Abstract OT2-01-13: a phase 3, open-label, randomized, 2-arm international study of the oral dual PARP inhibitor talazoparib in germline *BRCA* mutation subjects with locally advanced and/or metastatic breast cancer (EMBRACA). Cancer Res, 2017,77(4 Supplement):OT2-01-13-OT2-01-13.

[29] Hartman AR, Kaldate RR, Sailer LM, et al. Prevalence of *BRCA* mutations in an unselected population of triple-negative breast cancer. Cancer, 2012,118(11):2787-2795.

[30] Turner N, Tutt A, Ashworth A. Hallmarks of '*BRCA*ness' in sporadic cancers. Nat Rev Cancer, 2004,4(10):814-819.

[31] Lord CJ, Ashworth A. *BRCA*ness revisited. Nat Rev Cancer, 2016,16(2):110-120.

[32] Rugo HS, Olopade OI, DeMichele A, et al. Adaptive randomization of veliparib-carboplatin treatment in breast cancer. N Engl J Med, 2016,375(1):23-34.

[33] Geyer CE, O'Shaughnessy J, Untch M, et al. Phase 3 study evaluating efficacy and safety of veliparib (V) plus carboplatin (Cb) or Cb in combination with standard neoadjuvant chemotherapy (NAC) in patients (pts) with early stage triple-negative breast cancer (TNBC). J Clin Oncol, 2017,35(15_suppl):520.

[34] Barton VN, D'Amato NC, Gordon MA, et al. Multiple molecular subtypes of triple-negative breast cancer critically rely on androgen receptor and respond to enzalutamide in vivo. Mol Cancer Ther,2015,14(3):769-778.

[35] Loibl S, Muller BM, von Minckwitz G, et al. Androgen receptor expression in primary breast cancer and its predictive and prognostic value in patients treated with neoadjuvant chemotherapy. Breast Cancer Res Treat, 2011,130(2):477-487.

[36] Gucalp A, Tolaney S, Isakoff SJ, et al. Phase Ⅱ trial of bicalutamide in patients with androgen receptor-positive, estrogen receptor-negative metastatic breast cancer. Clin Cancer Res, 2013,19(19):5505-5512.

[37] Hammond ME, Hayes DF, Dowsett M, et al. American Society of Clinical Oncology/College of American Pathologists guideline recommendations for immunohistochemical testing of estrogen and progesterone receptors in breast cancer. J Clin Oncol, 2010,28(16):2784-2795.

[38] Bonnefoi H, Grellety T, Tredan O, et al. A phase II trial of abiraterone acetate plus prednisone in patients with triple-negative androgen receptor positive locally advanced or metastatic breast cancer (UCBG 12-1). Ann Oncol, 2016,27(5):812-818.

[39] Traina TA, Miller K, Yardley DA, et al. Results from a phase 2 study of enzalutamide (ENZA), an androgen receptor (AR) inhibitor, in advanced AR+ triple-negative breast

cancer (TNBC). J Clin Oncol,2015,33(15_suppl):1003.

[40] Parker JS, Peterson AC, Tudor IC, et al. A novel biomarker to predict sensitivity to enzalutamide (ENZA) in TNBC. J Clin Oncol. 2015;33(15_suppl):1083.

[41] Traina TA, Yardley DA, Schwartzberg LS, et al. Overall survival (OS) in patients (Pts) with diagnostic positive (Dx+) breast cancer: subgroup analysis from a phase 2 study of enzalutamide (ENZA), an androgen receptor (AR) inhibitor, in AR+ triple-negative breast cancer (TNBC) treated with 0–1 prior lines of therapy. J Clin Oncol, 2017,35(15_suppl):1089.

[42] Conzen SD. Minireview: nuclear receptors and breast cancer. Mol Endocrinol (Baltimore, MD), 2008,22(10):2215–2228.

[43] Mikosz CA, Brickley DR, Sharkey MS, et al. Glucocorticoid receptor-mediated protection from apoptosis is associated with induction of the serine/threonine survival kinase gene, sgk–1. J Biol Chem, 2001,276(20):16649–16654.

[44] Skor MN, Wonder EL, Kocherginsky M, et al. Glucocorticoid receptor antagonism as a novel therapy for triple-negative breast cancer. Clin Cancer Res, 2013,19(22):6163–6172.

[45] Pan D, Kocherginsky M, Conzen SD. Activation of the glucocorticoid receptor is associated with poor prognosis in estrogen receptor-negative breast cancer. Cancer Res,2011,71(20):6360–6370.

[46] Nanda R, Stringer-Reasor EM, Saha P, et al. A randomized phase I trial of nanoparticle albumin-bound paclitaxel with or without mifepristone for advanced breast cancer. SpringerPlus, 2016,5(1):947.

[47] Stringer EM, Saha P, Swoboda A, et al. A phase I trial of mifepristone (M), carboplatin (C), and gemcitabine (G) in advanced breast and ovarian cancer. J Clin Oncol,2017,35(15_suppl):1083.

[48] Freeman GJ, Long AJ, Iwai Y, et al. Engagement of the PD–1 immunoinhibitory receptor by a novel B7 family member leads to negative regulation of lymphocyte activation. J Exp Med, 2000,192(7):1027–1034.

[49] Latchman Y, Wood CR, Chernova T, et al. PD–L2 is a second ligand for PD–1 and inhibits T cell activation. Nat Immunol, 2001,2(3):261–268.

[50] Francisco LM, Salinas VH, Brown KE, et al. PD–L1 regulates the development, maintenance, and function of induced regulatory T cells. J Exp Med, 2009,206(13):3015–3029.

[51] Amarnath S, Mangus CW, Wang JC, et al. The PDL1-PD1 axis converts human TH1 cells into regulatory T cells. Sci Transl Med, 2011,3(111):111ra20.

[52] Spranger S, Spaapen RM, Zha Y, et al. Up-regulation of PD-L1, IDO, and T(regs) in the melanoma tumor microenvironment is driven by CD8(+) T cells. Sci Transl Med, 2013,5(200):200ra116.

[53] Kinter AL, Godbout EJ, McNally JP, et al. The common gamma-chain cytokines IL–2, IL–7, IL–15, and IL–21 induce the expression of programmed death–1 and its ligands. J Immunol, 2008,181(10):6738–6746.

[54] Nanda R, Chow LQ, Dees EC, et al. Pembrolizumab in patients with advanced triple-

negative breast cancer: phase Ib KEYNOTE−012 study. J Clin Oncol, 2016;34(21):2460−2467.

[55] Adams S, Schmid P, Rugo HS, et al. Phase 2 study of pembrolizumab (pembro) monotherapy for previously treated metastatic triple-negative breast cancer (mTNBC): KEYNOTE−086 cohort A. J Clin Oncol, 2017,35(15_suppl):1008.

[56] Adams S, Loi S, Toppmeyer D, et al. Phase 2 study of pembrolizumab as first-line therapy for PD-L1-positive metastatic triple-negative breast cancer (mTNBC): preliminary data from KEYNOTE−086 cohort B. J Clin Oncol, 2017,35(15_suppl):1088.

[57] Winer EP, Dang T, Karantza V, et al. KEYNOTE−119: a randomized phase III study of single-agent pembrolizumab (MK−3475) vs single-agent chemotherapy per physician's choice for metastatic triple-negative breast cancer (mTNBC). J Clin Oncol, 2016,34(15_suppl):TPS1102−TPS.

[58] Tolaney S, Savulsky C, Aktan G, et al. Abstract P5−15−02: phase 1b/2 study to evaluate eribulin mesylate in combination with pembrolizumab in patients with metastatic triple-negative breast cancer. Cancer Res, 2017,77(4 Suppl):P5−15−02−P5−15−02.

[59] Nanda R, Liu MC, Yau C, et al. Pembrolizumab plus standard neoadjuvant therapy for high-risk breast cancer (BC): results from I-SPY 2. J Clin Oncol, 2017,35(15_suppl):506.

[60] Herbst RS, Soria JC, Kowanetz M, et al. Predictive correlates of response to the anti-PD-L1 antibody MPDL3280A in cancer patients. Nature, 2014,515(7528):563−567.

[61] Powles T, Eder JP, Fine GD, et al. MPDL3280A (anti-PD-L1) treatment leads to clinical activity in metastatic bladder cancer. Nature, 2014,515(7528):558−562.

[62] Emens LA, Braiteh FS, Cassier P, et al. Abstract 2859: inhibition of PD-L1 by MPDL3280A leads to clinical activity in patients with metastatic triple-negative breast cancer (TNBC). Cancer Res, 2015,75(15 Suppl):2859.

[63] Hodi FS, Hwu WJ, Kefford R, et al. Evaluation of immune-related response criteria and RECIST v1.1 in patients with advanced melanoma treated with pembrolizumab. J Clin Oncol, 2016,34(13):1510−1517.

[64] Adams S, Diamond JR, Hamilton EP, et al. Phase Ib trial of atezolizumab in combination with nab-paclitaxel in patients with metastatic triple-negative breast cancer (mTNBC). J Clin Oncol, 2016,34(15_suppl):1009.

[65] Emens LA, Adams S, Loi S, et al. IMpassion130: a phase III randomized trial of atezolizumab with nab-paclitaxel for first-line treatment of patients with metastatic triple-negative breast cancer (mTNBC). J Clin Oncol, 2016,34(15_suppl):TPS1104−TPS.

[66] Dirix L, Takacs I, Nikolinakos P, et al. Abstract S1−04: Avelumab (MSB0010718C), an anti-PD-L1 antibody, in patients with locally advanced or metastatic breast cancer: a phase Ib JAVELIN solid tumor trial. Cancer Res, 2016,76(4 Suppl):S1−04−S1.

[67] Cantley LC. The phosphoinositide 3−kinase pathway. Science (New York, NY), 2002,296(5573):1655−1657.

[68] Manning BD, Cantley LC. AKT/PKB signaling: navigating downstream. Cell, 2007,129(7):1261−1274.

[69] Bhaskar PT, Hay N. The two TORCs and Akt. Dev Cell, 2007,12(4):487−502.

[70] Tripathy D, Chien AJ, Hylton N, et al. Adaptively randomized trial of neoadjuvant chemotherapy with or without the Akt inhibitor MK−2206: graduation results from the I−SPY 2 trial. J Clin Oncol, 2015,33(15_suppl):524.

[71] Kim SB, Dent R, Im SA, et al. Ipatasertib plus paclitaxel versus placebo plus paclitaxel as first-line therapy for metastatic triple-negative breast cancer (LOTUS): a multicentre, randomised, double-blind, placebo-controlled, phase 2 trial. Lancet Oncol, 2017,18(10):1360−1372.

[72] Ambrogi F, Fornili M, Boracchi P, et al. Trop−2 is a determinant of breast cancer survival. PLoS One, 2014,9(5):e96993.

[73] Starodub AN, Ocean AJ, Shah MA, et al. First-in-human trial of a novel anti-trop−2 antibody-SN-38 conjugate, sacituzumab govitecan, for the treatment of diverse metastatic solid tumors. Clin Cancer Res, 2015,21(17):3870−3878.

[74] Sharkey RM, McBride WJ, Cardillo TM, et al. Enhanced delivery of SN−38 to human tumor xenografts with an anti-trop−2−SN−38 antibody conjugate (sacituzumab govitecan). Clin Cancer Res, 2015,21(22):5131−5138.

[75] Goldenberg DM, Cardillo TM, Govindan SV, et al. Trop−2 is a novel target for solid cancer therapy with sacituzumab govitecan (IMMU−132), an antibody-drug conjugate (ADC). Oncotarget, 2015,6(26):22496−22512.

[76] Cardillo TM, Govindan SV, Sharkey RM, et al. Sacituzumab govitecan (IMMU−132), an anti-trop−2/SN−38 antibody-drug conjugate: characterization and efficacy in pancreatic, gastric, and other cancers. Bioconjug Chem, 2015,26(5):919−931.

[77] Rothenberg ML. Topoisomerase I inhibitors: review and update. Ann Oncol, 1997,8(9):837−855.

[78] Bardia A, Mayer IA, Diamond JR, et al. Efficacy and safety of anti-trop-2 antibody drug conjugate sacituzumab govitecan (IMMU−132) in heavily pretreated patients with metastatic triple-negative breast cancer. J Clin Oncol, 2017,35(19):2141−2148.

[79] Goldenberg D, Cardillo T, Govindan S, et al. Abstract P6−15−02: synthetic lethality in TNBC mediated by an anti-Trop-2 antibody-drug conjugate, sacituzumab govitecan (IMMU−132), when combined with paclitaxel or the PARP inhibitor, olaparib. Cancer Res, 2016,76(4 Suppl):P6−15−02−P6−15−02.

[80] Cardillo TM, Sharkey RM, Rossi DL,et al. Synthetic lethality exploitation by an anti-trop-2-SN-38 antibody-drug conjugate, IMMU-132, plus PARP inhibitors in *BRCA1/BRCA2*-wild-type triple-negative breast cancer. Clin Cancer Res, 2017,23(13):3405−3415.

[81] Rose AA, Grosset AA, Dong Z, et al. Glycoprotein nonmetastatic B is an independent prognostic indicator of recurrence and a novel therapeutic target in breast cancer. Clin Cancer Res, 2010,16(7):2147−2156.

[82] Ripoll VM, Irvine KM, Ravasi T, et al. Gpnmb is induced in macrophages by IFN-gamma and lipopolysaccharide and acts as a feedback regulator of proinflammatory responses. J Immunol, 2007,178(10):6557−6566.

[83] Rose AA, Pepin F, Russo C, et al. Osteoactivin promotes breast cancer metastasis to bone. Mol Cancer Res, 2007,5(10):1001−1014.

[84] Doronina SO, Toki BE, Torgov MY, et al. Development of potent monoclonal antibody auristatin conjugates for cancer therapy. Nat Biotechnol, 2003,21(7):778–784.

[85] Naumovski L, Junutula JR. Glembatumumab vedotin, a conjugate of an anti-glycoprotein non-metastatic melanoma protein B mAb and monomethyl auristatin E for the treatment of melanoma and breast cancer. Curr Opin Mol Ther, 2010,12(2):248–257.

[86] Sutherland MS, Sanderson RJ, Gordon KA, et al. Lysosomal trafficking and cysteine protease metabolism confer target-specific cytotoxicity by peptide-linked anti–CD30–auristatin conjugates. J Biol Chem, 2006,281(15):10540–10547.

[87] Bendell J, Saleh M, Rose AA, et al. Phase I/II study of the antibody-drug conjugate glembatumumab vedotin in patients with locally advanced or metastatic breast cancer. J Clin Oncol,2014,32(32):3619–3625.

[88] Yardley DA, Weaver R, Melisko ME, et al. EMERGE: a randomized phase II study of the antibody-drug conjugate glembatumumab vedotin in advanced glycoprotein NMB-expressing breast cancer. J Clin Oncol, 2015,33(14):1609–1619.

[89] Schmid P, Melisko M, Yardley DA, et al. METRIC: a randomized international study of the antibody drug conjugate (ADC) glembatumumab vedotin (GV, CDX–011) in patients (pts) with metastatic gpNMB overexpressing triple-negative breast cancer (TNBC). Ann Oncol, 2016,27(suppl_6):309TiP–TiP.

[90] Taylor KM, Morgan HE, Johnson A, et al. Structure-function analysis of LIV–1, the breast cancer-associated protein that belongs to a new subfamily of zinc transporters. Biochem J, 2003,375(Pt 1):51–59.

[91] Lopez V, Kelleher SL. Zip6–attenuation promotes epithelial-to-mesenchymal transition in ductal breast tumor (T47D) cells. Exp Cell Res, 2010,316(3):366–375.

[92] Sussman D, Smith LM, Anderson ME, et al. SGN-LIV1A: a novel antibody-drug conjugate targeting LIV–1 for the treatment of metastatic breast cancer. Mol Cancer Ther, 2014,13(12):2991–3000.

[93] Huber MA, Kraut N, Beug H. Molecular requirements for epithelial-mesenchymal transition during tumor progression. Curr Opin Cell Biol, 2005,17(5):548–558.

[94] Taylor KM, Hiscox S, Nicholson RI. Zinc transporter LIV–1: a link between cellular development and cancer progression. Trends Endocrinol Metab, 2004,15(10):461–463.

[95] Unno J, Satoh K, Hirota M, et al. LIV-1 enhances the aggressive phenotype through the induction of epithelial to mesenchymal transition in human pancreatic carcinoma cells. Int J Oncol, 2009,35(4):813–821.

[96] Lue HW, Yang X, Wang R, et al. LIV–1 promotes prostate cancer epithelial-to-mesenchymal transition and metastasis through HB-EGF shedding and EGFR-mediated ERK signaling. PLoS One, 2011,6(11):e27720.

[97] Forero-Torres A, Modi S, Specht J, et al. Abstract P6–12–04: phase 1 study of the antibody-drug conjugate (ADC) SGN-LIV1A in patients with heavily pretreated metastatic breast cancer. Cancer Res,2017,77(4 Suppl):P6–12–04–P6–12–04.

第 **10** 章

年轻三阴性乳腺癌患者的主要问题

Narjust Duma, Ciara C. O'Sullivan, Kathryn J. Ruddy, Alexis D. Leal

---

临床价值

- 由于预后较差且一半不存在其他健康问题，年轻三阴性乳腺癌（TNBC）患者往往能够得到积极的治疗，但治疗建议应该以肿瘤期别和生物学特征为准，不能仅以年龄为治疗依据。
- 建议年轻三阴性乳腺癌患者在接受化疗前应先考虑生育能力保护问题和（或）向生育专家咨询生育能力保护方案。
- 年轻三阴性乳腺癌患者还面临着因性功能障碍过早绝经，生育能力降低，影响养育后代和就业的社会压力源增加，生存期延长等问题。

10.1 引　言

三阴性乳腺癌常见于年轻女性[1]。在不同文献中，"年轻乳腺癌患

N. Duma, MD • C.C. O'Sullivan, MB, BCh • K.J. Ruddy, MD, MPH (✉)
Department of Oncology, Mayo Clinic College of Medicine and Science,
Mayo Clinic, Rochester, MN, USA
e-mail: duma.narjust@mayo.edu; osullivan.ciara@mayo.edu
ruddy.kathryn@mayo.edu

A.D. Leal, MD
Division of Medical Oncology, University of Colorado Cancer Center, Aurora, CO, USA
e-mail: alexis.leal@ucdenver.edu

© Springer International Publishing AG 2018
A.R. Tan (ed.), *Triple-Negative Breast Cancer*,
https://doi.org/10.1007/978-3-319-69980-6_10

者"的年龄上限从 35 岁到 50 岁不等。本研究将"年轻乳腺癌患者"的年龄上限设为诊断时年满 50 岁。在美国，每年约有 46 000 名 50 岁以下的女性被诊断为乳腺癌 [2]。相比 50 岁以上的女性，年轻患者诊断时病情往往处于晚期，死亡风险更高。本节内容主要涉及肿瘤生物学、延迟诊断、基因检测、治疗方案及其毒性、心理问题、医疗差异、性功能、生育能力保护、节育、生育和生活质量（quality of life, QOL）等问题。

10.1.1 延迟治疗

90% 以上的年轻乳腺癌患者在诊断时存在大体积肿瘤和淋巴结肿大等症状 [7, 8]。由于患者和医生都不太会对诊断结果产生强烈的疑问，因此相比 50 岁以上的女性，年轻女性更容易出现延迟诊断问题 [9, 10]。此外，即便接受了乳腺影像扫描或出现乳腺异常问题，由于年轻女性的乳房组织致密，往往导致乳腺影像难以解读 [11]。一项回顾性研究包含 239 例诊断时年龄 <40 岁的乳腺癌患者和 2 101 例诊断时年龄 ≥ 40 岁的乳腺癌患者 [7]。根据钼靶 X 线检查结果，年轻患者（特别是乳腺密度较高的女性）的病灶往往难以发现或被诊断为良性。超声检查结果显示，92.2% 的年轻乳腺癌患者存在异常，但多被诊断为良性肿瘤。不过，关于年轻乳腺癌患者延迟诊断的数据也存在其他说法。一项前瞻性多中心研究对 585 例近期被诊断为乳腺癌的患者（年龄 ≤ 40 岁）展开调查。调查结果显示，从首次出现症状到寻求治疗（即自我延迟）期间，以及从寻求治疗到诊断为乳腺癌（即护理延迟）期间，延迟时间均至少为 90d。在这项研究中，仅 17% 的研究对象报告了自我延迟，仅 12% 的研究对象报告了护理延迟。从首次出现症状到寻求治疗的中位时间仅为 14d，从寻求治疗到诊断为乳腺癌的中位时间为 16.5d[12]。

10.1.2 年轻三阴性乳腺癌患者的病理学和生理学

多项研究尝试分析了可能导致年轻乳腺癌患者预后较差的生物学因素 [13-16]。部分研究认为基因表达是一项影响因素，但未控制乳腺癌其他亚型的影响 [17]。后续研究纳入了肿瘤亚型和临床特征。研究结果显示，仅年龄因素无法详细解释乳腺癌亚型的复杂性 [1]。

10.1.3 基因检测

40% 的年龄 <40 岁的三阴性乳腺癌患者存在有害生殖系 *BRCA* 突变（*gBRCA*m）。因此，当年龄 ≤ 60 岁的女性诊断出三阴性乳腺癌时[18]，应咨询癌症基因学专家是否进行基因检测。基因检测结果可能影响治疗方案，也可能对其他家庭成员产生较大的影响。*gBRCA1*m 与三阴性乳腺癌的关联性很强。在这类患者中，60%~80% 的肿瘤具备该表型。*gBRCA1*m 与三阴性乳腺癌的关联性在年龄 <50 岁的女性中最强[19]。此外，在德系犹太人后裔中，约 29% 的三阴性乳腺癌患者存在 *gBRCA*m[20]。这类女性极易发展为对侧乳腺癌。在存在有害突变的患者中，发展为对侧乳腺癌的估计累计风险为 20%~83%[21-23]。存在 *gBRCA1* 或 *gBRCA2*m 的女性往往会选择预防性对侧乳房切除术，以降低未来的癌症风险，但是不同国家的情况并不完全相同[24]。一项研究调查了三阴性乳腺癌患者的 *BRCA* 突变发生率及突变的预后影响，发现存在 *gBRCA1*m 的三阴性乳腺癌患者的复发风险显著低于不存在 *gBRCA1*m 的患者[25]。

10.2 常用治疗方案

10.2.1 手　术

保乳手术（breast-conserving surgery，BCS）虽然被广泛接受，但考虑到局部复发风险，很多年轻女性并不愿意接受这种治疗方案。虽然最初验证 BCS 有效性的随机试验纳入了所有年龄段的女性，但年轻女性只占一小部分，这在一定程度上导致年轻女性采用 BCS 方案的比例较低。近期的一项对治疗方案的分析结果显示，年轻患者采用乳房切除术的比例较高，而且过去的 10 年，这一比例大幅上升[26]。考虑到乳房对称问题[30]，很多年轻患者选择了双侧切除术[27-29]。此外，乳腺癌患者可能过高地估计了乳腺癌的复发风险[31]。一项横断面研究调查了 123 例接受了预防性双侧乳房切除术的年龄 ≤ 40 岁的患者，其中多数患者（90% 以上）表示，选择双侧乳房切除术的原因是为了降低双侧乳腺癌风险，延长存活时间[32]。其他研究也得出了相似的结论[32-34]。应该通过详细咨询和科普降低预估风险和实际风险之间的差距。医生一方面要尊重患者的选择，另一方面也要考虑手术并发症和长期后遗症。接受大型手术后，女性往往会出现术后胸部麻木或慢性疼痛等长期症状，可能会严重影响生活质量。BCS 方案的优势在于术后外形恢复好、恢复速度快，年轻患者可早日回归"正常生活"（例如工作、照顾子女或老人等）。此外，部分研究表明，BCS 方案可能不会让患者产生女性特征消失的感觉[35]。

10.2.2 放　疗

放疗常用于治疗 I ~ III 期三阴性乳腺癌女性患者，能够实现对病情的局部控制，改善存活率。本文主要讨论放疗在年轻三阴性乳腺癌患者中的使用情况。目前尚没有研究单独分析辅助性放疗在年轻乳腺癌患者中的使用情况，也没有单独分析该疗法在三阴性乳腺癌患者中的使用情况。Beadle 等[38]在回顾性研究中评估了 BCS、单纯乳房切除术及乳房切除术联合辅助性放疗三种治疗方案在 652 例年龄 ≤ 35 岁的患者（其中约 40% 为三阴性乳腺癌患者）中的局部复发率，完成了中位数为 114 个月的随访后，发现 BCS 方案、单纯乳房切除术和乳房切除术联合辅助性放疗患者的实际局部复发率分别为 20%、24% 和 15%。按照癌症分期划分，采用乳房切除术联合辅助性放疗的 II 期患者的局部控制率最高。但这项研究的不足之处在于，作为一项回顾性研究，未将 BCS 联合辅助性放疗方案纳入研究范围。对于年轻患者来说，由于局部复发的绝对风险较高，因此联合治疗非常重要[39, 40]。

我们需要降低放疗在所有年轻癌症患者中的毒性。年轻三阴性乳腺癌患者的肿瘤一般较大，分级较高，淋巴结呈阳性，因此照射面积和剂量较大。辅助性放疗的潜在危害[41]包括心脏毒性、肺炎、肋骨骨折、对外形影响较大、臂丛病变和淋巴水肿，可能对患者的健康和生活质量产生长期不利影响，对于治愈后继续存活几十年的患者而言尤其如此，其中心脏毒性最为严重，因为多数年轻三阴性乳腺癌患者同时还在接受蒽环毒素化疗。标准的全乳放疗一般需要连续 6~7 周每天接受放疗

（平均剂量为 45~50Gy），接受乳房切除术的患者需要继续对术腔进行 10~16 个剂量的巩固治疗，从而进一步降低局部复发率[42]。

加速部分乳腺照射（accelerated partial breast irradiation, APBI）、低分割放疗、质子疗法等新技术可能降低放疗的不良影响。但关于这些技术的研究仅涉及少数女性患者，因此不确定能否将这类技术安全地用于三阴性乳腺癌年轻患者。事实上，由于年轻患者多病灶、多中心的风险较高，APBI 的各类选用标准[43, 44]均将患者的最低年龄限定在 45~60 岁，因此可能不适用于年轻患者。同样，由于缺乏充分的用于年轻患者时的安全性和有效性的数据，低分割技术也仅建议用于年龄 ≥ 50 岁的患者[45]。加大放射剂量会增加毒性，在年龄 <40 岁的女性中效果最佳[46]。在未得出充分证据之前，年轻乳腺癌患者（包括三阴性乳腺癌患者）的标准疗法依然是采用标准分割全乳放疗，可以考虑适当加大放射剂量。

10.2.3 放疗在年轻乳腺癌患者中并未得到充分应用

如前所述，辅助性放疗能够降低局部复发的风险，提高年轻乳腺癌患者（包括三阴性乳腺癌患者）的存活率，但该疗法的依从性较低[47]。Freedman 等指出，年轻女性接受 BCS 疗法后就不太愿意再接受放疗。年龄 ≤ 35 岁、36~30 岁及 61~64 岁的女性接受放射疗法的比例分别为 69%、73% 和 80%[48]。另一项研究对接受 BCS 疗法后的乳腺癌患者的应用情况进行了调查，结果显示，在 50~55 岁的患者中，81% 接受了辅助性放疗；在年龄 ≤ 35 岁的患者中，这一比例为 75%（ $P<0.000\ 1$ ）[49]。Pan 等[47]指出，相比于年龄 >50 岁的患者，20~50 岁的女性接受放疗的意愿较低。相比没有孩子或孩子年龄超过 7 岁的患者，至少有 1 个孩子或孩子年龄不满 7 岁的患者接受放疗的概率更低 [孩子年龄为 7~12 岁的概率为 1.32，95%CI（1.05，1.66），P<0.02；没有孩子或孩子年龄 ≥ 18 岁的概率为 1.38, 95% CI（1.13, 1.68），P<0.001] [47]。影响切除术后接受放疗概率的其他因素包括保险类型和与放疗中心的距离。这项研究还考察了依从性的地理差异。由于辅助性放疗对很多年轻三阴性乳腺癌患者来说至关重要，因此必须在治疗开始前与患者充分沟通放疗的优点，从而提高依从性。此外，对于在经济和（或）

照顾孩子方面需要帮助的年轻母亲来说，社会工作咨询机构可提供帮助。

10.2.4 化　疗

年轻三阴性乳腺癌患者往往处于癌症晚期，多数患者需要化疗。不过，由于年轻患者一般体质较好，合并疾病较少，因此能够更加积极地配合治疗。蒽环霉素/烷化剂与紫杉烷疗法是标准的治疗方案。对于高风险患者，可加大蒽环霉素/烷化剂与紫杉烷剂量，从而达到治疗效果[50]。采用新辅助疗法后，20%~30% 的患者实现了病理完全缓解（pCR），即切除的肿瘤或淋巴结中不存在任何残留的浸润性癌[51, 52]，这是一个良好的预后因素[53, 54]。乳腺癌患者的年龄会影响 pCR 结果：年龄 <40 岁的女性（39.3%）的 pRC 率高于年龄为 40~49 岁（37%）或 ≥ 50 岁（25.2%）的女性（P<0.001）[55]。

年轻三阴性乳腺癌患者采用新型辅助化疗方案后如果未实现 pCR，则可按照 Ⅲ 期 CREATE-X 研究结果选择辅助性卡培他滨或参加临床研究。在 CREATE-X 研究中，910 例接受蒽环霉素和（或）紫杉烷新型辅助化疗药物后出现 HER2 阴性残留浸润性癌的日本和韩国患者被随机纳入放疗阳性或阴性内分泌治疗方案组中。一组接受 8 个疗程的卡培他滨治疗（1 250mg/m²，每天 2 次，第 1~14 天，每 3 周一个疗程），另一组不接受 8 个疗程的卡培他滨治疗[56]。患者的中位年龄为 48 岁。接受卡培他滨治疗的患者中，实现 2 年 DFS 的比例为 87.3%；未接受卡培他滨治疗的患者中，实现 2 年 DFS 的比例为 80.5%（$P = 0.001$）。接受卡培他滨治疗的患者中，实现 2 年 OS 的比例为 96.2%；未接受卡培他滨治疗的患者中，实现 2 年 OS 的比例为 93.9%（$P = 0.086$）。在接受卡培他滨治疗的患者中，3 级、4 级毒性包括手足综合征（11%）、中性粒细胞减少（9%）、腹泻（3%）和疲劳（1%）。相比年龄较大的患者，年轻三阴性乳腺癌患者对该治疗方案的耐受性较好。具体耐受情况需要进一步研究，同时，还需要补充非亚裔人群的有效性数据。

10.2.5 生育能力

由于很多年轻三阴性乳腺癌患者需要接受 GnRH 化疗，因此对她们来说，生育能力保护非常重要。由于工作、文化和社会原因[57]，很多女性推迟了生育时间，很多三阴性乳腺癌患者还从未生育过孩子，因此非常关注治疗方案对生育能力的影响[58]。随着生殖内分泌学的进步[59]，保护生育能力的方法越来越多[58]，包括卵巢功能抑制（ovarian function suppression，OFS）、卵母细胞低温保存和胚胎低温保存[60]。后两种是标准方法，第一种方法的有效性依然有待验证。部分机构以试验的方式为女性提供卵巢组织低温保存服务，但是很多女性没有及时得到进行能力评估的建议[61]，有些人则完全没有得到这方面的建议[62, 63]。很多综合性癌症中心并没有建立正式的流程，推荐年轻癌症患者在生殖内分泌科进行相关的咨询[64]。

不孕不育风险受年龄、生殖能力、化疗药物及治疗时间的影响[65-67]。烷化剂的 GnRH 性质最强[68-70]。多数年轻三阴性乳腺癌患者要求使用环磷酰胺等烷化剂。10%~20% 的年龄 ≤ 35 岁的乳腺癌患者接受辅助性化疗后出现永久性绝经，绝经风险与年龄呈正相关。40 岁的女性接受化疗后，绝经风险为 50%[66]。此外，*BRCA1* 携带者被诊断为乳腺癌后，其卵巢储备功能将进一步下降，增加了提前绝经的风险[71]。年龄 ≤ 40 岁的三阴性乳腺癌患者的 *BRCA1* 中携带有害突变，因此与患者沟通时必须充分考虑这一点。由于用于评估治疗后卵巢功能的指标包括闭经、促卵泡激素、血清雌二醇、抗苗勒管激素、抑制素 B 和囊状卵泡数量[40]，因此很难准确判断乳腺癌治疗后真实的不育率[72]。

虽然对生育能力的担忧会给年轻乳腺癌患者带来短期和长期压力，但保护年轻乳腺癌患者的生育能力却困难重重[73, 74]。考虑到三阴性乳腺癌进展较快以及患者多处于局部癌症晚期，患者和（或）医生不太可能为了保护生育能力而推迟系统治疗。一项研究调查了 620 例年龄 ≤ 40 岁的早期乳腺癌患者对生育能力的顾虑。调查结果显示，无子女的非白人患者和需要接受化疗的患者对生育能力最为担忧。少数患者考虑到 GnRH 疗法的不孕不育风险，甚至拒绝化疗或选择了效果较差的方案。这一发现非常重要，因为三阴性乳腺癌常见于年轻的非裔美国女性，多数患者会选择化疗。此外，虽然 51% 的调查对象表示存在生育能力方面的担忧，但仅有 10% 的患者最终选择了辅助性生殖技术[75]。Fertile

生育希望中心可为需要经济和实际支持的癌症患者提供帮助[76, 77]。

关于 GnRH 激动剂保护卵巢功能效果的数据相差较大，同时也缺少关于怀孕结果的信息[78]。在预防提前闭经的研究（Prevention of Early Menopause Study，POEMS）中，257 例可手术的激素受体阴性绝经前乳腺癌患者被随机纳入 GnRH 激动剂戈舍瑞林组和仅标准化疗组[79]，研究的主要终点为两年期卵巢衰竭率，次要终点包括怀孕率、DFS 和 OS。在 135 例可评估的患者中，戈舍瑞林组和仅化疗组的卵巢衰竭率分别为 8% 和 22%（$P<0.04$）。在 218 例可评估的患者中，戈舍瑞林组和仅化疗组的怀孕率分别为 21% 和 11%（$P<0.03$）。戈舍瑞林组患者的 DFS（$P<0.04$）和 OS（$P<0.05$）出现改善。虽然缺乏较多的数据，但这项研究表明，三阴性乳腺癌年轻患者在化疗前或化疗期间服用戈舍瑞林可降低卵巢衰竭和提前绝经风险。对于因经济、宗教等原因无法选择辅助性生殖技术的三阴性乳腺癌年轻患者来说，这种简单的干预也是一种不错的选择。

10.2.6 绝经前综合征

除生育能力外，提前绝经还会增加骨质疏松症、心脑血管疾病、认知能力下降和痴呆的风险[80]。鉴于提前绝经会增加骨质疏松症、脆性骨折和骨质减少风险，建议存在其他健康风险的年轻三阴性乳腺癌患者考虑服用辅助性二磷酸盐药物[80]。但有生育需求的女性不可服用二磷酸盐药物，因为这类药物可能具有胚胎毒性[81]。

10.2.7 节　育

多数女性诊断出乳腺癌后需要进行节育咨询[82]。不建议乳腺癌患者（包括三阴性乳腺癌患者）使用激素节育法。节育措施不当会导致年轻乳腺癌患者的意外怀孕风险增加。诊断出乳腺癌 1 年后，62% 的年轻患者（年龄 ≤ 40 岁，$n=100$）不采取避孕措施或避孕不力[83]。这项研究还针对 101 名肿瘤学家进行了调查，了解其对年轻乳腺癌患者节育的看法。几乎所有调查对象（99%）均表示，对于年轻乳腺癌患者来说，节育非常重要；多数（90%）调查对象在开始治疗前会与患者沟通节育问题；仅 20% 的调查对象会在治疗期间与患者沟通节育方法，并推荐患者咨询妇科医生。这些发现非常重要，因为妊娠早期是不能接受化疗的。因此，对于年轻乳腺癌患者来说，意外怀孕的危害极大。考虑到节育问题比较复杂，建议年轻乳腺癌患者咨询妇科专家。

10.2.8 乳腺癌治愈后的生育问题

据我们所知，目前还没有关于三阴性乳腺癌治愈后的母婴问题研究。案例报告和回顾性研究对乳腺癌治愈后的情况进行了一般性研究。这些研究具有一定程度的偏颇性，即"健康母亲"效应：不管是否尝试怀孕，乳腺癌治愈后怀孕的女性都更健康，复发率也更低。大量荟萃分析结果显示，乳腺癌治愈后，相比没有怀孕的女性，怀孕女性的死亡率低 41%，对于淋巴结阴性的患者来说尤其如此 [85]。虽然尚无证据证明乳腺癌治愈后怀孕会提高复发率或胚胎先天异常的风险 [86,87]，但部分女性依然选择避免怀孕。不过，相比雌激素受体阳性乳腺癌患者，三阴性乳腺癌患者对孕期激素水平波动对疾病复发率影响的顾虑较少 [88, 89]。

尽管如此，由于约 40% 的年轻三阴性乳腺癌患者的 *BRCA1* 中携带有害突变因子，可能会影响患者未来的生育意愿。生殖内分泌学、胚胎植入前基因诊断（preimplantation genetic diagnosis, PGD）和产前诊断（prenatal diagnosis，PND）技术的进步为患者提供了更多选择。一项对 1 081 名 *BRCA1* 或 *BRCA2* 携带者的横断面研究评估了 *BRCA* 知识对生殖决定的影响 [90]。行 *BRCA* 测试的调查对象的中位年龄为 44 岁，其中 36% 曾患癌症。在 163 例单身女性患者中，21.5% 表示存在结婚压力。在 284 例有生育计划的女性患者中，41% 表示携带 *BRCA* 会影响其生育意愿。曾患癌症的女性表示，知道自己为 *BRCA* 阳性后，继续生育的意愿受到影响。约 59% 的调查对象表示，应该为 gBRCAm 携带者提供胚胎植入前遗传学诊断；约 55.5% 的调查对象表示，应该为 gBRCAm 携带者提供产前诊断，因此，对 gBRCAm 状态的了解会影响两性关系和生育意愿。多数 *BRCA1* 或 *BRCA2* 携带者表示，应该为其他携带者提供 PND 和 PGD。这项研究表明，测试结束后，生育咨询能够为 gBRCAm 携带者提供帮助。

10.3 心理问题

相比绝经女性，年轻三阴性乳腺癌患者往往面临着更大的心理压力。生育能力、身材和社会支持不足都会给她们带来极大的痛苦[35]。此外，部分女性因宗教信仰、没有保险、缺少社会支持或无法面对诊断结果等原因拒绝接受治疗，最终提高了局部复发和远处转移的风险。Turkman 与其同事采访了 22 例年龄 ≤ 60 岁的三阴性乳腺癌患者，了解她们对三阴性乳腺癌与其他乳腺癌亚型之间的区别的看法[91]。采访内容还涉及决策困难、不安全感和强烈的不确定性等话题。作者认为，三阴性乳腺癌患者的多数心理诉求没有得到回应。相比其他乳腺癌亚型，三阴性乳腺癌患者面临的心理问题有其独特性。应进一步研究三阴性乳腺癌本身及其患者群体的特殊性。

10.3.1 乳腺癌对患者的生活质量和行为的影响

相比未患乳腺癌的同龄人或患有乳腺癌的其他年龄阶段群体，年轻乳腺癌患者的生活质量受心理健康状况影响更大[92]。诊断出乳腺癌后，这类群体的痛苦和抑郁程度更深，可能延续整个存活期[93]。一项回顾性研究对 577 例诊断时年龄 <50 岁的乳腺癌存活者展开调查。调查结果显示，即使治疗很多年后，相比年龄 >35 岁的存活者，年龄 ≤ 35 岁的存活者依然存在更大的痛苦[94]。由于三阴性乳腺癌患者大多年龄，且治疗结果往往不乐观，因此焦虑和抑郁的发生率可能更高。三阴性乳腺癌的治疗可能对患者的饮食、锻炼、身材、工作、娱乐、经济、两性关系和性生活产生影响。由于治疗强度较大，年轻患者往往更加敏感。治疗结束后，对病情复发的顾虑也会影响年轻三阴性乳腺癌患者的生活质量、工作和社交。尽管如此，较早诊断出乳腺癌并非坏事，因为年轻患者往往更加乐观，这会对病情产生积极的影响，提高患者对生活的热情[95]。

10.3.2 社会影响

年轻人诊断出乳腺癌会对其生活带来极大的创伤和影响。如果不认识其他同龄患者，她们会感到孤独且不堪重负。考虑到身材、外貌、约会、生育能力、提前闭经、经济、抚育后代和复发的风险，患者往往无法融入同龄群体中。此外，患者的朋友和同事往往不知道如何提供有效的支持，结果导致很多朋友会出于善意远离她们[96]。约 40% 的年龄 ≤ 40 岁的三阴性乳腺癌患者存在有害 *BRCA1*，还需要进一步接受预防性手术，他们担心突变因子会遗传给下一代。一项焦点小组研究调查了 36 例年轻的乳腺癌患者，平均年龄为 37.8 岁，诊断出乳腺癌至今的中位时间约为 2 年。研究发现，调查对象认为自己的情况与年龄较大的乳腺癌患者的情况存在区别，他们很难适应存活时间过渡期，希望能够认识其他存活患者和专业人士[97]。良好的社会支持有助于患者更好地调整心态，提高患者在接受治疗的同时继续工作的可能性[98]。一项定性访谈研究采访了 20 例年龄 ≤ 42 岁的乳腺癌患者（25% 为西班牙裔、15%为黑人、50% 为非西班牙裔白人、10% 为其他种族人群），结果发现不同种族群体都需要社会支持和科普教育[99]。因此，肿瘤学家应该提供相关科普资料，考虑在早期为患者推荐支持服务。年轻康复患者联盟[100] 是一个专注于提高年龄 <40 岁的乳腺癌患者的疾病意识，并为其提供资源的国际组织。该组织能够帮助年轻患者联系到当地的年轻乳腺癌患者支持小组和参加社区活动，减轻她们的孤独感。

　　年轻时被诊断出乳腺癌还会对患者的性功能造成不利影响。两性关系中，如果女方患有乳腺癌，则性生活频率会减少。相比同龄健康女性或年纪较大的乳腺癌患者，年轻患者往往面临着更多身材和性生活方面的问题[101]。一项大型前瞻性研究对 461 例被诊断出乳腺癌 1 年的年轻患者的性功能、对性生活的兴趣、绝经期症状、闭经和躯体化症状进行了研究，研究使用癌症康复评估体系（Cancer Rehabilitation Evaluation System，CARES）性功能总结量表评估了性功能。结果显示，相比未闭经的女性，因治疗乳腺癌导致闭经的女性对性生活的兴趣降低且性功能受损（ $P<0.002$ ）。在多变量分析中，体型、体重和阴道疼痛都会影响患者对性生活的兴趣[35, 81, 98]。两性关系、性生活和身材问题都会降低年轻乳腺癌患者的生活质量[93]。

　　相比年纪较大的患者，年轻乳腺癌患者被诊断出癌症后建立两性关系的意愿降低。处于两性关系中的患者及其伴侣都会出现恐惧和焦虑，长期共同生活的可能性也会受到影响[35]。经常往返于医院和长期化疗会严重影响日常生活，增加双方的压力，最终影响到两性关系。近期一项研究调查了 491 例年龄 <45 岁的非转移性乳腺癌患者及其伴侣，了解治疗前和监测期的生活质量变化情况。相比伴侣，患者在面对癌症、经济、养育后代、身材和性生活时往往存在更大的挑战[102]，而单身年轻女性则对建立两性关系存在焦虑，因为她们原本可以在这个年纪找到伴侣，建立家庭[35]。一项研究表明，被诊断出癌症后，已婚或有稳定伴侣的年轻女性在情绪上的压力往往相对较小[103]。

每个年轻乳腺癌患者都面临着各种各样的问题。20 岁出头的大学生乳腺癌患者与孩子已是青少年的 40 岁患者的经历肯定不同。不过两者都面临着情绪、教育、工作和生育方面的问题，这些问题都与年龄没有关系[35, 104]。接受现实、完成治疗、继续读书或工作的能力与心理成熟程度和经济状况有关。即便同是 20 岁，但有家庭乳腺癌病史和 gBRCA1m 的患者和年少时罹患淋巴癌、接受过胸部放疗对医院系统更熟悉的患者也会面临着不同的处境[104]。

如前文所述，非裔美国女性患三阴性乳腺癌的概率非常高。一项综合性回顾研究梳理了这些患者群体面临的主要心理问题，包括焦虑、抑郁、关系和认知变化[105]。一项回顾性研究调查了 355 例非裔美国乳腺癌患者（中位年龄为 43 岁），发现相比其他乳腺癌亚型患者，三阴性乳腺癌患者的生活质量更差（$P<0.05$）[106]。此外，一项关于年轻乳腺癌黑人患者的健康相关生活质量（health-related quality of life, HRQOL）的综合性回顾研究表明，相比年龄较大、未患乳腺癌的白人女性，这些群体的生活状况更差，心理需求得不到满足，经济压力大，更担心死亡。未来的研究应该关注如何提高这一弱势患者群体的生活质量[107]。

10.3.3 不同三阴性乳腺癌患者群体的医疗资源与治疗结果差异

相比年纪较大的三阴性乳腺癌患者，年轻患者的病情往往更加严重[108]。三阴性乳腺癌非裔美国和西班牙裔年轻患者的病情往往更糟糕。一项包含 102 064 例年龄 ≥ 20 岁女性的回顾性研究发现，非裔美国女性和印第安人或阿拉斯加原住民往往更容易被诊断出Ⅳ期三阴性乳腺癌[109]。非裔美国女性和西班牙裔女性往往更难接受科学的治疗。从全球范围来看，三阴性乳腺癌常见于非裔美国女性和撒哈拉以南西部非洲女性。一项包含223例加纳乳腺癌患者（中位年龄52.4岁）的研究显示，多数患者的肿瘤直径 >5cm，50% 的患者为三阴性乳腺癌[110]。相比高加索美国患者和非裔美国患者，加纳患者被诊断出乳腺癌时往往处于晚期。由于文化、社会、经济和地理原因，这些患者往往无法得到有效的治疗。比较生殖、生活方式和健康因素与基因因素的致癌性差异时，往往很难克服医疗资源差异这一障碍[111]。考虑到表观遗传学和社会不平等，很难从种族层面分析乳腺癌的风险。希望未来的研究能够从分子层面分析三阴性乳腺癌的致病机制及三阴性乳腺癌更多发于非裔女性的原因。

总 结

与年轻三阴性乳腺癌患者管理相关的问题包括不利的肿瘤生物学、诊断困难、基因突变携带可能性高，同时还存在提前闭经、性功能障碍、不孕不育和其他与长期治疗相关的毒性问题。未来的研究应该关注年轻三阴性乳腺癌患者所面临的医疗差异和心理顾虑。及时的心理、经济和社会支持给很多诊断期、治疗期和愈后期患者带来了积极的影响。必须确保年轻女性能够获得准确的基因测试、节育、生育能力保护和治疗毒性风险信息，以改善患者群体的治疗结果，以及短期和长期生活质量。

参考文献

[1] Anders CK, Fan C, Parker JS, et al. Breast carcinomas arising at a young age: unique biology or a surrogate for aggressive intrinsic subtypes. J Clin Oncol, 2011,29(1):e18–20.

[2] American Cancer Society U. Breast Cancer Facts & Figures 2015–2016, 2016.https://www.cancer.org/content/dam/cancer-org/research/cancer-facts-and-statistics/breast-cancer-factsand-figures/breast-cancer-facts-and-figures-2015-2016.pdf. N. Duma et al.

[3] Liu Y, Xin T, Huang DY, et al. Prognosis in very young women with triple-negative breast cancer: retrospective study of 216 cases. Med Oncol (Northwood, London, England), 2014,31(12):222.

[4] Bleyer A, Barr R, Hayes-Lattin B, et al. The distinctive biology of cancer in adolescents and young adults. Nat Rev Cancer, 2008,8(4):288–298.

[5] Anders CK, Johnson R, Litton J, et al. Breast cancer before age 40 years. Semin Oncol, 2009,36(3):237–249.

[6] Han W, Kang SY. Relationship between age at diagnosis and outcome of premenopausal breast cancer: age less than 35 years is a reasonable cut-off for defining young age-onset breast cancer. Breast Cancer Res Treat, 2010,119(1):193–200.

[7] Foxcroft LM, Evans EB, Porter AJ. The diagnosis of breast cancer in women younger than 40. Breast (Edinburgh, Scotland), 2004,13(4):297–306.

[8] Yao Y, Cao M, Fang H, et al. Breast cancer in 30-year-old or younger patients: clinicopathologic characteristics and prognosis. World J Surg Oncol, 2015,13:38.

[9] Barber MD, Jack W, Dixon JM. Diagnostic delay in breast cancer. Br J Surg, 2004,91(1):49–53.

[10] Jassem J, Ozmen V, Bacanu F, et al. Delays in diagnosis and treatment of breast cancer: a multinational analysis. Eur J Pub Health, 2014,24(5):761–767.

[11] Axelrod D, Smith J, Kornreich D, et al. Breast cancer in young women. J Am Coll Surg, 2008,206(6):1193–1203.

[12] Ruddy KJ, Gelber S, Tamimi RM, et al. Breast cancer presentation and diagnostic delays in young women. Cancer, 2014,120(1):20–25.

[13] Colak D, Nofal A, Albakheet A, et al. Age-specific gene expression signatures for breast tumors and cross-species conserved potential cancer progression markers in young women. PLoS One, 2013,8(5):e63204.

[14] Yau C, Fedele V, Roydasgupta R, et al. Aging impacts transcriptomes but not genomes of hormone-dependent breast cancers. Breast Cancer Res, 2007,9(5):R59.

[15] Dai H, van't Veer L, Lamb J, et al. A cell proliferation signature is a marker of extremely poor outcome in a subpopulation of breast cancer patients. Cancer Res, 2005,65(10):4059–4066.

[16] Quong J, Eppenberger-Castori S, Moore D 3rd, et al. Age-dependent changes in breast cancer hormone receptors and oxidant stress markers. Breast Cancer Res Treat, 2002,76(3):221–236.

[17] Anders CK, Hsu DS, Broadwater G, et al. Young age at diagnosis correlates with worse prognosis and defines a subset of breast cancers with shared patterns of gene expression. J Clin Oncol, 2008,26(20):3324–3330.

[18] Daly MB, Pilarski R, Berry M, et al. NCCN guidelines insights: genetic/familial high-risk assessment: breast and ovarian, version 2.2017. J Natl Compr Cancer Netw, 2017,15(1):9–20.

[19] Atchley DP, Albarracin CT, Lopez A, et al. Clinical and pathologic characteristics of patients with *BRCA*-positive and *BRCA*-negative breast cancer. J Clin Oncol, 2008,26(26):4282–4288.

[20] Comen E, Davids M, Kirchhoff T, et al. Relative contributions of *BRCA1* and *BRCA2* mutations to "triple-negative" breast cancer in Ashkenazi Women. Breast Cancer Res

Treat, 2011,129(1):185–190.

[21] van den Broek AJ, van't Veer LJ, Hooning MJ, et al. Impact of age at primary breast cancer on contralateral breast cancer risk in *BRCA1/2* mutation carriers. J Clin Oncol,2016,34(5):409–418.

[22] Malone KE, Begg CB, Haile RW, et al. Population-based study of the risk of second primary contralateral breast cancer associated with carrying a mutation in *BRCA1* or *BRCA2*. J Clin Oncol, 2010,28(14):2404–2410.

[23] Graeser MK, Engel C, Rhiem K, et al. Contralateral breast cancer risk in *BRCA1* and *BRCA2* mutation carriers. J Clin Oncol, 2009,27(35):5887–5892.

[24] Metcalfe KA, Birenbaum-Carmeli D, Lubinski J, et al. International variation in rates of uptake of preventive options in *BRCA1* and *BRCA2* mutation carriers. Int J Cancer, 2008,122(9):2017–2022.

[25] Gonzalez-Angulo AM, Timms KM, Liu S, et al. Incidence and outcome of *BRCA* mutations in unselected patients with triple receptor-negative breast cancer. Clin Cancer Res, 2011,17(5):1082–1089.

[26] Habermann EB, Abbott A, Parsons HM, et al. Are mastectomy rates really increasing in the United States. J Clin Oncol, 2010,28(21):3437–3441.

[27] Middleton LP, Amin M, Gwyn K, et al. Breast carcinoma in pregnant women: assessment of clinicopathologic and immunohistochemical features. Cancer, 2003,98(5):1055–1060.

[28] Couch FJ, Hart SN, Sharma P, et al. Inherited mutations in 17 breast cancer susceptibility genes among a large triple-negative breast cancer cohort unselected for family history of breast cancer. J Clin Oncol, 2015,33(4):304–311.

[29] Domagala P, Jakubowska A, Jaworska-Bieniek K, et al. Prevalence of germline mutations in genes engaged in DNA damage repair by homologous recombination in patients with triple-negative and hereditary non-triple-negative breast cancers. PLoS One, 2015,10(6):e0130393.

[30] Baptiste DF, MacGeorge EL, Venetis MK, et al. Motivations for contralateral prophylactic mastectomy as a function of socioeconomic status. BMC Womens Health, 2017,17(1):10.

[31] Rakovitch E, Franssen E, Kim J, et al. A comparison of risk perception and psychological morbidity in women with ductal carcinoma in situ and early invasive breast cancer. Breast Cancer Res Treat, 2003,77(3):285–293.

[32] Rosenberg SM, Tracy MS, Meyer ME, et al. Perceptions, knowledge, and satisfaction with contralateral prophylactic mastectomy among young women with breast cancer: a cross-sectional survey. Ann Intern Med, 2013,159(6):373–381.

[33] Fisher CS, Martin-Dunlap T, Ruppel MB, et al. Fear of recurrence and perceived survival benefit are primary motivators for choosing mastectomy over breast-conservation therapy regardless of age. Ann Surg Oncol,2012,19(10):3246–3250.

[34] Abbott A, Rueth N, Pappas-Varco S, et al. Perceptions of contralateral breast cancer: an overestimation of risk. Ann Surg Oncol, 2011,18(11):3129–3136.

[35] Ganz PA, Kwan L, Stanton AL, et al. Quality of life at the end of primary treatment of

breast cancer: first results from the moving beyond cancer randomized trial. J Natl Cancer Inst, 2004,96(5):376–387.

[36] Freedman GM. Radiation therapy for operable breast cancer: sixty years of progress as seen through the articles published in the journal Cancer. Cancer, 2008,113(7 Suppl):1779–1800.

[37] Rustogi A, Budrukkar A, Dinshaw K, et al. Management of locally advanced breast cancer: evolution and current practice. J Cancer Res Ther, 2005,1(1):21–30.

[38] Beadle BM, Woodward WA, Tucker SL, et al. Ten-year recurrence rates in young women with breast cancer by locoregional treatment approach. Int J Radiat Oncol Biol Phys,2009,73(3):734–744.

[39] Early Breast Cancer Trialists' Collaborative G, Darby S, McGale P, et al. Effect of radiotherapy after breast-conserving surgery on 10-year recurrence and 15-year breast cancer death: meta-analysis of individual patient data for 10,801 women in 17 randomised trials. Lancet, 2011,378(9804):1707–1716.

[40] Ademuyiwa FO, Cyr A, Ivanovich J, et al. Managing breast cancer in younger women: challenges and solutions. Breast Cancer (Dove Med Press), 2016,8:1–12.

[41] Speers C, Pierce LJ. Postoperative radiotherapy after breast-conserving surgery for early-stage breast cancer: a review. JAMA Oncol, 2016,2(8):1075–1082.

[42] Tann AW, Hatch SS, Joyner MM, et al. Accelerated partial breast irradiation: past, present, and future. World J Clin Oncol,2016,7(5):370–379.

[43] Smith BD, Arthur DW, Buchholz TA, et al. Accelerated partial breast irradiation consensus statement from the American Society for Radiation Oncology (ASTRO). Int J Radiat Oncol Biol Phys, 2009,74(4):987–1001.

[44]Shah C, Vicini F, Wazer DE, et al. The American Brachytherapy Society con-sensus statement for accelerated partial breast irradiation. Brachytherapy,2013,12(4):267–277.

[45] Smith BD, Bentzen SM, Correa CR, et al. Fractionation for whole breast irradiation: an American Society for Radiation Oncology (ASTRO) evidence-based guideline. Int J Radiat Oncol Biol Phys, 2011,81(1):59–68.

[46] Bartelink H, Horiot JC, Poortmans P, et al. Recurrence rates after treatment of breast cancer with standard radiotherapy with or without additional radiation. N Engl J Med, 2001,345(19):1378–1387.

[47] Pan IW, Smith BD, Shih YC. Factors contributing to underuse of radiation among younger women with breast cancer. J Natl Cancer Inst, 2014,106(1):djt340.

[48] Freedman RA, Virgo KS, Labadie J, et al. Receipt of locoregional therapy among young women with breast cancer. Breast Cancer Res Treat, 2012,135(3):893–906.

[49] Maggard MA, O'Connell JB, Lane KE, et al. Do young breast cancer patients have worse outcomes. J Surg Res, 2003,113(1):109–113.

[50] Citron ML, Berry DA, Cirrincione C, et al. Randomized trial of dose-dense versus conventionally scheduled and sequential versus concurrent combination chemotherapy as postoperative adjuvant treatment of node-positive primary breast cancer: irst report

of Intergroup Trial C9741/Cancer and Leukemia Group B Trial 9741. J Clin Oncol, 2003,21(8):1431–1439.

[51] Liedtke C, Mazouni C, Hess KR, et al. Response to neoadjuvant therapy and long-term survival in patients with triple–negative breast cancer. J Clin Oncol, 2008,26(8):1275–1281.

[52]Sikov WM, Berry DA, Perou CM, et al. Impact of the addition of carboplatin and/or bevacizumab to neoadjuvant once-per-week paclitaxel followed by dose-dense doxorubicin and cyclophosphamide on pathologic complete response rates in stage II to III triple-negative breast cancer: CALGB 40603 (Alliance). J Clin Oncol, 2015,33(1):13–21.

[53] von Minckwitz G, Untch M, Blohmer JU, et al. Deinition and impact of pathologic complete response on prognosis after neoadjuvant chemotherapy in various intrinsic breast cancer subtypes. J Clin Oncol, 2012,30(15):1796–1804.

[54] Cortazar P, Zhang L, Untch M, et al. Pathological complete response and long-term clinical beneit in breast cancer: the CTNeoBC pooled analysis. Lancet, 2014,384(9938):164–172.

[55]Loibl S, Jackisch C, Lederer B, et al. Outcome after neo-adjuvant chemotherapy in young breast cancer patients: a pooled analysis of individual patient data from eight prospectively randomized controlled trials. Breast Cancer Res Treat, 2015,152(2):377–387.

[56] Masuda N, Lee S-J, Ohtani S, et al. Adjuvant capecitabine for breast cancer after preoperative chemotherapy. N Engl J Med, 2017,376(22):2147–2159.

[57] Cooke A, Mills TA, Lavender T. 'Informed and uninformed decision making'— women's reasoning, experiences and perceptions with regard to advanced maternal age and delayed childbearing: a meta-synthesis. Int J Nurs Stud, 2010,47:1317–1329.

[58] Loren AW, Mangu PB, Beck LN, et al. Fertility preservation for patients with cancer: american society of clinical oncology clinical practice guideline update. J Clin Oncol, 2013,31:2500–2510.

[59] Moragianni VA, Penzias AS. Cumulative live-birth rates after assisted reproductive technology. Curr Opin Obstet Gynecol, 2010,22(3):189–192.

[60] Waks AG, Partridge AH. Fertility preservation in patients with breast cancer: necessity, methods, and safety. J Natl Compr Cancer Netw, 2016,14(3):355–363.

[61] Lee S, Ozkavukcu S, Heytens E, et al. Value of early referral to fertility preservation in young women with breast cancer. J Clin Oncol, 2010,28(31):4683–4686.

[62] Quinn GP, Vadaparampil ST, Lee JH, et al. Physician referral for fertility preservation in oncology patients: a national study of practice behaviors. J Clin Oncol, 2009,27:5952–5957.

[63] Banerjee R, Tsiapali E. Occurrence and recall rates of fertility discussions with young breast cancer patients. Support Care Cancer, 2016,24(1):163–171.

[64] Clayman ML, Harper MM, Quinn GP, et al. Oncofertility resources at NCI-designated comprehensive cancer centers. J Natl Compr Cancer Netw, 2013,11(12):1504–1509.

[65] Azim HA Jr, de Azambuja E, Colozza M, et al. Long-term toxic effects of adjuvant chemotherapy in breast cancer. Ann Oncol, 2011,22(9):1939–1947.

[66] Abusief ME, Missmer SA, Ginsburg ES, et al. The effects of paclitaxel, dose density, and trastuzumab on treatment-related amenorrhea in premenopausal women with breast cancer. Cancer, 2010,116(4):791–798.

[67] Walshe JM, Denduluri N, Swain SM. Amenorrhea in premenopausal women after adjuvant chemotherapy for breast cancer. J Clin Oncol, 2006,24(36):5769–5779.

[68] Levine JM, Kelvin JF, Quinn GP, et al. Infertility in reproductive-age female cancer survivors. Cancer, 2015,121(10):1532–1539.

[69] Zhou WB, Yin H, Liu XA, et al. Incidence of chemotherapy-induced amenorrhea associated with epirubicin, docetaxel and navelbine in younger breast cancer patients. BMC Cancer, 2010,10:281.

[70] Parulekar WR, Day AG, Ottaway JA, et al. Incidence and prognostic impact of amenorrhea during adjuvant therapy in high-risk premenopausal breast cancer: analysis of a National Cancer Institute of Canada Clinical Trials Group Study—NCIC CTG MA.5. J Clin Oncol, 2005,23(25):6002–6008.

[71] Titus S, Li F, Stobezki R, et al. Impairment of BRCA1-related DNA double-strand break repair leads to ovarian aging in mice and humans. Sci Transl Med, 2013,5(172):172ra21.

[72] Oktay K, Oktem O, Reh A, et al. Measuring the impact of chemotherapy on fertility in women with breast cancer. J Clin Oncol, 2006,24(24):4044–4046.

[73] Partridge AH, Ruddy KJ, Kennedy J, et al. Model program to improve care for a unique cancer population: young women with breast cancer. J Oncol Pract, 2012,8(5):e105–110.

[74] Senkus E, Gomez H, Dirix L, et al. Attitudes of young patients with breast cancer toward fertility loss related to adjuvant systemic therapies. EORTC study 10002 BIG 3–98. Psycho-Oncology, 2014,23(2):173–182.

[75] Ruddy KJ, Gelber SI, Tamimi RM, et al. Prospective study of fertility concerns and preservation strategies in young women with breast cancer. J Clin Oncol, 2014,32(11):1151–1156.

[76] Reinecke JD, Kelvin JF, Arvey SR, et al. Implementing a systematic approach to meeting patients' cancer and fertility needs: a review of the Fertile Hope Centers of Excellence program. J Oncol Pract, 2012,8(5):303–308.

[77] Shay LA, Parsons HM, Vernon SW. Survivorship care planning and unmet information and service needs among adolescent and young adult cancer survivors. J Adolesc Young Adult Oncol, 2017.

[78] Del Mastro L, Catzeddu T, Venturini M. Infertility and pregnancy after breast cancer: current knowledge and future perspectives. Cancer Treat Rev, 2006,32(6):417–422.

[79] Moore HC, Unger JM, Phillips KA, et al. Goserelin for ovarian protection during breast-cancer adjuvant chemotherapy. N Engl J Med, 2015,372(10):923–932.

[80] Shuster LT, Rhodes DJ, Gostout BS, et al. Premature menopause or early menopause: long-term health consequences. Maturitas,2010,65(2):161–166.

[81] Ferzoco RM, Ruddy KJ. Unique aspects of caring for young breast cancer patients. Curr Oncol Rep, 2015,17(2):1.

[82] Guth U, Huang DJ, Bitzer J, et al. Contraception counseling for young breast cancer patients: a practical needs assessment and a survey among medical oncologists. Breast (Edinburgh, Scotland), 2016,30:217–221.

[83] Guth U, Huang DJ, Bitzer J, et al. Unintended pregnancy during the irst year after breast cancer diagnosis. Eur J Contracept Reprod Health Care, 2016,21(4):290–294.

[84] Hartman EK, Eslick GD. The prognosis of women diagnosed with breast cancer before, dur-ing and after pregnancy: a meta–analysis. Breast Cancer Res Treat, 2016,160(2):347–360.

[85] Raphael J, Trudeau ME, Chan K. Outcome of patients with pregnancy during or after breast cancer: a review of the recent literature. Curr Oncol,2015,22(Suppl 1):S8–S18.

[86] Mueller BA, Chow EJ, Kamineni A, et al. Pregnancy outcomes in female childhood and adolescent cancer survivors: a linked cancer-birth registry analysis. Arch Pediatr Adolesc Med, 2009,163(10):879–886.

[87] Sankila R, Heinavaara S, Hakulinen T. Survival of breast cancer patients after subsequent term pregnancy: "healthy mother effect". Am J Obstet Gynecol, 1994,170(3):818–823.

[88] Azim HA Jr, Santoro L, Pavlidis N, et al. Safety of pregnancy following breast cancer diagnosis: a meta-analysis of 14 studies. Eur J Cancer, 2011,47:74–83.

[89] Quinn GP, Vadaparampil ST, Bower B, et al. Decisions and ethical issues among BRCA carriers and the use of preimplantation genetic diagnosis. Minerva Med, 2009,100(5):371–383.

[90] Chan JL, Johnson LN, Sammel MD, et al. Reproductive decision-making in women with BRCA1/2 mutations. J Genet Couns, 2017,26(3):594–603.

[91] Turkman YE, Kennedy HP, Harris LN, et al. "An addendum to breast cancer": the triple negative experience. Support Care Cancer, 2016,24(9):3715–3721.

[92] Champion VL, Wagner LI, Monahan PO, et al. Comparison of younger and older breast cancer survivors and age-matched controls on speciic and overall quality of life domains. Cancer, 2014,120(15):2237–2246.

[93] Avis NE, Levine B, Naughton MJ, et al. Explaining age-related differences in depression following breast cancer diagnosis and treatment. Breast Cancer Res Treat, 2012,136(2):581–591.

[94] Wenzel LB, Fairclough DL, Brady MJ, et al. Age-related differences in the quality of life of breast carcinoma patients after treatment. Cancer, 1999,86(9):1768–1774.

[95] Koutrouli N, Anagnostopoulos F, Potamianos G. Posttraumatic stress disorder and posttraumatic growth in breast cancer patients: a systematic review. Women Health, 2012,52(5):503–516.

[96] Adams E, McCann L, Armes J, et al. The experiences, needs and concerns of younger women with breast cancer: a meta-ethnography. Psycho-Oncology, 2011,20(8):851–861.

[97] Ruddy KJ, Greaney ML, Sprunck-Harrild K,et al. Young women with breast cancer: a focus group study of unmet needs. J Adolesc Young Adult Oncol, 2013,2(4):153–160.

[98] Howard-Anderson J, Ganz PA, Bower JE, et al. Quality of life, fertility concerns, and

behavioral health outcomes in younger breast cancer survivors: a systematic review. J Natl Cancer Inst, 2012,104(5):386–405.

[99] Ruddy KJ, Greaney ML, Sprunck-Harrild K, et al. A qualitative exploration of supports and unmet needs of diverse young women with breast cancer. J Community Support Oncol, 2015,13(9):323–329.

[100] Vento R, D'Alessandro N, Giuliano M, et al. Induction of apoptosis by arachidonic acid in human retinoblastoma Y79 cells: involvement of oxidative stress. Exp Eye Res, 2000,70(4):503–517.

[101] Fobair P, Stewart SL, Chang S, et al. Body image and sexual problems in young women with breast cancer. Psycho-Oncology, 2006,15(7):579–594.

[102] Vanlemmens L, Fournier E, Boinon D, et al. Quality of life of young women with early breast cancer and their partners: speciic needs result in the neces-sity of development of speciic questionnaires for the patient and the partner. Bull Cancer, 2012,99(6):685–691.

[103] Baucom DH, Porter LS, Kirby JS, et al. Psychosocial issues confronting young women with breast cancer. Breast Dis, 2005,23:103–113.

[104] Moskowitz CS, Chou JF, Wolden SL, et al. Breast cancer after chest radiation therapy for childhood cancer. J Clin Oncol, 2014,32(21):2217–2223.

[105] Nolan TS, Frank J, Gisiger-Camata S, et al. An integrative review of psychosocial concerns among young African American breast cancer survivors. Cancer Nurs, 2017.

[106] Vadaparampil ST, Christie J, Donovan KA, et al. Health-related quality of life in black breast cancer survivors with and without triple-negative breast cancer (TNBC). Breast Cancer Res Treat, 2017,163(2):331–342.

[107] Samuel CA, Pinheiro LC, Reeder-Hayes KE, et al. To be young, black, and living with breast cancer: a systematic review of health-related quality of life in young black breast cancer survivors. Breast Cancer Res Treat, 2016,160(1):1–15.

[108] Joyce DP, Murphy D, Lowery AJ, et al. Prospective comparison of outcome after treatment for triple-negative and non-triple-negative breast cancer. Surgeon, 2017,15(5):272–277.

[109] Chen L, Li CI. Racial disparities in breast cancer diagnosis and treatment by hormone recep-tor and HER2 status. Cancer Epidemiol Biomark Prev, 2015,24(11):1666–1672.

[110] Der EM, Gyasi RK, Tettey Y, et al. Triple-negative breast cancer in Ghanaian women: the Korle Bu Teaching Hospital experience. Breast J, 2015,21(6):627–633.

[111] Newman LA, Kaljee LM. Health disparities and triple-negative breast cancer in African American women: a review. JAMA Surg, 2017,152(5):485–493.

第 **11** 章

老年三阴性乳腺癌患者的
个性化治疗策略

Jasmeet Chadha Singh, Stuart M. Lichtman

临床价值

- 对于预期寿命超过 5 年的早期老年三阴性乳腺癌患者来说，化疗是主要的系统治疗方案，因为老年患者和年轻患者的化疗效果没有差异。
- 年龄 ≥ 70 岁的早期老年三阴性乳腺癌患者和年轻患者一样接受手术治疗。
- 确定早期老年三阴性乳腺癌患者的系统治疗方案时应采用合理的老年医学评估工具。

11.1 引　言

高龄是乳腺癌的重要风险因素之一，21% 的乳腺癌患者为 70 岁以

J.C. Singh, MD (✉)
Breast Medicine Division, Department of Medicine, Memorial Sloan Kettering
Cancer Center, West Harrison, NY, USA
e-mail: singhj@mskcc.org

S.M. Lichtman, MD
Weill Cornell Medical College, Memorial Sloan Kettering Cancer Center,
Commack, NY, USA
e-mail: lichtmas@mskcc.org

© Springer International Publishing AG 2018
A.R. Tan (ed.), *Triple-Negative Breast Cancer*,
https://doi.org/10.1007/978-3-319-69980-6_11

上的老年人 [1]。NCCN 将老年人定义为年龄 >65 岁的人群 [2]。三阴性乳腺癌亚型定义为雌激素受体阴性（ER；通过 IHC 染色）、孕酮受体阴性（PR；通过 IHC 染色）、HER2 阴性 [IHC 为 0 和（或）FISH<2.0] [3]。三阴性乳腺癌侵袭性强，常见于年轻女性 [4, 5]。老年患者的肿瘤虽然呈激素受体（HR）阳性，但依然有 18% 的老年女性会罹患三阴性乳腺癌。虽然抗癌疗法已经取得了很大进展，但老年患者往往并未得到充分的局部或系统治疗 [7-9]。

11.2 流行病学和临床表现

三阴性乳腺癌占乳腺癌所有类型的 15%~20%。虽然常见于年轻女性，但 19% 的三阴性乳腺癌患者的年龄 >70 岁 [6]。三阴性乳腺癌侵袭性强，局部复发率和转移率高，整体生存率较低 [10-12]。老年患者的肿瘤多为良性生物学表型，淋巴结转移概率较低，TNM 分期较早，区分度较好。同一癌症中心的数据显示，三阴性乳腺癌患者的年龄越大，无病生存（DFS）率和总生存（OS）率越高，与肿瘤的大小、分期和分级无关 [13, 14]。

11.3 治疗方法

49% 的乳腺癌患者为老年人，但在协作组临床试验中，老年患者占比远不足 49% [15, 16]，原因是仅 3% 的年龄 >70 岁的患者参加了临床试验 [17]。因此，缺乏为老年乳腺癌患者提供合理治疗的数据支撑。

手术是早期乳腺癌常用的局部治疗方法，但老年患者可能出现肢体麻木和伤口愈合后遗症。多项研究表明，相比年轻患者，老年患者往往未能得到充分的治疗。一项研究比较了 70~74 岁、75~80 岁及 80 岁以上年龄组的乳腺癌局部治疗和系统治疗情况，最后一组的手术、辅助性放疗和化疗应用最少 [9]。一项基于监测、流行病学和终点结果（SEER）的研究针对 9 908 名女性开展了调查，结果显示，老年三阴性乳腺癌患者的整体生存率和分类生存率显著低于年轻患者。老年患者的 18 个月

OS 率为 84.6%，年轻患者为 93.4%；两类患者的 18 个月分类生存率分别为 91% 和 94.3%，表明老年患者的生存率较低。研究还发现，很多三阴性乳腺癌患者没有遵循医嘱接受手术和（或）局部放疗[14]。根据国际老年肿瘤学会（International Society of Geriatric Oncology，ISGO）的建议，年龄 ≥ 70 岁的早期乳腺癌患者应该和年轻患者一样接受手术治疗，包括保乳治疗（BCS）联合全乳放疗或乳房切除术联合（或不联合）乳房修复手术。老年患者一般不会立刻进行乳房再造，但美国国家癌症数据库的数据显示，2004—2012 年，年龄 ≥ 65 岁的患者接受切除术和同侧乳房再造的比例正在不断增加[18]。

虽然有数据显示，接受了 BCS 治疗的早期 ER 阳性老年乳腺癌患者的复发风险较低，可以不接受放疗，但辅助性放疗确实能够改善三阴性乳腺癌患者的病情[19, 20]。针对 T1~T2 N0M0 三阴性乳腺癌老年患者的 SEER 数据库分析结果显示，相比仅切除淋巴结的患者，同时接受淋巴结切除手术和辅助性放疗有助于提高 OS 率（98.2% vs. 85.6%；$P \leq 0.001$）和分类生存率（99% vs. 94%；$P = 0.003$）[21]。

虽然 NCCN 将老年患者的年龄界定为 65 岁以上，受年龄相关并发症影响，年龄 >70 岁的患者接受化疗往往会存在并发症风险。相比自然变老，生理性变老的情况往往因人而异。身体健康状况极好的 75 岁患者的预期寿命可能会增加 10 年[22]。很多因素增加了老年患者治疗方案的复杂性[23]。具体分析如下。

11.3.1 并存疾病及年龄相关的变化会影响药代动力学和药效学

多数药代动力学研究将不存在并存疾病的年轻健康患者纳入研究范围。药代动力学差异不会因年龄差异出现太大变化，但多项并存疾病的累加效应和终末器官衰竭可能会导致药代动力学出现明显差异。很多老年患者在诊断出乳腺癌之前便存在健康问题，给化疗带来了挑战。在诊断出乳腺癌之前存在心肌缺氧和心脏衰竭等心肺问题的患者在接受蒽环霉素治疗方案时往往会出现更高的毒性[24, 25]。此外，肝、肾功能也会随着年龄的增长不断下降，增加患者接受治疗时的毒性[26-28]。血清肌酐测量并不能准确地反映老年患者的肾脏功能，因为患者的血清肌酐水平正常，也可能存在肾衰竭问题。内脏血液流动、动力和黏膜萎缩等与年龄相关的因素都会影响药物的吸收[29-32]。

11.3.2 多重用药

老年患者往往同时使用多种药物，可能与化疗药物发生反应[33-35]。此外，老年患者往往服用大剂量维生素和草本保健品等补充性药物，研究表明，这些补品可能会影响化疗的毒性，降低 CYP 新陈代谢和 P- 糖蛋白输送的效果[36-40]。

11.3.3 认知能力和平衡能力下降

与年龄相关的认知能力下降可能会影响患者的依从性[41, 42]和治疗的不良反应，增加摔倒频次，导致患者入院。

11.4 老年患者的医学评估工具

在线辅助（Adjuvant Online）等工具可用于评估辅助性化疗的成效，但需谨慎将这些工具用于老年患者，因为这类工具一般未考虑并存疾病和表现状态等老年医学因素，导致过度治疗或化疗相关毒性[43, 44]。

目前，国际老年肿瘤学会（ISGO）和 NCCN 建议对老年癌症患者进行老年医学评估[45, 46]。有些临床量表系统评估了老年癌症患者的化疗效益和风险等级。高龄患者化疗风险评估量表（Chemotherapy Risk Assessment Scale for High-Age Oatients, CRASH）建立了血液（hematologic, H）毒性和非血液（non-hematologic, NH）毒性评估量表。淋巴细胞数量、谷草转氨酶（AST）水平、工具性日常生活活动评分、乳酸脱氢酶（LDH）水平、舒张压和化疗方案都是预测 H 毒性的变量。非 H 毒性预测变量包括血红蛋白、肌酐清除率、白蛋白、自测健康状况、东部肿瘤协作组表现、简易精神状态量表得分、简易营养评估量表得分和化疗毒性[47]。

癌症和老龄化研究小组（Cancer and Aging Research Group, CARG）也是一款综合性评估工具，考虑了患者的年龄、肿瘤、治疗方案、实验室数据和老年医学变量等因素，能够发现老年患者工具性日常生活活动、并存疾病和多重用药的缺陷。近期一项研究调查了 250 例患者，中低分组和高分组患者的毒性水平具有显著统计学差异，证明了该工具的合理性[48-50]，因此，应及时发现、干预这些缺陷以降低风险，并降低化疗难度[51]。

11.5 辅助性化疗

大量数据表明，患有高风险疾病的老年患者如果不接受辅助性化疗，分类生存率更低[52]。但目前缺乏充足的临床试验数据证明辅助性化疗对老年患者的价值。旨在评估辅助性化疗联合阿霉素和环磷酰胺（AC）在 ER 阴性或弱阳性老年乳腺癌患者中作用的 III 期 ACTION 试验并未实现预期目标[53]。研究显示，患有高风险疾病的老年患者接受辅助性蒽环霉素化疗时的效果与年轻患者相同。还有研究表明，相比年轻患者，接受化疗的老年患者的 DFS 更好，但同时也存在着 3 级或更大毒性的问题[54]。

早期乳腺癌试验协作组（Early Breast Cancer Trialists' Collaborative Group, EBCTCG）针对多项随机试验进行了荟萃分析，比较了不同的辅助性化疗方案。研究结果显示，环磷酰胺 / 氨甲蝶呤 /5- 氟尿嘧啶（CMF）等标准化疗和标准 AC 将 8 年期乳腺癌死亡率降低了 20%~25%。强度更大的蒽环霉素和紫杉烷联合疗法能够进一步将乳腺癌死亡率降低 15%~20%。70 岁以上的乳腺癌患者所占比例虽然较小，但在乳腺癌复发率和死亡率方面的治疗效果与年轻患者相同[55]。

阿霉素和表柔比星等蒽环类药物是最有效的乳腺癌化疗药物，但由于心脏毒性较大，因此在老年患者中应用较少。考虑到综合化疗的心脏毒性和不良反应，老年三阴性乳腺癌患者多采用蒽环类药物含量较少的方案。但由于各种原因，这些方案都未能成为标准方案。

在癌症和 B 组白血病研究 49 907 中，将 633 例年龄 >65 岁的淋巴结阳性或高风险淋巴结阴性早期乳腺癌患者分别随机纳入 AC 联合 CMF 标准综合化疗方案组和卡培他滨单一治疗方案组[17]。在随访中位时间为 2.4 年时，卡培他滨组的复发率和死亡率是综合化疗组的 2 倍。亚组分析结果表明，HR 阴性肿瘤更适合综合化疗方案，进一步证明，患有恶性疾病的老年乳腺癌患者应该接受充分的治疗。

老年患者调查性化疗（Investigational Chemotherapy for Elderly，ICE）研究是一项前瞻性多中心随机Ⅲ期组间研究，比较了65岁以上患者接受辅助性卡培他滨治疗和不接受辅助性卡培他滨治疗的差异[56]。无其他风险因素的淋巴结阳性早期老年乳腺癌患者或至少有1项其他风险因素（如肿瘤直径≥2cm，2级或3级，ER阴性和PR阴性）的淋巴结阴性早期乳腺癌患者接受了二磷酸盐伊班磷酸盐联合或不联合卡培他滨治疗。主要终点为比较两个治疗组的DFS。约14%的患者为三阴性乳腺癌。研究结果证明了卡培他滨单一疗法的作用，两组的5年DFS分别为78.8%和75%。这项研究和CALGB 49907研究的结果共同说明，综合化疗（AC+CMF）比卡培他滨效果更好。如果条件允许，高风险年龄患者应该使用综合化疗方案。

ICE Ⅱ期试验比较了老年患者对紫杉醇联合卡培他滨（nPX）治疗方案和表柔比星联合环磷酰胺（EC）治疗方案或CMF方案的依从性和毒性[57]。在nPX方案中虽然蒽环类药物含量较低，但老年患者对其耐受性较差，死亡率较高（是EC/CMF方案的5倍），NH毒性（手足综合征、腹泻、感觉神经病和传染病）也更高（58.5% *vs.* 18.7%；$P<0.001$）。EC/CMF的毒性一般为3~5级（90.9% *vs.* 64.8%；$P<0.001$）。随访中位时间为22.8个月时，两组患者的OS和DFS无差异。nPX组的治疗中断率更高。

在对老年患者采用紫杉醇辅助治疗方案Ⅱ期试验中，将高复发风险的65~79岁患者随机纳入CMF组和紫杉醇组[58]。25%的研究对象为三阴性乳腺癌患者。仅使用紫杉醇的效果不比CMF好，且前者的生活质量更差。

紫杉醇联合环磷酰胺（TC）的治疗方案是不含蒽环类药物的乳腺癌治疗方案。美国肿瘤试验9734对该方案进行了研究，发现相比于3周的AC治疗方案，该方案的OS和DFS均有所改善[59]。61%的患者出现了3级或4级中性粒细胞减少；4%的年龄<65岁的患者出现发热性中性粒细胞减少，8%的年龄<65岁的患者出现发热性中性粒细胞减少。受毒性影响，虽然采用了粒细胞集落刺激因子（granulocyte colony-stimulating factor, GCSF）[60]，但老年患者完成治疗的比例依然低于年轻患

者（71% *vs.* 90%）。此外，在近期公布的 ABC 试验中，三阴性乳腺癌患者中 TC 组的侵入性 DFS 不如紫杉醇联合蒽环霉素方案[61]。但整体而言，对于心脏毒性风险较高的老年患者可以考虑使用 TC 方案，因为该方案的蒽环类药物含量较低。

老年患者对 CMF 辅助性化疗方案的耐受性较好，且该方案对三阴性乳腺癌的治疗效果较好。韩国的一项研究比较了 CMF 方案和 AC 联合 CMF 方案在淋巴结阴性、T1~T2、5 年期 OS 早期乳腺癌患者中的疗效[62]。相比于参照组，CMF 组淋巴结阴性早期三阴性乳腺癌患者的 DFS 出现改善。对肿瘤直径 >2cm 的亚组进行分析，发现 CMF 组的 DFS 显著优于参照组（HR=0.38；$P = 0.02$）[63]。对于淋巴结阳性且肿瘤体积更大的三阴性乳腺癌患者，CMF 的效果不如 AC/ 紫杉醇联合方案，但由于毒性较低，早期老年三阴性乳腺癌患者可选择 CMF 方案[64]。

CREATE-X 试验最近发现，若采用新型蒽环霉素联合紫杉醇化疗方案未出现病理完全缓解（pCR），患者可考虑采用卡培他滨方案。该试验将 910 例接受新辅助化疗后出现残留侵入癌的 HER2 阴性患者编入两组，一组继续接受 6 个月的卡培他滨治疗，另一组不再接受化疗。治疗后第 5 年，卡培他滨组的主要终点 DFS 为 74.1%，另一组则为 67.7%（单侧 $P = 0.00524$），两组 OS 率分别为 89.2% 和 83.9%（单侧 $P<0.01$）。HR 阴性组采用卡培他滨治疗后，风险降低了 42%[65]。

总之，三阴性乳腺癌辅助治疗方案因人而异，需要考虑患者和肿瘤的实际情况。早期淋巴结阴性乳腺癌患者如果对蒽环霉素联合紫杉醇方案的耐受性较差，可采用 TC 和 CMF 方案。对于局部晚期、淋巴结阳性患者，推荐使用蒽环霉素联合紫杉醇方案。如果因禁忌证无法采用蒽环霉素方案，则可考虑 TC 或 CMF 方案。相比不接受化疗，这两种方案能够改善 DFS 和 OS。

11.6 蒽环类药物在老年患者中的使用情况

蒽环类药物是最有效的乳腺癌化疗用药，对高危老年患者也有效果[66-69]，但存在心脏毒性较大的问题[70]。肌细胞累积性破坏是蒽环类药物诱发不可逆性心肌病的原因[71]。对采用蒽环类药物治疗方案的老年患者进行 SEER 分析后，发现在第 5 年随访时，65~70 岁的患者出现充血性心力衰竭（CHF）的比例高于采用其他治疗方案或未接受化疗的患者（分别为 19%、18%、15%）[72]。第 10 年随访时，发现情况更加严重。这项研究和此前的研究均表明，糖尿病、冠状动脉疾病和高血压等并发疾病都是充血性心力衰竭的征兆。71~80 岁患者的心脏毒性未因治疗方案不同而出现差异，表明也许不应该停止为高危老年患者提供蒽环类药物的治疗方案[73]。

11.7 新辅助化疗（NAC）

新辅助化疗（neoadjuvant chemotherapy，NAC）也称术前化疗或初期化疗，指切除肿瘤前的化疗。相比术后化疗，术前化疗虽然没有改善乳腺癌患者的 DFS 和 OS，但有助于降低肿瘤级别，提高保乳概率。pCR 是指不存在任何残留侵入性肿瘤，实现 pCR 意味着 DFS 和 OS 极佳。蒽环霉素 / 紫杉烷化疗方案常用于三阴性乳腺癌新辅助疗法，pCR 率为 24%~34%[74, 75]。由于三阴性乳腺癌患者一般携带 *BRCA1* 突变，因此在这些方案中铂剂可能作为特殊用途。新型辅助治疗方案中仅使用铂类药物的存在 *BRCA1* 突变的三阴性乳腺癌患者的 pCR 率较高[76-78]。两项研究评估了卡铂对三阴性乳腺癌患者的效果。在 GeparSixto 试验中，在阿霉素 / 紫杉醇治疗方案中增用卡铂后，pCR 率提高（使用卡铂的 pCR 率为 53.2%，未使用者为 36.9%；$P = 0.005$）。使用卡铂组的 3 年 DFS 出现改善（使用卡铂组的 3 年 DFS 率为 85.5%，未使用者为 76.1%；$P = 0.035$）。研究对象中，仅 3% 的患者的年龄 >70 岁[79]。在 CALGB 4060 试验中，标准蒽环霉素联合紫杉醇组增用了卡铂或贝伐单抗或同时增用了卡铂和贝伐单抗[80]。增用后，pCR 出现改善，但无法判断卡铂对无事件生存期（event-free survival, EFS）的具体效果。在这项研究中，实现 pCR 的患者的 EFS 也得到改善。研究对象中，仅有 2% 的患者的年龄大于 70 岁。卡铂组患者的 H 毒性更大。

鉴于上述数据，卡铂在新辅助化疗中的作用尚待进一步研究，但是可以提高筛选患者人群的针对性。*BRCA1* 或 *BRCA* 2 突变肿瘤的同源重组通路存在基因缺陷，因此可能适合铂类治疗方案。GeparSixto 试验的亚组分析结果显示，70% 的三阴性乳腺癌存在同源重组缺陷（homolgous recombination deficiency, HRD）[81]。不使用卡铂时，存在 HRD，则 pCR 率更高（HRD 组为 55.9%，非 HRD 组为 29.9%）。使用卡铂时，HRD 组的 pCR 率从 45.2% 增长到 64.9%。由于 OS 未出现改善，因此缺乏有力的数据证明 pCR 率提高就意味着未来结果也会得到改善。

11.8 转移性乳腺癌的治疗

乳腺癌的治疗虽然取得了很大进展，但转移性乳腺癌依然无法治愈。对于转移性乳腺癌患者，化疗的价值在于延长寿命，缓解症状。建议老年三阴性乳腺癌患者接受化疗。不存在适用于所有患者的统一治疗顺序 [82]。考虑到毒性和总 OS，老年患者，特别是有其他并存疾病的患者，一般采用单一治疗方案 [83]。

11.9 转移性乳腺癌的个性化系统治疗药物

11.9.1 蒽环类药物

蒽环类药物在治疗转移性乳腺癌时依然存在心脏毒性问题，但脂质体阿霉素等药物的心脏毒性较低，且治疗效果与阿霉素一样 [84, 85]。如果计划使用蒽环类药物，应在治疗开始前对心脏左心室射血分数（left ventricular eiection fraction, LVEF）进行基线评估。此外，应严格监控症状；出现症状时需要重新评估 LVEF，或按照美国心脏协会（American Heart Association, AHA）、美国心脏学院联合美国核心脏病学学会和美国超声心动图学会（American Society for Echocardiography, ASE）制定的标准，定期评估 LVEF[86, 87]。

11.9.2 紫杉烷类药物

紫杉烷类药物也是常见的治疗乳腺癌的细胞毒素药物，能够在老年转移性乳腺癌患者的一线或二线治疗中产生肿瘤反应，延长患者的生存期[88]。由于老年人一般存在血白蛋白减少和细胞色素 P450 活性降低等问题，这类药物在体内的浓度可能升高，增加毒性[89]。有研究显示，65 岁以上患者使用紫杉醇类药物后，神经毒性升高[90]。3 周多西他赛等治疗方案会增加老年患者的 H 毒性。而患者对单周多西他赛和单周紫杉醇的耐受性较好，对骨髓的抑制作用较小。不过单周紫杉醇治疗方案的周围神经病变风险更高，单周多西他赛治疗方案则容易使患者产生严重的疲惫感[91-94]。一项纳入了 70 例转移性乳腺癌患者的随机试验比较了单周紫杉醇和单周多西他赛治疗方案。28 例年龄 >70 岁患者的 OS 中位数结果显示，单周紫杉醇治疗方案更有效（单周紫杉醇治疗方案 32 周，单周多西他赛治疗方案 56 周）[95]。

目前尚缺乏数据证明纳米级白蛋白结合型紫杉醇在老年乳腺癌患者中的疗效。相比于 3 周紫杉醇治疗方案，3 周白蛋白结合型紫杉醇治疗晚期乳腺癌时的肿瘤缓解率（RR）和 PFS 结果更好。但 3 周白蛋白结合型紫杉醇治疗方案的神经病变发病率高于单周紫杉醇方案。在这项研究中，白蛋白结合型紫杉醇治疗方案诱发的神经病变缓解速度比紫杉醇治疗方案更快[96, 97]。

虽然没有研究对白蛋白结合型紫杉醇治疗方案和紫杉醇治疗方案进行单独比较，但一项Ⅲ期临床试验将贝伐单抗分别与白蛋白结合型紫杉醇、紫杉醇或伊沙匹隆联合使用，治疗未接受过化疗的患者。试验结果显示，白蛋白结合型紫杉醇方案的治疗效果并不特别突出。伊沙匹隆是埃博霉素 B 的半合成类似物，效果不如紫杉醇。白蛋白结合型紫杉醇组的神经病变风险更高[98]。

11.9.3 卡培他滨

口服药卡培他滨对老年转移性乳腺癌患者有效。虽然卡培他滨已获得美国 FDA 批准，可以按照"2 周给药 +1 周不给药"的方式用药，但该药具有手足综合征、黏膜炎和腹泻等毒性，需要减少剂量。Traina 与其同事基于 Simon-Norton 模型搭建了数学模型，用于计算最优给药剂量。模型根据疗效而非毒性确定治疗方案。模型数据显示，"7d 给药

+7d 不给药"的用药方式可以提高疗效，最大限度地降低毒性[102-104]。卡培他滨虽然可以与其他药物联合使用，但联合方案对疗效影响不大[105-107]。

11.9.4 艾瑞布林

在一项大型Ⅲ期临床试验中，艾瑞布林对难治性患者表现出良好的缓解效果，OS延长了2.7个月 [HR=0.81; 95% CI（0.68，0.96）；$P = 0.014$]，因此获批用于治疗转移性乳腺癌（metastatic breast cancer, MBC）[108]。一项汇总分析研究了艾瑞布林（21d 为一个周期）在 827 例转移性乳腺癌患者中的效果，该分析按照年龄将患者分成四组：<50 岁组、50~59 岁组、60~69 岁组和 >70 岁组。研究发现，所有年龄组的患者在总缓解率（ORR）、OS 和 PFS 方面差异不大。年龄较大的患者出现外周性水肿、疲劳和头晕的概率较高，而年龄较小的患者出现恶心和呕吐的概率较高。所有患者在中性粒细胞减少、发热性中性粒细胞减少、白细胞减少、周围神经病变、脱发和呼吸困难方面的发生率差异不大。在毒性可控的情况下，难治性患者使用艾瑞布林后的有效性数据显示，艾瑞布林在老年转移性三阴性乳腺癌患者和年轻患者中的效果相同[108-111]。

11.9.5 瑞　滨

部分数据显示，瑞滨的可变药代动力学与年龄有关[112, 113]。但另一项研究表明，瑞滨的体内清除率受患者的肝、肾功能的影响，不受年龄的影响[114]。在一项针对年龄 >60 岁的转移性女性乳腺癌患者的Ⅱ期研究中，瑞滨的缓解率（RR）为 38%。每周给药剂量为 $30mg/m^2$ 时，8% 的研究对象出现 3 级或 4 级中性粒细胞减少，因此，需要将剂量降低为 $20mg/m^2$[115, 116]。

11.9.6 铂类药物

目前尚不清楚铂类药物对转移性三阴性乳腺癌的治疗效果。随机试验结果显示，使用铂类药物时，PFS 略有改善，但 OS 未出现改善[117, 118]。一项试验比较了仅携带 BRCA 突变的患者单纯使用顺铂和单纯使用紫杉烷的效果，发现前者的客观缓解率（ORR；68% vs.

33.3%；*P* = 0.003）和 PFS（6.8 个月 *vs.* 3.1 个月）是后者的 2 倍左右[119]。此前关于胚系 *BRCA* 突变肿瘤的研究主要关注铂盐引起的受损性同源修复和 DNA 交联无法修复的问题[120]。吉西他滨联合卡铂方案的 ORR（PR+SD）为 64%[121, 122]。和新型辅助治疗方案一样，需要进一步确定三阴性乳腺癌的亚型，包括携带胚系 *BRCA* 突变或存在 HRD 的三阴性乳腺癌。铂类药物对不同三阴性乳腺癌亚型的效果可能存在差异。

11.9.7 PARP 抑制剂

三阴性乳腺癌患者往往携带 *BRCA1* 或 *BRCA2* 基因突变。正常的 *BRCA1* 或 *BRCA2* 基因通过同源重组编码影响 DNA 双链断裂修复的蛋白质。因此，携带 *BRCA* 突变的乳腺癌通过同源重组完成的 DNA 修复存在缺陷，而其他 DNA 修复机制往往容易出错，可能导致遗传畸变累积，最终导致肿瘤的形成。PARP 会进一步抑制单链 DNA 的修复，导致合成致死[123]。近期公布的 III 期 OlympiAD 研究结果显示，与医生制订的治疗方案相比，PARP 抑制剂奥拉帕尼对携带胚系 *BRCA* 突变的 HER2 阴性乳腺癌患者具有统计学临床意义：PFS 延长了 3 个月，ORR 翻倍（分别为 29% 和 60%）。该方案的耐受性好，治疗中断率低，推迟了由健康状况导致的生活质量恶化的发生时间[124]。

11.9.8 免疫疗法

越来越多的研究开始关注免疫调节剂对三阴性乳腺癌治疗的效果。PD-1 在 T 细胞活化过程中表达，限制了对炎症刺激的自身免疫反应。PD-L1 是 PD-1 免疫抑制信号的配体，会因干扰素 – γ 等促炎性配体而上调。PD-L1 见于多种癌症，是抑制 PD-1 通路的主要因素[125-128]。PD-L1 可见于 20%~30% 的三阴性乳腺癌[129]。癌症基因组图集网络研究（Cancer Genome Atlas Network）显示，三阴性乳腺癌的 PD-L1 mRNA 表达高于非三阴性乳腺癌[130]。在一项针对难治性三阴性乳腺癌（存在 PD-L1 表达）的 I 期研究中，派姆单抗能够对 18.4% 的患者发挥持久的缓解作用，时间范围为 15~47.3 周（未达到中位数）[131]。这项研究中患者的中位年龄较小（50.5 岁，总体年龄范围为 29~72 岁）。2 级不良反应包括贫血、发热、无菌性脑膜炎和结肠炎。研究中有 1 例患者发生治疗相关性弥散性血管内凝血（DIC），最终死亡。目前尚缺乏充足的数据证明免疫疗法对老年乳腺癌患者的有效性及其耐受性。

阿特珠单抗是一种人源化单克隆抗体，可抑制 PD-L1 与 PD-1 和 B7.2 的结合，在转移性三阴性乳腺癌中具有单药活性。一项纳入了 32 例患者的 Ib 期临床试验结果显示，在所有既往治疗方案中，阿特珠单抗联合白蛋白结合型紫杉醇联合治疗方案的 ORR 均为 41%，不受 PD-L1 状态的影响[132]。Ⅲ期 IMpassion130 试验计划将未接受过任何治疗的转移性三阴性乳腺癌患者随机编入白蛋白结合型紫杉醇联合安慰剂组和白蛋白结合型紫杉醇联合阿特珠单抗组。研究的主要终点是全部人群和 PD-L1 阳性组的 PFS，次要终点包括 OS、ORR 和反应持续时间。该试验的目标招募人数为 350 人（NCT02425891）。

11.9.9 雄激素受体抑制剂

约 30% 的三阴性乳腺癌存在 AR 受体表达[133]，该亚型患者可以考虑抑制 AR 信号通路的治疗方案。一项多中心 Ⅱ 期临床研究将比卡鲁胺用于治疗存在 10% 以上 AR 核表达的转移性三阴性乳腺癌患者。研究结果显示，该方案的临床受益率 [完全缓解（CR）+部分缓解（PR）+疾病稳定（SD）] 为 19%，中位 PFS 为 12 周。部分患者的缓解时间可长达数年。恩杂鲁胺是口服纯雄激素受体抑制剂，对转移性三阴性乳腺癌有效。一项 Ⅱ 期试验纳入了 118 例 AR 阳性三阴性乳腺癌患者。患者每天服用 160mg 恩杂鲁胺，直至出现疾病进展。该试验在第 16 周时达到了临床受益的主要终点。在 75 例可评估患者中，35% 实现了临床受益（2 例 CR，7 例 PR）。≥ 24 周的临床受益率为 29%。中位 PFS 为 14.7 周[134]。ENDEAR 是一项国际 Ⅲ 期随机试验，比较了恩杂鲁胺联合紫杉醇化疗方案或恩杂鲁胺单药治疗方案与安慰剂联合紫杉醇方案对晚期诊断阳性、三阴性乳腺癌的有效性和安全性（NCT02929576）。总体而言，抗雄激素药物的耐受性良好，主要不良反应是疲劳和厌食，研究未报告重度不良反应。因此，如果老年患者因并存疾病无法接受化疗，可考虑该治疗方案。

总 结

三阴性乳腺癌虽然常见于年轻女性，但 18% 的患者年龄 >65 岁。考虑到毒性和潜在的并发病，老年患者往往不能得到充分的治疗。数据显示，如果治疗方式合理，老年患者接受系统治疗时的效果与年轻患者并无差异。医生在为老年患者制订系统治疗方案时，应合理使用老年医学评估工具。

参考文献

[1] Ferlay J, Soerjomataram I, Dikshit R,et al. Cancer incidence and mortality worldwide: sources, methods and major patterns in GLOBOCAN 2012. Int J Cancer, 2015,136(5):E359–386. https://doi.org/10.1002/ijc.29210. PMID:25220842 Published online 9 October 2014.

[2] Carlson RW, et al. NCCN Task Force Report: breast cancer in the older woman. J Natl Compr Canc Netw, 2008,6(Suppl 4): S1–25; quiz S26–27.

[3] Perou CM, et al. Molecular portraits of human breast tumours. Nature, 2000,406(6797):747–752.

[4] Dent R, et al. Triple-negative breast cancer: clinical features and patterns of recurrence. Clin Cancer Res, 2007,13(15 Pt 1):4429–4434.

[5] Liedtke C, et al. Response to neoadjuvant therapy and long-term survival in patients with triple-negative breast cancer. J Clin Oncol, 2008,26(8):1275–1281.

[6] Bauer KR, et al. Descriptive analysis of estrogen receptor (ER)-negative, progesterone receptor (PR)-negative, and HER2-negative invasive breast cancer, the so-called triple-negative phenotype: a population-based study from the California cancer Registry. Cancer, 2007,109(9):1721–1728.

[7] Mandelblatt JS, et al. Patient and physician decision styles and breast cancer chemotherapy use in older women: Cancer and Leukemia Group B protocol 369901. J Clin Oncol, 2012,30(21):2609–2614.

[8] Ring A, et al. The treatment of early breast cancer in women over the age of 70. Br J Cancer, 2011,105(2):189–193.

[9] Konigsberg R, et al. Tumor characteristics and recurrence patterns in triple negative breast cancer: a comparison between younger (<65) and elderly (>/=65) patients. Eur J Cancer, 2012,48(16):2962–2968.

[10] Cancello G, et al. Prognosis in women with small (T1mic,T1a,T1b) node-negative operable breast cancer by immunohistochemically selected subtypes. Breast Cancer Res Treat, 2011,127(3):713–720.

[11] Gangi A, et al. Breast-conserving therapy for triple-negative breast cancer. JAMA Surg, 2014,149(3):252–258.

[12] Lowery AJ, et al. Locoregional recurrence after breast cancer surgery: a systematic review by receptor phenotype. Breast Cancer Res Treat, 2012,133(3):831–841.

[13] Liedtke C, et al. The prognostic impact of age in patients with triple-negative breast cancer. Breast Cancer Res Treat, 2013,138(2):591–599.

[14] Zhu W, et al. Age-related disparity in immediate prognosis of patients with triple-negative breast cancer: a population-based study from SEER Cancer Registries. PLoS One, 2015,10(5):e0128345.

[15] Hutchins LF, et al. Underrepresentation of patients 65 years of age or older in cancer-treatment trials. N Engl J Med, 1999,341(27):2061–2067.

[16] Freedman RA, et al. Accrual of older patients with breast cancer to alliance systemic therapy trials over time: protocol A151527. J Clin Oncol, 2017,35(4):421–431.

[17] Muss HB, et al. Adjuvant chemotherapy in older women with early-stage breast cancer. N Engl J Med, 2009,360(20):2055–2065.

[18] Gibreel WO, et al. Mastectomy and immediate breast reconstruction for cancer in the elderly: a National Cancer Data Base Study. J Am Coll Surg, 2017,224(5):895–905.

[19] Hughes KS, et al. Lumpectomy plus tamoxifen with or without irradiation in women age 70 years or older with early breast cancer: long-term follow-up of CALGB 9343. J Clin Oncol, 2013,31(19):2382–2387.

[20] Kunkler IH, et al. Breast-conserving surgery with or without irradiation in women aged 65 years or older with early breast cancer (PRIME II): a randomised controlled trial. Lancet Oncol, 2015,16(3):266–273.

[21] Hatch SS. Outcomes associated with adjuvant radiation after lumpectomy for elderly women with T1–2N0M0 triple-negative breast cancer: SEER analysis. J Clin Oncol, 2015,33(28_Suppl):39.

[22] Extermann M, Balducci L, Lyman GH. What threshold for adjuvant therapy in older breast cancer patients. J Clin Oncol, 2000,18(8):1709–1717.

[23] Singh JC, Lichtman SM. Effect of age on drug metabolism in women with breast cancer. Expert Opin Drug Metab Toxicol, 2015,11(5):757–766.

[24] Hershman DL, Shao T. Anthracycline cardiotoxicity after breast cancer treatment. Oncology (Williston Park), 2009,23(3):227–234.

[25] Von Hoff DD, Rozencweig M, Piccart M. The cardiotoxicity of anticancer agents. Semin Oncol, 1982,9(1):23–33.

[26] Venook AP, et al. Phase I and pharmacokinetic trial of paclitaxel in patients with hepatic dysfunction: Cancer and Leukemia Group B 9264. J Clin Oncol, 1998,16(5):1811–1819.

[27] Venook AP, et al. Phase I and pharmacokinetic trial of gemcitabine in patients with hepatic or renal dysfunction: Cancer and Leukemia Group B 9565. J Clin Oncol, 2000,18(14):2780–2787.

[28] Venook AP, et al. A phase I and pharmacokinetic study of irinotecan in patients with

hepatic or renal dysfunction or with prior pelvic radiation: CALGB 9863. Ann Oncol, 2003,14(12):1783–1790.

[29] Lichtman SM, Skirvin JA, Vemulapalli S. Pharmacology of antineoplastic agents in older cancer patients. Crit Rev Oncol Hematol, 2003,46(2):101–114.

[30] Lichtman SM, et al. International Society of Geriatric Oncology Chemotherapy Taskforce: evaluation of chemotherapy in older patients—an analysis of the medical literature. J Clin Oncol, 2007,25(14):1832–1843.

[31] Yuen GJ. Altered pharmacokinetics in the elderly. Clin Geriatr Med, 1990,6(2):257–267.

[32] Baker SD, Grochow LB. Pharmacology of cancer chemotherapy in the older person. Clin Geriatr Med, 1997,13(1):169–183.

[33] Neugut AI, et al. Association between prescription co-payment amount and compliance with adjuvant hormonal therapy in women with early-stage breast cancer. J Clin Oncol, 2011,29(18):2534–2542.

[34] Partridge AH, et al. Adherence and persistence with oral adjuvant chemotherapy in older women with early-stage breast cancer in CALGB 49907: adherence companion study 60104. J Clin Oncol, 2010,28(14):2418–2422.

[35] Partridge AH, et al. Nonadherence to adjuvant tamoxifen therapy in women with primary breast cancer. J Clin Oncol, 2003,21(4):602–606.

[36] Maggiore RJ, et al. Polypharmacy and potentially inappropriate medication use in older adults with cancer undergoing chemotherapy: effect on chemotherapy-related toxicity and hospitalization during treatment. J Am Geriatr Soc, 2014,62(8):1505–1512.

[37] Lichtman SM, Boparai MK. Anticancer drug therapy in the older cancer patient: pharmacology and polypharmacy. Curr Treat Options Oncol, 2008,9(2–3):191–203.

[38] Salazar JA, Poon I, Nair M. Clinical consequences of polypharmacy in elderly: expect the unexpected, think the unthinkable. Expert Opin Drug Saf, 2007,6(6):695–704.

[39] Sparreboom A, et al. Herbal remedies in the United States: potential adverse interactions with anticancer agents. J Clin Oncol, 2004,22(12):2489–2503.

[40] Maggiore RJ, et al. Use of complementary medications among older adults with cancer. Cancer, 2012,118(19):4815–4823.

[41] Puts MT, et al. A systematic review of factors influencing older adults' decision to accept or decline cancer treatment. Cancer Treat Rev, 2015,41(2):197–215.

[42] Barcenas CH, et al. Anthracycline regimen adherence in older patients with early breast cancer. Oncologist, 2012,17(3):303–311.

[43] de Glas NA, et al. Validity of adjuvant! Online program in older patients with breast cancer: a population-based study. Lancet Oncol, 2014,15(7):722–729.

[44] Pal SK, Katheria V, Hurria A. Evaluating the older patient with cancer: understanding frailty and the geriatric assessment. CA Cancer J Clin, 2010,60(2):120–132.

[45] Wildiers H, et al. International Society of Geriatric Oncology consensus on geriatric assessment in older patients with cancer. J Clin Oncol, 2014,32(24):2595–2603.

[46] Version, N.C.C.N.N.O.A.O., A.a. http://www.nccn.org/professionals/physician_gls/pdf/

senior, and pdf. Accessed June 20.

[47] Extermann M, et al. Predicting the risk of chemotherapy toxicity in older patients: the Chemotherapy Risk Assessment Scale for High-Age Patients (CRASH) score. Cancer, 2012,118(13):3377–3386.

[48] Hurria A, et al. Developing a cancer-specific geriatric assessment: a feasibility study. Cancer, 2005,104(9):1998–2005.

[49] Hurria A, et al. Predicting chemotherapy toxicity in older adults with cancer: a prospective multicenter study. J Clin Oncol, 2011,29(25):3457–3465.

[50] Hurria A, et al. Validation of a prediction tool for chemotherapy toxicity in older adults with cancer. J Clin Oncol, 2016,34(20):2366–2371.

[51] Jolly TA, et al. Geriatric assessment-identified deficits in older cancer patients with normal performance status. Oncologist, 2015,20(4):379–385.

[52] Kaplan HG, Malmgren JA, Atwood MK. Adjuvant chemotherapy and differential invasive breast cancer specific survival in elderly women. J Geriatr Oncol, 2013,4(2):148–156.

[53] Leonard R, et al. Adjuvant chemotherapy in older women (ACTION) study—what did we learn from the pilot phase. Br J Cancer, 2011,105(9):1260–1266.

[54] Karavasilis V, et al. Safety and tolerability of anthracycline-containing adjuvant chemotherapy in elderly high-risk breast cancer patients. Clin Breast Cancer,2016,16(4):291–298 e3.

[55] Early Breast Cancer Trialists' Collaborative, G., et al. Comparisons between different polychemotherapy regimens for early breast cancer: meta-analyses of long-term outcome among 100000 women in 123 randomised trials. Lancet, 2012,379(9814):432–444.

[56] von Minckwitz G, Reimer T, Potenberg J, et al. The phase III ICE study: adjuvant ibandronate with or without capecitabine in elderly patients with moderate or high risk early breast cancer. In: San Antonio breast cancer symposium. Abstract S3–04. Presented December 11, 2014.

[57] von Minckwitz G, et al. A randomized phase 2 study comparing EC or CMF versus nab-paclitaxel plus capecitabine as adjuvant chemotherapy for nonfrail elderly patients with moderate to high-risk early breast cancer (ICE Ⅱ –GBG 52). Cancer, 2015,121(20):3639–3648.

[58] Perrone F, et al. Weekly docetaxel versus CMF as adjuvant chemotherapy for older women with early breast cancer: final results of the randomized phase III ELDA trial. Ann Oncol, 2015,26(4):675–682.

[59] Jones S, et al. Docetaxel with cyclophosphamide is associated with an overall survival benefit compared with doxorubicin and cyclophosphamide: 7–year follow-up of US Oncology Research Trial 9735. J Clin Oncol, 2009,27(8):1177–1183.

[60] Ngamphaiboon N, et al. Febrile neutropenia in adjuvant docetaxel and cyclophosphamide (TC) with prophylactic pegfilgrastim in breast cancer patients: a retrospective analysis. Med Oncol, 2012,29(3):1495–1501.

[61] Blum JL, et al. Anthracyclines in early breast cancer: the ABC trials-USOR 06–090, NSABP B–46–I/USOR 07132, and NSABP B–49 (NRG Oncology). J Clin Oncol,

2017,35(23):2647–2655.

[62] Kim HA, et al. Evaluation of the survival benefit of different chemotherapy regimens in patients with T1–2N0 triple-negative breast cancer. J Breast Cancer, 2015,18(3):271–278.

[63] Wu CE, et al. Identification of patients with node-negative, triple-negative breast cancer who benefit from adjuvant cyclophosphamide, methotrexate, and 5–fluorouracil chemotherapy. Anticancer Res, 2014,34(3):1301–1306.

[64] Kadakia A, et al. CMF-regimen preferred as first-course chemotherapy for older and sicker women with breast cancer: findings from a SEER-Medicare-based population study. Am J Clin Oncol, 2015,38(2):165–173.

[65] Masuda N, et al. Adjuvant capecitabine for breast cancer after preoperative chemotherapy. N Engl J Med, 2017,376(22):2147–2159.

[66] Ibrahim NK, et al. Doxorubicin-based adjuvant chemotherapy in elderly breast cancer patients: the M.D. Anderson experience, with long-term follow-up. Ann Oncol, 2000,11(12):1597–1601.

[67] Muss HB, et al. Adjuvant chemotherapy in older and younger women with lymph node-positive breast cancer. JAMA, 2005,293(9):1073–1081.

[68] Elkin EB, et al. Adjuvant chemotherapy and survival in older women with hormone receptor-negative breast cancer: assessing outcome in a population-based, observational cohort. J Clin Oncol, 2006,24(18):2757–2764.

[69] Downey LB. Adjuvant treatment of breast cancer in the elderly. Understanding and addressing the challenges. Oncology (Williston Park), 2008,22(3):286–293; discussion 297–298.

[70] Fumoleau P, et al. Long-term cardiac toxicity after adjuvant epirubicin-based chemotherapy in early breast cancer: French Adjuvant Study Group results. Ann Oncol, 2006,17(1):85–92.

[71] Ewer MS, Lenihan DJ. Left ventricular ejection fraction and cardiotoxicity: is our ear really to the ground. J Clin Oncol, 2008,26(8):1201–1203.

[72] Hershman DL, et al. Doxorubicin, cardiac risk factors, and cardiac toxicity in elderly patients with diffuse B-cell non-Hodgkin's lymphoma. J Clin Oncol, 2008,26(19):3159–3165.

[73] Pinder MC, et al. Congestive heart failure in older women treated with adjuvant anthracycline chemotherapy for breast cancer. J Clin Oncol, 2007,25(25):3808–3815.

[74] Huober J, et al. Effect of neoadjuvant anthracycline-taxane-based chemotherapy in different biological breast cancer phenotypes: overall results from the GeparTrio study. Breast Cancer Res Treat, 2010,124(1):133–140.

[75] Oakman C, Viale G, Di Leo A. Management of triple negative breast cancer. Breast, 2010,19(5):312–321.

[76] Byrski T, et al. Pathologic complete response rates in young women with *BRCA1*–positive breast cancers after neoadjuvant chemotherapy. J Clin Oncol, 2010,28(3):375–379.

[77] Byrski T, et al. Response to neoadjuvant therapy with cisplatin in *BRCA1*-positive breast cancer patients. Breast Cancer Res Treat, 2009,115(2):359–363.

[78] Byrski T, et al. Pathologic complete response to neoadjuvant cisplatin in *BRCA1*-positive breast cancer patients. Breast Cancer Res Treat, 2014,147(2):401–405.

[79] von Minckwitz G, Loibl S, Schneeweiss A, et al. Abstract S2–04: early survival analysis of the randomized phase II trial investigating the addition of carboplatin to neoadjuvant therapy for triplenegative and HER2–positive early breast cancer (GeparSixto). Cancer Res, 2016,76:S2–4.

[80] Sikov WM, et al. Impact of the addition of carboplatin and/or bevacizumab to neoadjuvant once-per-week paclitaxel followed by dose-dense doxorubicin and cyclophosphamide on pathologic complete response rates in stage II to III triple-negative breast cancer: CALGB 40603 (Alliance). J Clin Oncol, 2015,33(1):13–21.

[81] von Minckwitz G, Timms K, Untch M, et al. Prediction ofpathological complete response (pCR) by homologous recombination deficiency (HRD) after carboplatin-containing neoadjuvant chemotherapy in patients with TNBC: results from GeparSixto. J Clin Oncol, 2015,33:abstr 1004.

[82] Kaufman PA, et al. Phase III open-label randomized study of eribulin mesylate versus capecitabine in patients with locally advanced or metastatic breast cancer previously treated with an anthracycline and a taxane. J Clin Oncol, 2015,33(6):594–601.

[83] Dear RF, et al. Combination versus sequential single agent chemotherapy for metastatic breast cancer. Cochrane Database Syst Rev, 2013,(12):CD008792.

[84] Coleman RE, et al. A randomised phase II study of two different schedules of pegylated liposomal doxorubicin in metastatic breast cancer (EORTC–10993). Eur J Cancer, 2006,42(7):882–887.

[85] O'Brien ME, et al. Reduced cardiotoxicity and comparable efficacy in a phase III trial of pegylated liposomal doxorubicin HCl (CAELYX/Doxil) versus conventional doxorubicin for first-line treatment of metastatic breast cancer. Ann Oncol, 2004,15(3):440–449.

[86] Cheitlin MD, et al. ACC/AHA/ASE 2003 guideline update for the clinical application of echocardiography: summary article. A report of the American College of Cardiology/ American Heart Association Task Force on Practice Guidelines (ACC/AHA/ASE Committee to update the 1997 guidelines for the clinical application of echocardiography). J Am Soc Echocardiogr,2003,16(10):1091–1110.

[87] Klocke FJ, et al. ACC/AHA/ASNC guidelines for the clinical use of cardiac radionuclide imaging—executive summary: a report of the American College of Cardiology/American Heart Association Task Force on Practice Guidelines (ACC/AHA/ASNC Committee to revise the 1995 guidelines for the clinical use of cardiac radionuclide imaging). J Am Coll Cardiol, 2003,42(7):1318–1333.

[88] Yared JA, Tkaczuk KH. Update on taxane development: new analogs and new formulations. Drug Des Devel Ther, 2012,6:371–384.

[89] Biganzoli L, et al. Taxanes in the treatment of breast cancer: have we better defined their

role in older patients? A position paper from a SIOG Task Force. Cancer Treat Rev, 2016,43:19–26.

[90] Lichtman SM, et al. Paclitaxel efficacy and toxicity in older women with metastatic breast cancer: combined analysis of CALGB 9342 and 9840. Ann Oncol,2012,23(3):632–638.

[91] Seidman AD, et al. Randomized phase Ⅲ trial of weekly compared with every–3–weeks paclitaxel for metastatic breast cancer, with trastuzumab for all HER–2 overexpressors and random assignment to trastuzumab or not in HER–2 nonoverexpressors: final results of Cancer and Leukemia Group B protocol 9840. J Clin Oncol, 2008,26(10):1642–1649.

[92] ten Tije AJ, et al. Weekly paclitaxel as first-line chemotherapy for elderly patients with metastatic breast cancer. A multicentre phase II trial. Eur J Cancer, 2004,40(3):352–357.

[93] Hainsworth JD, et al. Weekly docetaxel in the treatment of elderly patients with advanced breast cancer: a Minnie Pearl Cancer Research Network phase Ⅱ trial. J Clin Oncol, 2001, 19(15):3500–3505.

[94] Perez EA, et al. Weekly paclitaxel in women age 65 and above with metastatic breast cancer. Breast Cancer Res Treat, 2002,73(1):85–88.

[95] Wildiers H, Paridaens R. Taxanes in elderly breast cancer patients. Cancer Treat Rev, 2004,30(4):333–342.

[96] Gradishar WJ, et al. Significantly longer progression-free survival with nab-paclitaxel compared with docetaxel as first-line therapy for metastatic breast cancer. J Clin Oncol, 2009,27(22):3611–3619.

[97]Gradishar WJ, et al. Phase III trial of nanoparticle albumin-bound paclitaxel compared with polyethylated castor oil-based paclitaxel in women with breast cancer. J Clin Oncol, 2005,23(31):7794–7803.

[98] Rugo HS, et al. Randomized phase III trial of paclitaxel once per week compared with nanoparticle albumin-bound nab-paclitaxel once per week or ixabepilone with bevacizumab as first-line chemotherapy for locally recurrent or metastatic breast cancer: CALGB 40502/ NCCTG N063H (Alliance). J Clin Oncol, 2015,33(21):2361–2369.

[99] Bajetta E, et al. Safety and efficacy of two different doses of capecitabine in the treatment of advanced breast cancer in older women. J Clin Oncol, 2005,23(10):2155–2161.

[100] Fumoleau P, et al. Multicentre, phase Ⅱ study evaluating capecitabine monotherapy in patients with anthracycline-and taxane-pretreated metastatic breast cancer. Eur J Cancer, 2004,40(4):536–542.

[101] Oshaughnessy JA, et al. Randomized, open-label, phase II trial of oral capecitabine (Xeloda) vs. a reference arm of intravenous CMF (cyclophosphamide, methotrexate and 5–fluorouracil) as first-line therapy for advanced/metastatic breast cancer. Ann Oncol, 2001,12(9):1247–1254.

[102] Traina TA, et al. Optimizing chemotherapy dose and schedule by Norton–Simon mathematical modeling. Breast Dis, 2010,31(1):7–18.

[103] Traina TA, et al. Phase I study of a novel capecitabine schedule based on the Norton-Simon mathematical model in patients with metastatic breast cancer. J Clin Oncol.

2008;26(11):1797–1802.

[104] Hudis C, Traina T, Norton L. Capecitabine dosing is not yet optimized for breast cancer. Ann Oncol, 2010,21(11):2291; author reply 2291–2292.

[105] Traina TA, Theodoulou M, Dugan U, et al. A novel capecitabine dosing schedule combined with bevacizumab is safe and active in patients with metastatic breast cancer: a phase II study. J Clin Oncol (Meeting Abstracts), 2008,26(15Suppl):1101.

[106] Welt A, et al. Capecitabine and bevacizumab with or without vinorelbine in first-line treatment of HER2/neu-negative metastatic or locally advanced breast cancer: final efficacy and safety data of the randomised, open-label superiority phase 3 CARIN trial. Breast Cancer Res Treat, 2016,156(1):97–107.

[107] Wang J, et al. Capecitabine combined with docetaxel versus vinorelbine followed by capecitabine maintenance medication for first-line treatment of patients with advanced breast cancer: phase 3 randomized trial. Cancer, 2015,121(19):3412–3421.

[108] Cortes J, et al. Eribulin monotherapy versus treatment of physician's choice in patients with metastatic breast cancer (EMBRACE): a phase 3 open-label randomised study. Lancet, 2011,377(9769):914–923.

[109] Cortes J, et al. Phase II study of the halichondrin B analog eribulin mesylate in patients with locally advanced or metastatic breast cancer previously treated with an anthracycline, a taxane, and capecitabine. J Clin Oncol, 2010,28(25):3922–3928.

[110] Vahdat LT, et al. Phase II study of eribulin mesylate, a halichondrin B analog, in patients with metastatic breast cancer previously treated with an anthracycline and a taxane. J Clin Oncol, 2009,27(18):2954–2961.

[111] Muss H, et al. Eribulin monotherapy in patients aged 70 years and older with metastatic breast cancer. Oncologist, 2014,19(4):318–327.

[112] Gauvin A, et al. Bayesian estimate of vinorelbine pharmacokinetic parameters in elderly patients with advanced metastatic cancer. Clin Cancer Res, 2000,6(7):2690–2695.

[113] Sorio R, et al. Pharmacokinetics and tolerance of vinorelbine in elderly patients with metastatic breast cancer. Eur J Cancer, 1997,33(2):301–303.

[114] Wong M, et al. Predictors of vinorelbine pharmacokinetics and pharmacodynamics in patients with cancer. J Clin Oncol, 2006,24(16):2448–2455.

[115] Baweja M, et al. Phase II trial of oral vinorelbine for the treatment of metastatic breast cancer in patients > or = 65 years of age: an NCCTG study. Ann Oncol, 2006,17(4):623–629.

[116] Rossi A, et al. Single agent vinorelbine as first-line chemotherapy in elderly patients with advanced breast cancer. Anticancer Res, 2003,23(2C):1657–1664.

[117] Sirohi B, et al. Platinum-based chemotherapy in triple-negative breast cancer. Ann Oncol, 2008,19(11):1847–1852.

[118] Staudacher L, et al. Platinum-based chemotherapy in metastatic triple-negative breast cancer: the Institut Curie experience. Ann Oncol, 2011,22(4):848–856.

[119] Tutt A, Cheang MCU, Kilburn L, et al. *BRCA1* methylation status, silencing and

treatment effect in the TNT trial: a randomized phase Ⅲ trial of carboplatin compared with docetaxel for patients with metastatic or recurrent locally advanced triple negative or *BRCA1/2* breast cancer (CRUK/07/012). Paper presented at 39th San Antonio breast cancer symposium; Dec 2016; San Antonio, TX.

[120] Alli E, et al. Enhanced sensitivity to cisplatin and gemcitabine in *BRCA1*-deficient murine mammary epithelial cells. BMC Pharmacol, 2011,11:7.

[121] Loesch D, et al. Phase Ⅱ trial of gemcitabine/carboplatin (plus trastuzumab in HER2-positive disease) in patients with metastatic breast cancer. Clin Breast Cancer, 2008,8(2):178-186.

[122] Yardley DA, et al. A phase II trial of gemcitabine/carboplatin with or without trastuzumab in the first-line treatment of patients with metastatic breast cancer. Clin Breast Cancer, 2008,8(5):425-431.

[123] Lord CJ, Tutt AN, Ashworth A. Synthetic lethality and cancer therapy: lessons learned from the development of PARP inhibitors. Annu Rev Med, 2015,66:455-470.

[124] Robson M, et al. Olaparib for metastatic breast cancer in patients with a germline *BRCA* mutation. N Engl J Med, 2017,377(6):523-533.

[125] Keir ME, et al. PD-1 and its ligands in tolerance and immunity. Annu Rev Immunol, 2008,26:677-704.

[126] Nishimura H, et al. Developmentally regulated expression of the PD-1 protein on the surface of double-negative (CD4-CD8-) thymocytes. Int Immunol, 1996,8(5):773-780.

[127] Pardoll DM. The blockade of immune checkpoints in cancer immunotherapy. Nat Rev Cancer, 2012,12(4):252-264.

[128] Topalian SL, Drake CG, Pardoll DM. Targeting the PD-1/B7-H1(PD-L1) pathway to activate anti-tumor immunity. Curr Opin Immunol, 2012,24(2):207-212.

[129] Mittendorf EA, et al. PD-L1 expression in triple-negative breast cancer. Cancer Immunol Res, 2014,2(4):361-370.

[130] Cancer Genome Atlas, N. Comprehensive molecular portraits of human breast tumours. Nature, 2012,490(7418):61-70.

[131] Nanda R, et al. Pembrolizumab in patients with advanced triple-negative breast cancer: phase Ib KEYNOTE-012 Study. J Clin Oncol, 2016,34(21):2460-2467.

[132] Adams S, Diamond J, Hamilton E, et al. Safety and clinical activity of atezolizumab (anti-PDL1) in combination with nab-paclitaxel in patients with metastatic triple-negative breast cancer. Presented at San Antonio breast cancer symposium; December 8-12, 2015; San Antonio, TX. Abstract P2-11-06, 2016.

[133] Caiazza F, et al. Preclinical evaluation of the AR inhibitor enzalutamide in triple-negative breast cancer cells. Endocr Relat Cancer, 2016,23(4):323-334.

[134] Tiffany A, Traina KM, Yardley DA, et al. Results from a phase 2 study of enzalutamide (ENZA), an androgen receptor (AR) inhibitor, in advanced AR+ triple-negative breast cancer (TNBC). J Clin Oncol, 2015,33(suppl; abstr 1003):2015.